Mes 1000 ordonnances huiles essentielles

1000個最強精油配方

執業40年的法國藥師幫你遠離抗生素，
具醫療規格、無可取代的精油建議！

法國Amazon芳香療法類NO.1暢銷書作家

丹妮兒．費絲緹—Danièle Festy著
蕭筌 譯

國家圖書館出版品預行編目(CIP)資料

1000個最強精油配方：執業40年的法國藥師幫你遠離抗生素，具醫療規格、無可取代的精油建議!／丹妮兒・費絲緹（Danièle Festy）著；蕭筌譯. -- 初版. -- 新北市：大樹林，2020.05
面；　公分.--（自然生活；38）
譯自：Mes 1000 ordonnances huiles essentielles
ISBN 978-986-6005-96-1（平裝）

1.芳香療法　2.香精油

418.995　　109003528

自然生活 38

1000個最強精油配方：
執業40年的法國藥師幫你遠離抗生素，具醫療規格、無可取代的精油建議！

作　　者／丹妮兒・費絲緹（Danièle Festy）
譯　　者／蕭　筌
總 編 輯／彭文富
執行編輯／黃懿慧
內文設計／菩薩蠻數位文化有限公司
Illustator／PUSAMAM DIGITAL CULTURE CO., LTD
封面設計／葉馥儀
校　　對／邱月亭、陳榆沁
出 版 者／大樹林出版社
營業地址／23357 新北市中和區中山路2段530號樓之1
通訊地址／23586 新北市中和區中正路872號6樓之2
電　　話／(02) 2222-7270　　傳　　真／(02) 2222-1270
E-mail／notime.chung@msa.hinet.net
官　　網／www.gwclass.com
Facebook／www.facebook.com/bigtreebook
劃撥帳號／18746459　　戶名／大樹林出版社
總 經 銷／知遠文化事業有限公司
地　　址／新北市深坑區北深路 3 段 155 巷 25 號 5 樓
電　　話／02-2664-8800　　傳　　真／02-2664-8801
初　　版／2020年05月

Mes 1000 ordonnances huiles essentielles
by Danièle Festy

定價／560元　港幣／187元　ISBN / 978-986-6005-96-1

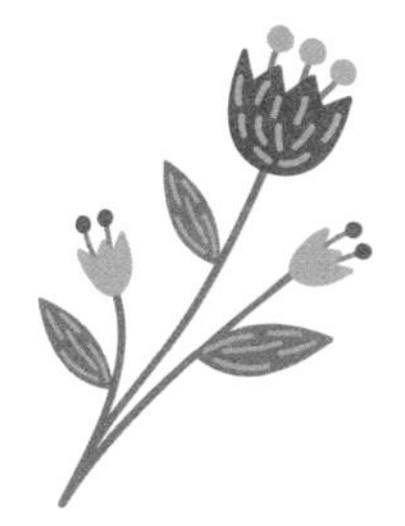

CONTENTS

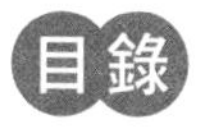

圖文解說與實用細節 08

1000 張精油處方箋

- 牙齦膿腫 14
- 皮膚膿腫 16
- 塵蟎 18
- 分娩（準備） 19
- 痘痘 22
- 耳鳴（耳朵裡有嗡嗡聲） 25
- 脹氣 27
- 酗酒 29
- 哺乳 30
- 皮膚過敏 34
- 呼吸道過敏（蟎蟲、花粉症、蟑螂、灰塵、鼻腔發炎等） 35
- 閉經（沒有月經） 37
- 起水泡 38
- 扁桃腺炎 39
- 血管瘤 44
- 焦慮不安 44
- 驅蚊 48
- 動物驅蚤 50
- 焦慮 50
- 口腔潰瘍 52
- 食慾不振 55
- 關節炎和骨關節炎 57
- 過敏性氣喘 58
- 神經性氣喘 61
- 產後情緒低落（媽媽沒哺乳） 64
- 產後情緒低落（媽媽哺乳中） 65
- 腹脹 66
- 受傷 67
- 瘀青（血腫） 69
- 熱潮紅 73
- 臆球症 74
- 貪食症 74
- 細支管炎（非細菌性的） 75
- 急性支氣管炎（乾咳） 77
- 急性支氣管炎（有痰咳嗽） 80
- 慢性支氣管炎 83
- 曬黑（加速） 85
- 燒傷 86
- 膽結石 89
- 腎結石 90
- 老繭 90
- 腕隧道症候群 91
- 癌症（伴隨化療） 91
- 癌症（伴隨放射治療） 92
- 惡夢 93
- 橘皮 94
- 掉髮 96

· 油性髮質 97
· 乾性髮質 97
· 頭髮沒有光澤 98
· 屈公病 99
· 手術前／後 100
· 情緒受創 101
· 身體受創 103
· 膽固醇 103
· 疤痕 104
· 嬰兒玫瑰疹 105
· 腹絞痛 106
· 感染性腸胃炎 108
· 腸胃炎 110
（慢性、潰瘍性結腸炎）
· 注意力缺乏／過動兒 112
· 開車（專心、警覺、放鬆） 113
· 卵巢和子宮充血 114
· 結膜炎 114
· 便秘 116
· 康復期 118
· 百日咳 119
· 美體 120
· 曬傷 121
· 抑制食慾 123
· 酒糟性皮膚炎 125
· 割傷 126
· 抽筋 127
· 皮膚龜裂 128
· 神經問題 129
· 乳痂 130
· 膀胱痛 130
（間質性膀胱炎）
· 膀胱炎（和其他尿道感染） 131
· 皮膚脫屑 133
· 時差 133
· 閃到腰、腿拉傷 134
· 自然抵抗力 135
（強化以抗傳染病）
· 搔癢 136
· 肛門搔癢（寄生蟲） 139
· 陰道搔癢（非真菌引起的） 140
· 陰道搔癢（真菌引起的） 141
· 牙齒（長牙） 142
· 牙醫（害怕看牙醫） 143
· 沮喪 143
· 產後憂鬱症 145
· 消脂 146
· 肝排毒 147
· 糖尿病（補充療法） 148
· 感染性腹瀉、腸胃炎和神經性腹瀉 149
· 不易受孕 153
· 消化不良 154
· 手指挫傷 156
· 兒童生長痛 156
· 藥物（戒斷輔助） 157
· 障礙 158
（閱讀障礙、運動障礙）
· 扎傷 158
· 濕疹（乾性／脂溢性） 159

- 凍傷、龜裂、水泡 162
- 扭傷 163
- 夜尿（尿床） 165
- 病毒流行病（流感、腸胃炎、感冒、單核球增多症） 166
- 會陰側切 167
- 擦傷 168
- 嬰兒尿布疹（紅屁屁） 168
- 褥瘡（壓傷） 169
- 胃病（胃痛、胃酸過多、胃食道逆流） 170
- 興奮、緊張、躁動 171
- 拔牙 175
- 肌肉無力 176
- 持續性疲勞（過勞） 176
- 心理疲勞 178
- 性疲勞（性無能） 179
- 孕期假宮縮 180
- 發燒 181
- 肛裂 183
- 肝臟疲勞 184
- 腳踝扭傷 186
- 畏寒 186
- 疔瘡 188
- 疥瘡 189
- 膝蓋疼痛 190
- 牙齦發炎 190
- 痛風 193
- 流感 194
- 宿醉 198
- 痔瘡 199
- 肝炎 201
- 口腔皰疹（唇皰疹） 203
- 生殖器皰疹 205
- 睡前講故事陪伴孩子入眠 207
- 打嗝 207
- 情緒不穩 209
- 唾液分泌過多 210
- 高血壓（及心跳過快／心悸） 210
- 低血壓 213
- 免疫力 214
- 膿皰瘡 217
- 幽門螺旋桿菌感染（胃炎、潰瘍） 218
- 孕婦婦科感染 220
- 失眠 221
- 擦爛性濕疹 224
- 腸躁症 225
- 易怒 226
- 雙腿沉重 227
- 不寧腿症候群 229
- 喉炎／咽炎 230
- 嘴唇乾裂 232
- 性慾低落（女性） 233
- 性慾低落（男性） 234
- 脫臼（關節脫位） 235
- 萊姆病 236
- 熱帶病（預防用） 238
- 喉嚨痛 238

・牙痛 240
・背痛 241
・頭痛／偏頭痛 243
・暈車 245
・孕婦臉部黃褐斑 247
・按摩 248
・循環不良 251
・口氣不佳 252
・記憶喪失 252
・停經 253
・單核細胞增多症（接吻病） 253
・被咬傷（狗、蛇等動物） 254
・鵝口瘡（口腔念珠菌病） 255
・產前憂鬱 256
・肌肉痛／腰痛、攣縮 257
・皮膚真菌感染 258
・指甲真菌症（灰指甲） 259
・消化道真菌病／口腔念珠菌病 260
・香港腳 262
・噁心／嘔吐 263
・神經痛 265
・鼻塞／流鼻涕 266
・指甲脆弱 269
・腮腺炎 269
・麥粒腫 270
・中耳炎 271
・心悸 274
・瘧疾 277
・甲溝炎 278
・腸道寄生蟲（阿米巴蟲、蟯蟲、蛔蟲） 279
・油性肌膚 282
・美化皮膚 283
・皮膚鬆垮老化 283
・乾性肌膚 284
・敏感肌膚 285
・頭皮屑 286
・硬脊膜外注射 286
・白帶 287
・害怕搭飛機 288
・靜脈炎 289
・身上穿洞 290
・螫傷、咬傷（蚊子、蜘蛛、黃蜂、海蜇、蠍子） 291
・玫瑰糠疹 294
・汗斑 294
・哭泣 295
・黑頭粉刺 296
・污染 297
・跳蚤 298
・前更年期 299
・攝護腺腫大／腺瘤 300
・攝護腺炎 302
・乾癬 303
・雷諾氏症候群 304
・拒絕上學焦慮 305
・經痛（經前和生理期） 306
・月經過多 307
・月經過少 308

・全身放鬆 308
・水腫 309
・鼻咽炎 311
・風濕 312
・感冒／鼻炎（病毒型） 314
・髖關節滑膜炎 317
・花粉熱 318
・皺紋 320
・打鼾 321
・麻疹 322
・風疹（德國麻疹） 323
・流鼻血 324
・猩紅熱 325
・坐骨神經痛 326
・陰道乾澀 327
・乳房痛 328
・性成癮 329
・愛滋病（強化免疫力） 330
・鼻竇炎 331
・消化道痙攣 334
・婦科痙攣 335
・痙攣症 335
・運動痠痛 337
・壓力 338
・嗜甜 341
・超重（女性） 342
・超重（男性） 344
・手足口病 344
・戒菸 345
・皮膚上的白斑 347
・老人斑 348
・心跳太快 348
・癬 351
・暗沉的膚色 352
・肌腱炎（高爾夫球肘、網球肘、阿基里斯腱） 352
・落枕 354
・濕咳（有痰咳嗽） 355
・乾咳（抽菸者的氣管炎） 357
・怯場 359
・出汗過多或發臭 362
・旅行者腹瀉（水土不服） 364
・蕁麻疹 365
・陰道炎 367
・水痘 368
・靜脈曲張 370
・妊娠紋（肥胖紋） 372
・疣 375
・沙啞失聲 377
・帶狀疱疹 378

附錄：

精油對照表 380
疾病索引 387
懷孕時禁用的精油 390

圖文解說與實用細節

我的精簡配方

最簡單的方法：一個症狀用一至兩種單方精油來解決。只需買一或兩瓶精油，就夠了！

完整配方

雖然比較費工一點，但每個人都能做到，靠自己都能完成。當配方超過三、四種單方精油時，就建議您到藥局*買複方精油，因為他們能快速地為您準備，而您就不需要買很多瓶單方精油了。

請藥局客製

在法國，這些配方需在藥局完成，因為需要一些特殊的材料（膠囊、栓劑等）或含有某些不容易取得的單方精油。

若附近有專業的芳療藥局，當然要請他們客製。不然有些藥局會將訂製服務外包給廠商。

考慮到療程時間，有時會建議多買些膠囊、栓劑或陰道栓劑。一開始可以先買 30 顆膠囊或 6 顆栓劑或陰道栓劑，先試試看是否可以完全地接受這樣的療程並持續下去。

您可以請醫生開立這本書建議的客製處方；或一些有芳療實驗室的藥師或管理師，可以提供您意見。若您的醫生不懂芳療，對芳療沒有正面的看法，請洽詢其他有登錄在我部落格的藥局。

* 編註：台灣的藥局不像法國有芳療服務，請洽專業芳療師客製。

報價詢問：客製化是要收費的，每家藥局的報價不盡相同。選個您能接受的價格吧！

｜出版社提醒事項｜

※以上作者之叮囑，只適用於法國。因法國芳療師多為藥師或醫師出身，法規同意消費者去藥局由具芳療執照的藥師調配精油配方。但是，目前台灣在使用精油上仍以外用為主，衛生福利部食品藥物管理署限制精油不能涉及醫療行為，因此建議讀者將此配方作為自然的輔助療法使用。讀者在自行調配內服的膠囊或栓劑之前，請諮詢信任且有證照的專業芳療師如何安全使用膠囊或栓劑。膠囊與栓劑之材料皆可在藥局購買，請購買時諮詢藥師尺寸和使用方式。

孕婦、嬰兒及小孩專用

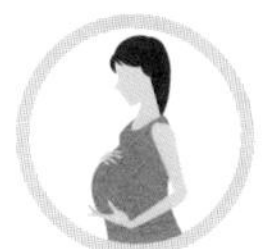
孕婦專用

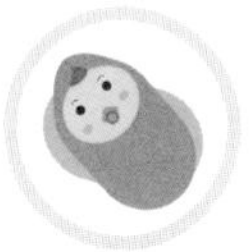
嬰兒專用

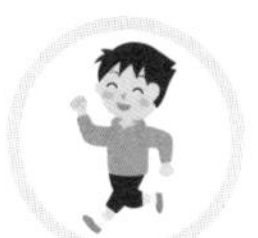
小孩專用

所有適合以上三類族群的專用配方，當然也適用於所有人。

｜特別定義｜

- 嬰兒：3～30 個月
- 小孩：30 個月～6 歲
- 大孩子：6～12 歲
- 成人：12 歲以上

⚠「口服」配方是預留給 6 歲（含）以上的小孩。

｜哪裡買精油？｜

藥局、有機商店、網購：普羅芳（Pranarôm）、璞醫香（Puressentiel）、芳香園區（Aromazone）、高絲碧歐娜（Cosbionat）、菲朵森（Phytosun）、南方之光（Lueur du Sud）、自然與發現（Nature et Découvertes）……（以上推薦為作者個人立場）

｜哪裡買純露？｜

網購，例如：芳香園區（Aromazone）、南方之光（Lueur du Sud）。（以上推薦為作者個人立場）

｜劑量的換算｜

- 20 滴＝大約 1 毫升（ml）（根據廠商的精油控油口不同，有些 1ml＝32 或 40 滴）
- 1 茶匙＝5 毫升
- 1 湯匙＝3 茶匙＝15 毫升
- 1 毫升可供早、晚各擴香一小時：這個量適用於「乾式」擴香儀。若是用超音波的水氧機（不到 50 歐元就可以買到），只需加幾滴精油就夠了。

｜療程時間｜

若沒有特別說明的話，可以持續用「到好轉或症狀完全解除為止」。

｜必要的配件｜

- 若需調配精油，一定要買附帶滴管的不透明玻璃瓶（深色的更好）。
- 「擴香」的配方：真心建議您買一個精油擴香儀。無論是水氧機（有霧氣的）或不加熱的擴香產品都好。請避免使用過度加熱的擴香方法，特別是薰香爐，它是完全不適用在保健照護的。

各種芳療使用方法的主要劑量（最高劑量）

口服	一次 2 滴，每日 3 次，跟一種基劑調合服用：1 茶匙的蜂蜜、橄欖油、1/4 顆方糖或一顆中性錠片。 **請勿口服純精油（100%濃度，不稀釋）***，也不要喝混摻精油的飲用水！**
泡澡	15～20 滴加入 1 湯匙泡澡的基質，或選擇牛奶，或選擇浴鹽，或選擇沐浴露。小孩用 10 滴。
足浴	6 滴加入 1 茶匙泡澡的基質或牛奶裡。
擴香	依照擴香儀製造商的建議劑量。如果沒有擴香儀，就倒 4～5 滴精油在茶碟上，並放在會發熱的地方。
吸聞	乾式：放 2～5 滴純精油（不稀釋）在面紙或枕頭上。 濕式：放 6 滴到裝有熱水的碗裡。
按摩	用 4 滴（小孩）～6 滴（成人）稀釋在 1 茶匙的植物油裡。

警示

本書所收集的芳療配方，可以直接處理日常生活的小皮肉傷。若病情需要就醫診斷，本書內容無法取代醫生的諮詢。

* 本書僅有胡椒薄荷精油，在特殊情況之下可口服純精油（限）。

精油按摩：神經叢

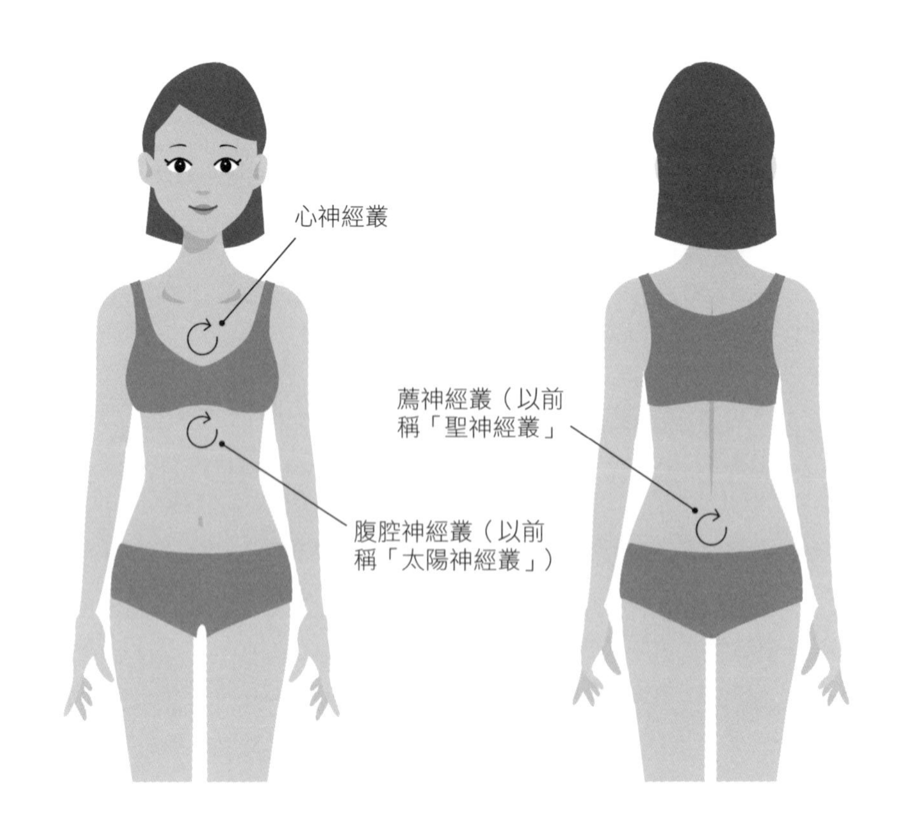

腹腔神經叢的自我按摩，建議用在緊張／焦慮的案例，例如：焦慮不安（p. 44）、神經性氣喘（p. 61）、注意力缺乏／過動兒（p. 112）……

這三個神經叢的自我按摩，推薦使用在面對情緒遭受打擊的狀況（p. 101）。

神經叢即中心。這裡列舉的神經叢對應到神經密度很高的區域。

精油按摩：常見的按摩／自我按摩區域

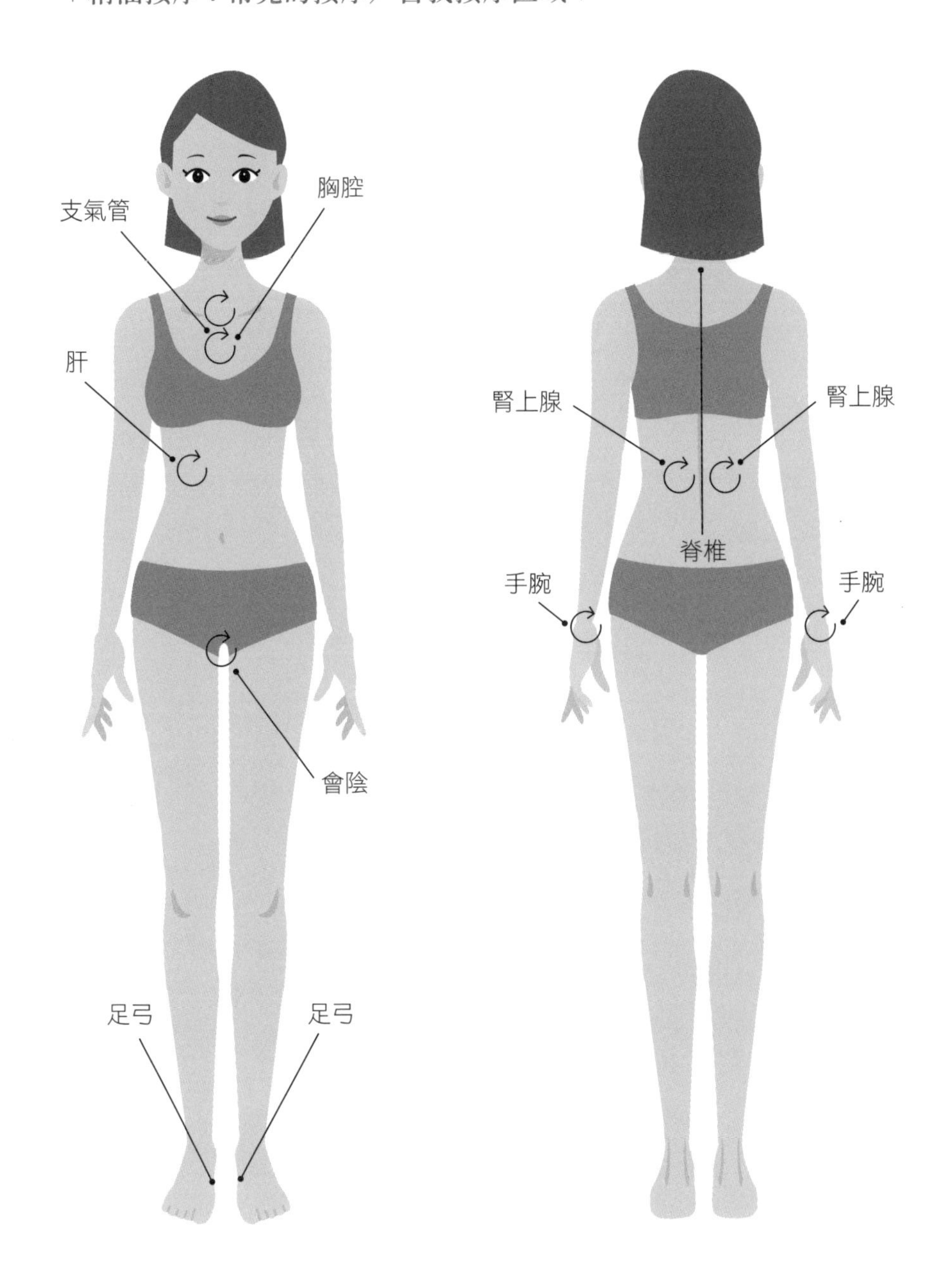

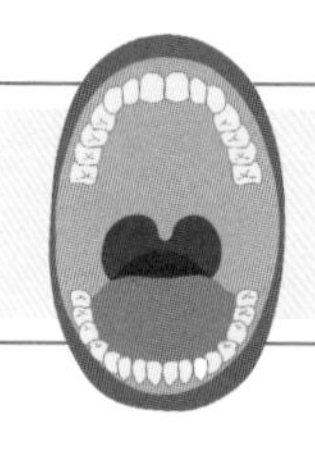

牙齦膿腫

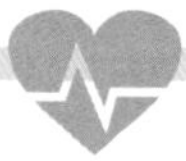

我的精簡配方

塗抹

用棉花棒或指尖沾 1 滴**丁香花苞**精油，刷抹疼痛處的牙齦，每日塗 3～5 次，持續 2～3 日。

完整配方

塗抹

調合：

- 丁香花苞精油……1 滴
- 月桂精油……1 滴
- 聖約翰草浸泡油……2 滴

用指尖刷抹牙齦，每日 3 次，持續 2～3 日。

漱口

加上述 2 滴精油稀釋在半杯溫開水裡，每次用餐完漱口（不要吞下去）。

使口氣清新的漱口水

- 真正薰衣草精油……1 滴
- 丁香花苞精油……1 滴
- 胡椒薄荷精油……1 滴
- 茶樹精油……1 滴

將以上 4 滴精油倒入溫水裡並攪拌均勻。每日含在嘴裡漱口 3～4 次，每次大約 5 分鐘。（每次使用前請攪拌均勻）

請藥局客製

口服

可以吞 2 顆劑量 50 毫克的**野馬鬱蘭**膠囊，每日 3 次，持續 3 天，這樣可以加速痊癒。

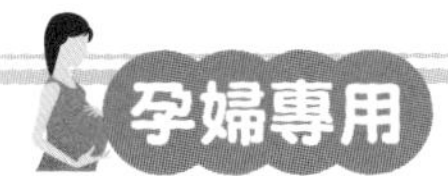

孕婦專用

完整配方

塗抹

- 真正薰衣草精油…………………………………………… 1 滴
- 茶樹精油…………………………………………………… 1 滴

以手指沾精油再塗抹在會痛的牙齦上，每日 4～6 次，持續 4～5 天。這個配方可抗菌、抗發炎、止痛及幫助復原。

小孩專用（5 歲以上）

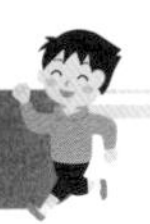

我的精簡配方

漱口

倒 2 茶匙的月桂純露，或薰衣草純露／百里香純露／丁香花苞純露（混合這四種純露更好），每日用這些純露漱口 5 次。要求小孩讓純露在嘴裡流動盡量沖刷口腔，再吐出純露即可，不需要用清水再漱口。若小孩還太小，可以用棉花棒沾純露刷抹他的口腔。

⚠ 注意：是純露，不是精油！

完整配方

塗抹

調合：

- 茶樹精油…………………………………………………… 1 滴

- 羅馬洋甘菊精油……………………………… 1 滴

以棉花棒或指尖沾精油，塗抹在會痛的部位，每日 3～5 次，持續 2～3 日。

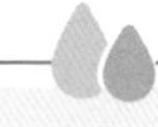

皮膚膿腫

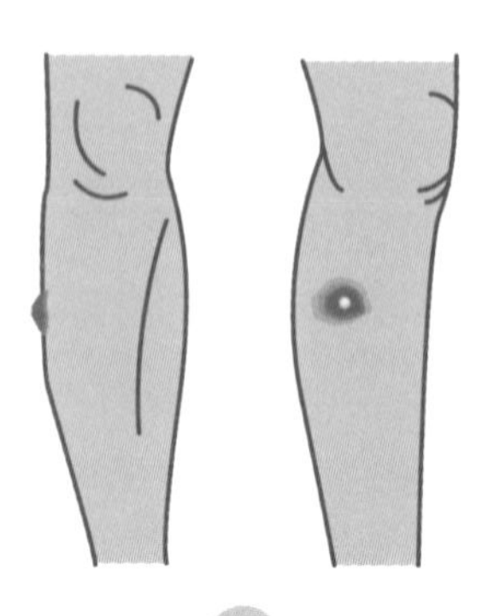

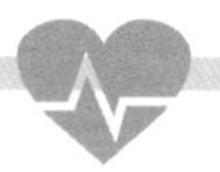

我的精簡配方

塗抹

以 1 滴**茶樹**精油直接塗在膿腫處，每日 3～5 次，連續 3 日。並輕輕地按摩會痛的膿腫患部。（不用弄破外皮）

完整配方

塗抹

調合：

- 茶樹精油…………………………………… 1 滴
- 月桂精油…………………………………… 1 滴
- 真正薰衣草精油…………………………… 1 滴

- 聖約翰草浸泡油……………………………………………… 3 滴

塗在膿腫處，每日 3～5 次，連續 3 天。

請藥局客製

口服

若長很多膿腫或反覆長的話，除了上述的塗抹，請加上口服超抗菌的精油，以便清血和排毒（通過排毒器官）。請藥師依據下列配方準備 60 顆膠囊：

- 錫蘭肉桂精油……………………………………………… 20 mg
- 野馬鬱蘭精油……………………………………………… 20 mg
- 檸檬精油…………………………………………………… 20 mg

早、晚各服 1 顆，持續 3 週。

孕婦專用

完整配方

塗抹

- 月桂精油………………………………………………… 1 滴
- 茶樹精油………………………………………………… 1 滴
- 60%酒精………………………………………………… 2 滴

每日局部塗抹 4～5 次，直到膿腫完全消失。

塵蟎

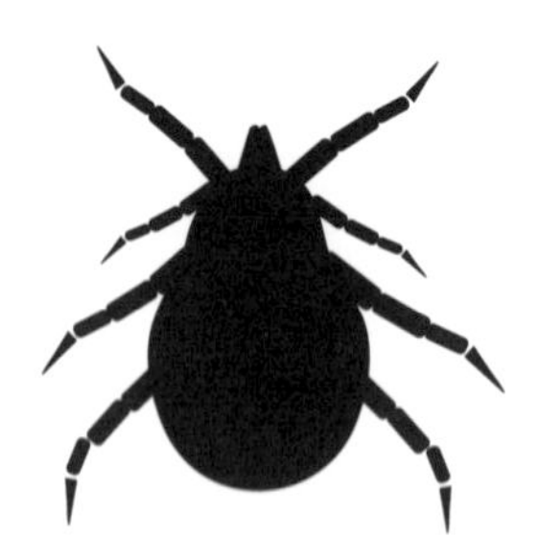

完整配方

噴霧

在 200 ml 噴霧瓶裡調合：

- 歐洲赤松精油…… 2 ml
- 檸檬精油…… 2 ml
- 百里酚百里香精油…… 2 ml
- 真正薰衣草精油…… 2 ml
- 丁香花苞精油…… 2 ml
- 爪哇香茅精油…… 2 ml
- 茶樹精油…… 2 ml
- 杜松漿果精油…… 2 ml
- 中國肉桂精油…… 2 ml
- 藍膠尤加利精油…… 2 ml
- 70%酒精…… 裝滿 200 ml（或 180 ml）

先用吸塵器徹底地打掃一次。接著在每個房間噴 6 次，再將所有的門和窗戶關上一個小時後，再用吸塵器打掃過一次所有的空間。每個月做一次這樣的打掃消毒。

 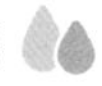

分娩（準備）

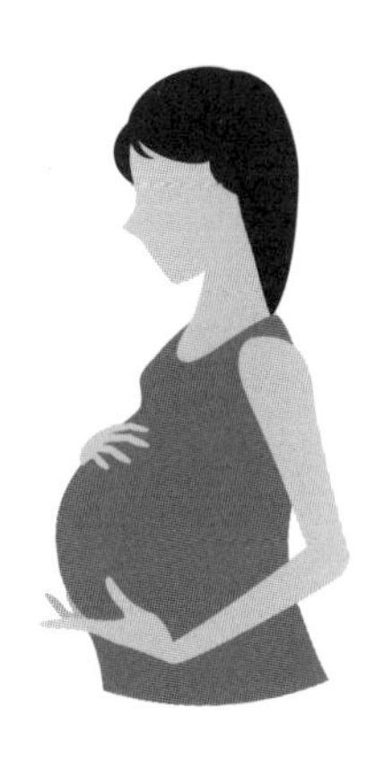

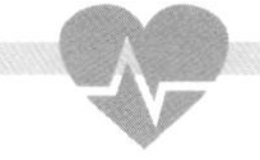

我的精簡配方

口服 分娩前 7 天

倒 1 滴**快樂鼠尾草**精油入茶（可能的話用綠茶，並以蜂蜜幫助精油乳化），若不喜歡茶就加入方糖。一天喝 2 回，或含 2 次加了快樂鼠尾草精油的方糖在嘴裡慢慢融化吸收。**但只能在分娩前一週服用。懷孕八個月內禁止用這個處方。**這個含快樂鼠尾草的茶可以緩解分娩的疼痛，幫助分娩前的羊膜破水。

塗抹和吸聞 分娩前 1 天

用 1 滴**羅馬洋甘菊**精油，直接塗在手腕內側，或加上 1 滴塗在腹腔神經叢上。或直接打開精油瓶吸聞，每日嗅聞 2～3 次以幫助放鬆。

完整配方

放鬆會陰 分娩前 15 天

塗抹

調合：

- 真正薰衣草精油…… 2 滴
- 依蘭精油…… 1 滴
- 羅馬洋甘菊精油…… 1 滴
- 小麥胚芽油…… 5 滴

輕柔地按摩會陰，每日 2 次。

幫助對抗緊張、焦慮 分娩前 10 天

塗抹和吸聞

在 2 ml 瓶裡調合：

- 苦橙葉精油…… 10 滴
- 羅馬洋甘菊精油…… 5 滴
- 月桂精油…… 5 滴
- 榛果油…… 裝滿 2 ml

分娩前幾天和分娩中，用 3 滴塗抹腹腔神經叢和手腕內側。焦慮時，也可以直接打開瓶子吸聞。

促進／加強宮縮（在產房）＋緩解疼痛 分娩前 3 天和分娩當天

塗抹

- 玫瑰草精油…… 5 滴
- 側柏醇百里香精油…… 5 滴
- 丁香花苞精油…… 2 滴
- 榛果油…… 10 滴

非常輕柔地以「畫圈圈」方式，塗抹下背和肚子，在分娩倒數 2～3 天，每日塗抹 3 次。開始準備分娩時，請伴侶（或助產師）用以上的方式每半小時按摩一次，直到分娩。也可以自己極輕柔地塗抹肚子。

吸聞

- 月桂精油
- 快樂鼠尾草精油
- 大馬士革玫瑰精油
- 茉莉精油

取以上任何一種精油數滴或調合上列精油數滴，塗抹在手腕內側，平靜而盡可能的大口深深吸聞。

產後讓會陰緊緻

塗抹

- 岩玫瑰精油…………………………………………………… 1 滴
- 玫瑰天竺葵精油……………………………………………… 1 滴
- 義大利永久花精油…………………………………………… 1 滴
- 山金車浸泡油………………………………………………… 10 滴

輕柔地按摩會陰，每日 2 次。

若是產後情緒低落*

請藥局客製

塗抹

請藥師依據下列配方準備按摩油：

- 月桂精油……………………………………………………… 2 滴
- 橙花精油……………………………………………………… 2 滴
- 羅馬洋甘菊精油……………………………………………… 2 滴
- 甜馬鬱蘭精油………………………………………………… 2 滴
- 真正薰衣草精油……………………………………………… 2 滴
- 大馬士革玫瑰精油…………………………………………… 2 滴
- 瓊崖海棠油…………………………………………… 裝滿 5 ml

依上述的方法使用。

---

* 編註：產後情緒低落屬短暫的狀況。不同於 p145 的產後憂鬱症，那是一種病症。

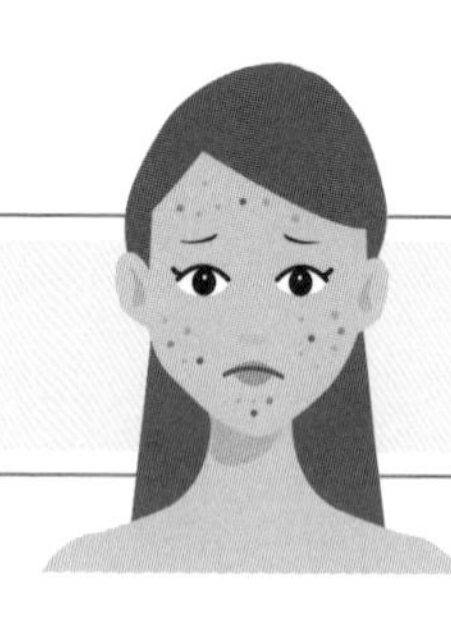

痘痘

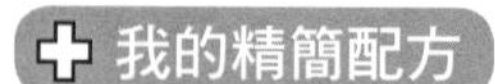

我的精簡配方

塗抹

早、晚梳洗後，用 1 滴**茶樹**精油，直接塗抹痘痘處。

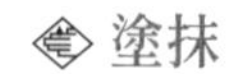

完整配方

塗抹

在 150 ml 深色瓶裡均等調合：

- 真正薰衣草純露
- 羅馬洋甘菊純露
- 馬鞭草酮迷迭香純露
- 鼠尾草純露

早、晚以中性或弱酸皂洗淨後，倒數滴複方純露在化妝棉或無菌敷料上以消毒皮膚。

⚠ 請注意，別弄錯：純露比精油溫和許多！

然後

塗抹

在 10 ml 深色瓶裡調合：

- 茶樹精油………… 2.5 ml
- 穗花薰衣草精油………… 2.5 ml
- 丁香花苞精油………… 2.5 ml

- 月桂精油……………………………………………… 2.5 ml

早、晚用以上的複方精油在每顆痘痘上各塗 1 滴。

蒸臉

在盛熱水的碗裡倒入：

- 廣藿香精油……………………………………………… 1 滴
- 檸檬精油……………………………………………… 2 滴
- 真正薰衣草精油……………………………………………… 2 滴
- 綠花白千層精油……………………………………………… 1 滴

臉朝著碗，沐浴在芳香的水蒸氣裡 15 分鐘。早上再以**玫瑰純露**敷料塗抹臉。

若臉上和背上有嚴重的痘痘

應該要用以上提過的精簡配方和完整配方，再加下列的兩個配方：

請藥局客製

塗抹

請藥師依下列清單製作面膜：

- 茶樹精油……………………………………………… 1 ml
- 穗花薰衣草精油……………………………………………… 1 ml
- 馬鞭草酮迷迭香精油……………………………………………… 1 ml
- 檸檬精油……………………………………………… 1 ml
- 摩洛哥堅果油……………………………………………… 3 ml
- ❖ 綠泥粉……………………………………………… 20 g
- ✿ 真正薰衣草純露……………………………………………… 30 g
- 中性凝膠……………………………………………… 裝滿 100 g

完整地塗抹在皮膚上（臉和背），10 分鐘後用敷料或乾淨的海綿以清水洗淨，每週敷 2 次臉。

⚠ **提醒：**將面膜放在冰箱裡，可以保存三個月。使用時，請用勺子或塑膠抹刀取一部分出來使用，而不要直接用手指挖取！

口服

請藥師依下列配方準備 60 顆膠囊：

- 圓葉當歸精油⋯⋯ 20 mg
- 錫蘭肉桂精油⋯⋯ 20 mg
- 檸檬精油⋯⋯ 20 mg

早、晚服 1 顆膠囊，持續一個月。這個配方可以促進排毒素（肝）。休息八天後可以再重複這個療程。

孕婦專用

完整配方

塗抹

在 5 ml 瓶裡調合：

- 埃及天竺葵精油⋯⋯ 10 滴
- 穗花薰衣草精油⋯⋯ 10 滴
- 茶樹精油⋯⋯ 10 滴
- 玫瑰果油⋯⋯裝滿 5 ml

以此調合油 1 滴塗抹痘痘處，每日 2 次直到完全改善為止。

小孩專用（10 歲以上）

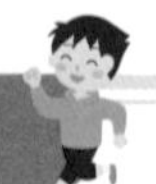

我的精簡配方

塗抹

早、晚用 1 滴**茶樹**精油，一點一點地擦（一顆痘痘一顆痘痘地擦）。

耳鳴（耳朵裡有嗡嗡聲）

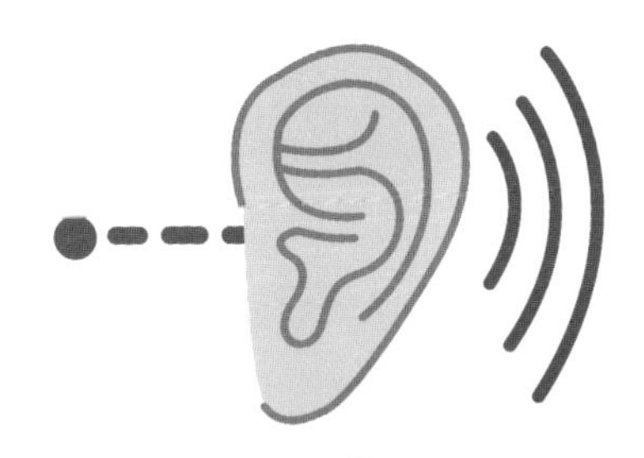

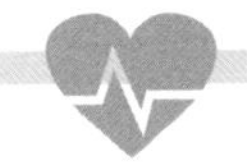

我的精簡配方

塗抹

以 2 滴**義大利永久花**精油按摩耳朵周邊，每日 3 次直到改善為止。

完整配方

塗抹

調合：

- 義大利永久花精油……1 滴
- 龍艾精油……1 滴
- 榛果油……2 滴

每日按摩耳朵周邊 3 次，直到改善為止。

或

完整配方

（若上列的配方還不夠力的話）

塗抹

在小茶碟裡調合：

- 義大利永久花精油……1滴
- 依蘭精油……1滴
- 冬青白珠／芳香白珠精油* ……1滴
- 薰陸香精油……1滴
- 絲柏精油……1滴
- 龍艾精油……1滴
- 甜杏仁油……3滴

每日按摩耳朵周邊3次，直到改善為止。

＋

調合：

- 白千層精油……1滴
- 檸檬精油……1滴

倒精油在泡過溫水的棉花上，再把棉花放在耳廓上溫敷。等棉花變涼了再拿開。每日可以溫敷1～2次。

請藥局客製（植物療法）

口服

請藥師依下列配方準備：

- 銀杏萃取液…… 75 ml
- 小蔓長春花萃取液…… 75 ml

取1茶匙的量稀釋在一杯水裡，每日喝2回，持續10天或20天。在20天療程結束後，若症狀沒有緩解再複診。

---

* 編註：目前冬青白珠（*Gaultheria procumbens*）數量已少，建議可以使用成分類似的芳香白珠（*Gaultheria fragrantissima*）

孕婦專用

完整配方

塗抹

調合：

- 法國羅勒精油* …………………… 1 滴
- 苦橙葉精油…………………… 1 滴
- 聖約翰草浸泡油…………………… 5 滴

按摩耳朵周邊（不是裏面），每日 3 次，持續 10～15 天。

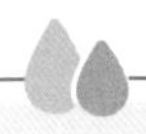

脹氣

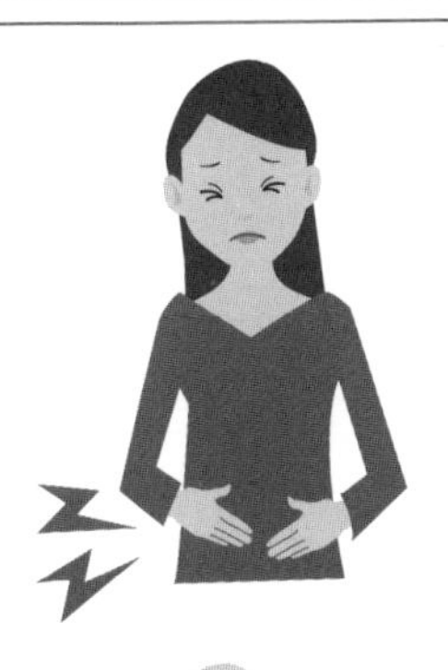

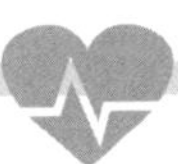

我的精簡配方

口服

倒 1 滴**龍艾**精油在中性錠片上服用，每日 1～3 回，持續 3～4 天。

** 法國羅勒精油又稱**歐洲羅勒**或**甜羅勒**。

完整配方

塗抹

調合：

- 龍艾精油……1滴
- 小茴香精油……1滴
- 胡椒薄荷精油……1滴
- 聖約翰草浸泡油……3滴

三餐飯後，慢慢地按摩肚子和胃的地方，持續一週。

口服

調合：

- 熱帶羅勒精油……1滴
- 胡椒薄荷精油……1滴

用小麵包屑沾這2滴精油，三餐飯前服用。

孕婦專用

完整配方

口服

- 苦橙葉精油……1滴
- 檸檬精油……1滴
- 橄欖油……2滴

在午餐和晚餐後，將這4滴調合油倒在1茶匙蜂蜜裡或中性錠片上，持續口服4～5天或更久。

小孩專用

我的精簡配方

口服和塗抹（3 歲以上）

用餐前或不舒服時，餵孩子服用 1 茶匙的羅勒純露。

⚠ 注意：是純露，不是精油！

＋

不舒服時，用 2 滴**龍艾**精油稀釋在 5 滴任何一種植物油裡，按摩胃的位置。

酗酒

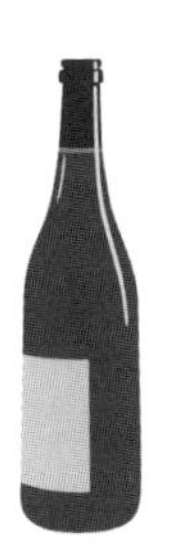

請藥局客製

（或若手上有精油的話，可以自己調合）

吸聞和口服

請藥師將下列精油調合入 5 ml 瓶裡：

- 歐白芷根精油 ………… 1 ml

- 杜松漿果精油……………………………………………………… 1 ml
- 八角茴香精油……………………………………………………… 1 ml
- 月桂精油…………………………………………………………… 1 ml
- 馬鞭草酮迷迭香精油……………………………………………… 1 ml

倒 2 滴在額頭中間和手腕內側吸聞，若需要可以盡可能地吸聞，白天或晚上都可以（沒有限制）。您會察覺到越來越沒有喝酒的需求，漸漸地就不想喝酒了。並倒 1 滴這個複方精油在 1 茶匙蜂蜜裡或中性錠片上服用，每日 3～5 回。

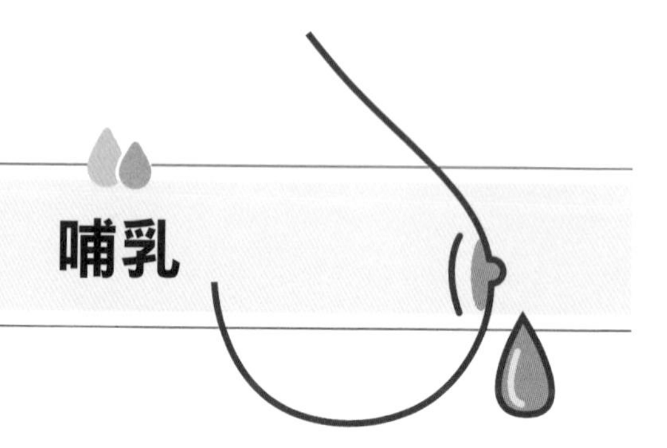

哺乳

奶水不夠

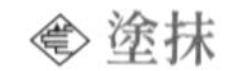

我的精簡配方

塗抹

倒 2 滴**甜茴香**精油在 1/2 顆方糖上，含在（媽媽的！）嘴裡慢慢融化吸收，每日 3 回。

完整配方

塗抹

- 甜茴香精油……………………………………………… 10 滴
- 榛果油……………………………………………………… 1 茶匙

每日用上列配方按摩胸部 3～4 次。哺乳前要清洗一下乳房。

口服

- 八角茴香精油……………………………………………1滴
- 甜茴香精油………………………………………………1滴

把精油滴在1茶匙蜂蜜裡或中性錠片上，每日3回。

奶水太多

完整配方

塗抹

混合：

- 土木香精油……………………………………………3滴
- 薰陸香精油……………………………………………3滴
- 聖約翰草浸泡油………………………………………3滴

每日塗抹乳房3次，哺乳前要清洗一下乳房。

乳房充血

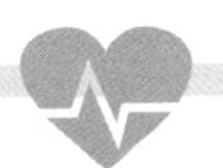

我的精簡配方

塗抹

用**洋甘菊**或**真正薰衣草**純露濕敷、輕拍。每日4～6次。

完整配方

預防用的塗抹（生產前一個月）

調合：

- 羅馬洋甘菊精油…………………………………………1滴
- 玫瑰天竺葵精油…………………………………………1滴
- 金盞菊浸泡油……………………………………………2滴
- 小麥胚芽油………………………………………………2滴

每日用上列配方按摩一次乳房。

治療用的塗抹

調合：

- 岩玫瑰精油⋯⋯⋯⋯⋯⋯⋯⋯⋯⋯⋯⋯⋯⋯⋯⋯⋯⋯⋯⋯ 1 滴
- 薰陸香精油⋯⋯⋯⋯⋯⋯⋯⋯⋯⋯⋯⋯⋯⋯⋯⋯⋯⋯⋯⋯ 1 滴
- 穗花薰衣草精油⋯⋯⋯⋯⋯⋯⋯⋯⋯⋯⋯⋯⋯⋯⋯⋯⋯⋯ 1 滴
- 玫瑰天竺葵精油⋯⋯⋯⋯⋯⋯⋯⋯⋯⋯⋯⋯⋯⋯⋯⋯⋯⋯ 1 滴
- 聖約翰草浸泡油⋯⋯⋯⋯⋯⋯⋯⋯⋯⋯⋯⋯⋯⋯⋯⋯⋯⋯ 5 滴

哺乳後塗抹在乳房上或用上述配方做敷料塞入胸罩內，每 4 小時重複一次。等到下次哺乳前，用橄欖油或芥花油塗抹乳房，再仔細地擦拭乾淨。

乳房裂痕

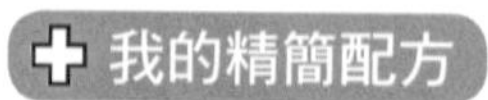

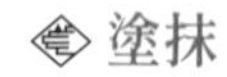

哺乳後用 1 滴**穗花薰衣草**或**真正薰衣草**精油輕輕地按摩乳房，可以持續多日。

完整配方

塗抹

在 100 ml 深色玻璃瓶裡調合：

- 岩玫瑰精油⋯⋯⋯⋯⋯⋯⋯⋯⋯⋯⋯⋯⋯⋯⋯⋯⋯⋯ 10 ml
- 胡蘿蔔籽精油⋯⋯⋯⋯⋯⋯⋯⋯⋯⋯⋯⋯⋯⋯⋯⋯⋯ 20 ml
- 真正薰衣草精油⋯⋯⋯⋯⋯⋯⋯⋯⋯⋯⋯⋯⋯⋯⋯⋯ 30 ml
- 丁香花苞精油⋯⋯⋯⋯⋯⋯⋯⋯⋯⋯⋯⋯⋯⋯⋯⋯⋯ 10 ml
- 小麥胚芽油⋯⋯⋯⋯⋯⋯⋯⋯⋯⋯⋯⋯⋯⋯⋯⋯⋯⋯ 15 ml

哺乳後，取 1～2 滴調合油輕輕地按摩乳房，若需要可以一直持續下去。小麥胚芽植物油可以幫助癒合，是抗裂痕的好油。此配方的精油對寶寶無害，但最好在哺乳前用甘油酒精擦拭一下乳房。

停止哺乳

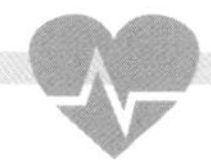

我的精簡配方

口服

倒 2 滴**胡椒薄荷**精油在 1/4 顆蔗糖上，放入嘴裡融化吸收。每日 3～4 回。

⚠ 注意：開始口服胡椒薄荷精油時，您應該已完全停止哺乳了。這隻精油口服後會進入母乳，不適合再餵奶給寶寶。

塗抹

用 2 滴**胡椒薄荷**精油輕輕地按摩乳房，每日 4 次，持續 2～3 天。

完整配方

塗抹

- 胡椒薄荷精油⋯⋯⋯⋯⋯⋯⋯⋯⋯⋯⋯⋯⋯⋯⋯2 滴
- 樟腦迷迭香精油⋯⋯⋯⋯⋯⋯⋯⋯⋯⋯⋯⋯⋯⋯5 滴
- 土木香精油⋯⋯⋯⋯⋯⋯⋯⋯⋯⋯⋯⋯⋯⋯⋯⋯1 滴
- 薰陸香精油⋯⋯⋯⋯⋯⋯⋯⋯⋯⋯⋯⋯⋯⋯⋯⋯1 滴
- 聖約翰草浸泡油⋯⋯⋯⋯⋯⋯⋯⋯⋯⋯⋯⋯⋯1 茶匙

以此調合油輕輕地按摩乳房，每日 4 次。

請藥局客製

口服

請藥師依下列配方準備 30 顆膠囊（若需要則可以準備更多的量）

- 玫瑰天竺葵精油⋯⋯⋯⋯⋯⋯⋯⋯⋯⋯⋯⋯⋯⋯25 mg
- 胡椒薄荷精油⋯⋯⋯⋯⋯⋯⋯⋯⋯⋯⋯⋯⋯⋯⋯10 mg
- 檸檬薄荷精油⋯⋯⋯⋯⋯⋯⋯⋯⋯⋯⋯⋯⋯⋯⋯10 mg

每日服用 3 顆，直到回復正常。

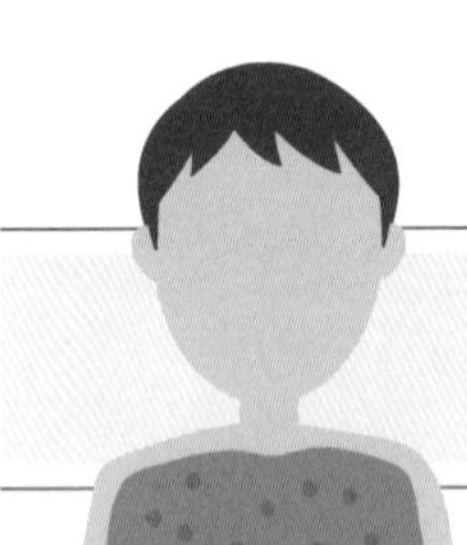

皮膚過敏

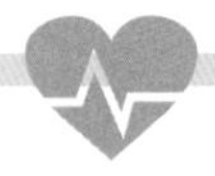

我的精簡配方

塗抹

用 2 滴**羅馬洋甘菊**精油塗抹在過敏處，每日 2～3 次，直到過敏好轉。

完整配方

塗抹

調合：

- 羅馬洋甘菊精油……5 滴
- 玫瑰天竺葵精油……5 滴
- 真正薰衣草精油……5 滴
- 金盞菊浸泡油……10 滴

每日塗抹在過敏患部 2～3 次，直到過敏改善。

體質超級敏感和經常過敏

請藥局客製

口服

請藥師依下列配方準備 30 顆膠囊：

- 圓葉當歸精油……20 mg
- 胡蘿蔔籽精油……20 mg

- 摩洛哥藍艾菊精油……………………………………………… 20 mg
- 檸檬精油……………………………………………………… 20 mg

早、晚服 1 顆，持續 15 天。

⚠ **提醒：**皮膚是一種排泄管道。這個配方有助於消除過敏原和毒素。

塗抹

請藥師依下列配方製作爽身粉：

- 龍艾精油………………………………………………………… 1 g
- 羅馬洋甘菊精油………………………………………………… 1 g
- 摩洛哥藍艾菊精油……………………………………………… 1 g
- 芳樟*精油 ……………………………………………………… 1 g
- 威尼斯石粉……………………………………………………… 100 g

每天在過敏患部撲粉 3～4 次，持續 3～4 天。

呼吸道過敏（蟎蟲、花粉症、蟑螂、灰塵、鼻腔發炎等）

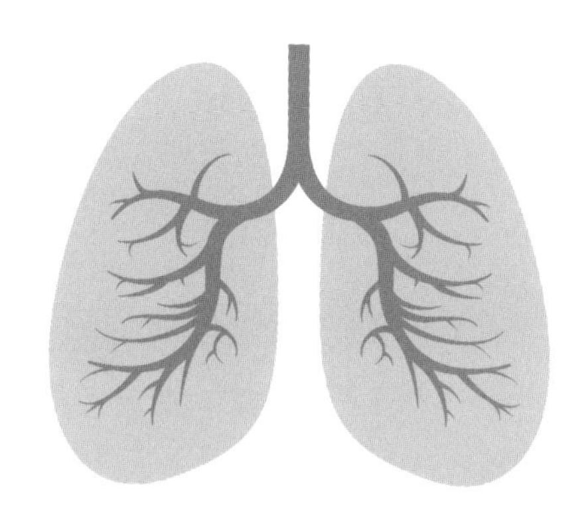

* 編註：芳樟，拉丁學名 *Cinnamomum camphora*，英文是 Ho Wood。

我的精簡配方

口服

倒 2 滴**龍艾**精油在中性錠片上服用，每日 2～3 回。

提醒：這個「精簡」配方針對預防用特別有效。若已經不舒服了，效果會比較不明顯，但還是會有感覺的。

完整配方

塗抹

調合：

- 龍艾精油……5 滴
- 綠花白千層精油……5 滴
- 羅馬洋甘菊精油……2 滴
- 瓊崖海棠油……1 湯匙

以此調合油塗抹鼻竇、胸腔和上背，每日 2～3 次，持續 3～6 天。輕輕地按摩所有堵塞的部位，但盡可能避免塗抹眼睛四周。

擴香

在擴香儀裡均等倒入：

- 綠花白千層精油
- 澳洲尤加利精油
- 檸檬精油

過敏時可以在生活空間（家裡、辦公室）擴香，每次 20 分鐘，每日 3 次。

請藥局客製

鼻腔滴液

在 30 ml 圓鼻滴管瓶裡調合：

- 綠花白千層精油……………………………………………… 20滴
- 龍艾精油…………………………………………………… 20滴
- 羅馬洋甘菊精油……………………………………………… 10滴
- 甜杏仁油…………………………………………………… 裝滿30 ml

各倒1滴入鼻孔裡，每日4次，持續5天或更久。

口服

請藥師依下列配方製作30顆膠囊（或更多）：

- 龍艾精油…………………………………………………… 25 mg
- 羅馬洋甘菊精油……………………………………………… 25 mg
- 玫瑰天竺葵精油……………………………………………… 25 mg
- 真正薰衣草精油……………………………………………… 25 mg

若快過敏了，可以先每日服用1顆。若已經過敏的話，每日口服3顆，持續2～3週。這個配方可以改善敏感體質和長期的舒緩過敏狀況，效果廣受好評。

閉經（沒有月經）

我的精簡配方

塗抹

以2滴**快樂鼠尾草**精油稀釋在數滴榛果油裡，按摩下腹部。每日2次，持續3週。停8天後再重複療程，每日2次，每個月按摩15天，直到恢復月經。

口服

加 1 滴**快樂鼠尾草**精油在中性錠片上或 1 茶匙的蜂蜜裡，放入嘴裡慢慢融化吸收，每日口服 3 回，持續 3 週。停 8 天後再重複療程，每日 2 回，每個月服用 15 天，直到月經來。

完整配方

塗抹

調合：

- 快樂鼠尾草精油……3 滴
- 洋茴香精油……2 滴
- 月見草油……5 滴

以此調合油按摩下腹部。每日 2 次，持續 3 週。停 8 天後再重複療程，每日 2 次，每個月按摩 15 天，直到來經。

起水泡

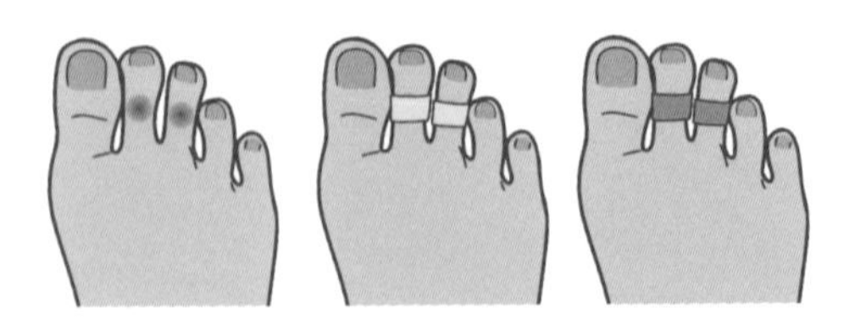

我的精簡配方

用乾淨的針刺穿水泡後塗 1 滴**真正薰衣草**精油。輕輕按壓兩側以將裡面的液體排出。再塗 1 滴**真正薰衣草**精油，2 個小時內每半小時塗一次。

完整配方

塗抹

在 5 ml 瓶裡調合：

- 真正薰衣草精油…… 1 ml
- 茶樹精油…… 1 ml
- 玫瑰天竺葵精油…… 1 ml
- 甜杏仁油…… 2 ml

以此調合油 1 滴塗抹在已被擠出水泡的患部，再貼透氣敷料，每日 3 次，持續 2～3 天。後續如上，但傷口不要覆蓋（不貼敷料），直到復原為止。

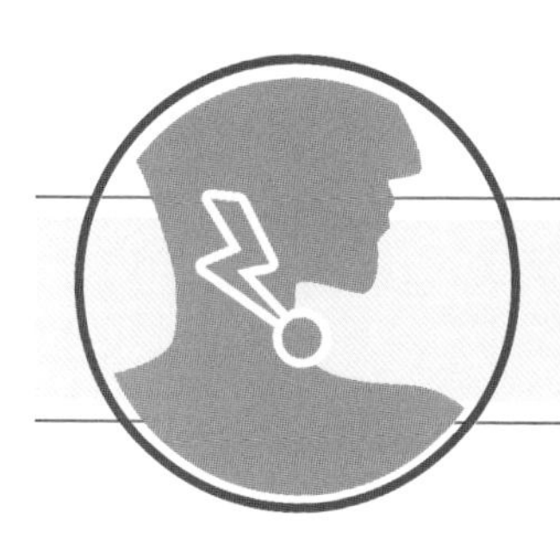

扁桃腺炎

若扁桃腺開始痛，可用口服和局部塗抹處理。

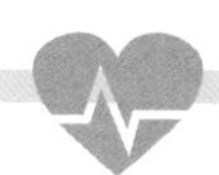

我的精簡配方

口服

倒 1 滴**側柏醇百里香**精油在 1/2 顆糖上、1/2 茶匙蜂蜜裡或中性錠片上，再放入嘴裡融化吸收，每日服用 4～6 回。外加 2 滴精油直接塗脖子和疼痛處。

若已經發炎，可以併用口服、局部塗抹和以直腸黏膜吸收的栓劑。

完整配方

口服

在 5 ml 深色滴管瓶裡調合：

- 側柏醇百里香精油……………………………5 滴
- 綠花白千層精油……………………………5 滴
- 胡椒薄荷精油……………………………2 滴
- 冬季香薄荷精油……………………………2 滴

倒 1 滴上列的複方精油在 1/2 顆糖上、1/2 茶匙蜂蜜裡或中性錠片上，再放入嘴裡融化吸收，每日服用 4～5 回。

漱口

取 2 滴複方精油稀釋在一杯水裡，再加 10 滴乳化劑，攪拌均勻後漱口（在喉嚨裡在發出「咕嚕咕嚕」聲），每日 3～4 次。漱口完不要吞下去，要吐出來。

塗抹

調合：

- 側柏醇百里香精油……………………………1 滴
- 茶樹精油……………………………1 滴
- 芳樟精油……………………………1 滴
- 甜杏仁油……………………………1/4 茶匙

按摩脖子時特別加強扁桃腺部位，每日按摩 3～4 次。

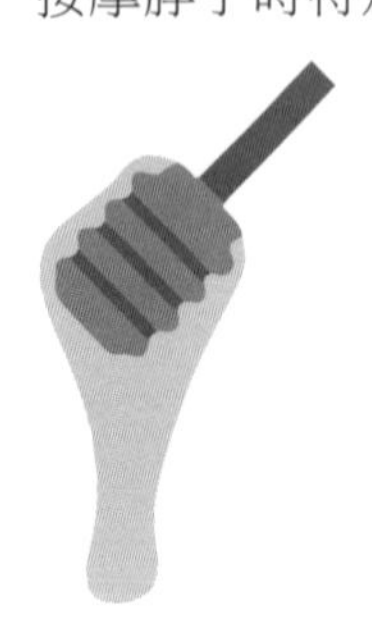

使呼吸道暢通的蜂蜜

在 1 茶匙百里香蜂蜜裡，加 1 滴**澳洲尤加利**精油，含入嘴裡融化吸收。或稀釋在蝶豆花茶、迷迭香茶或乾燥花茶裡。

請藥局客製

口服

請藥師依下列配方製作 30 顆膠囊：

- 野馬鬱蘭精油…… 20 mg
- 茶樹精油…… 20 mg
- 側柏醇百里香精油…… 20 mg
- 丁香花苞精油…… 20 mg

照三餐服用，每次 2 顆，持續 3 天後改成每餐服用 1 顆，再持續 3 天。

栓劑

請藥師依下列配方製作 12 顆栓劑：

- 桉油醇樟*精油 …… 70 mg
- 側柏醇百里香精油…… 50 mg
- 茶樹精油…… 30 mg
- 聖約翰草浸泡油…… 20 mg

每日施用 3 顆，連續 2 天後減為每日 2 顆，再持續 3 天。

孕婦專用

我的精簡配方

（懷孕滿 3 個月後）

口服

倒 1 滴**側柏醇百里香**精油在小茶匙蜂蜜裡，再放入嘴裡融化吸收，每日服用 4 回，持續 3 天。

* 桉油醇樟（羅文莎葉／桉油樟）：Ravintsara ／ *Cinnamomum camphora*, CT Cineole。

完整配方

塗抹

- 側柏醇百里香精油……1 滴
- 桉油醇樟精油……1 滴
- 瓊崖海棠油……2 滴

塗抹在脖子有疼痛的部位，每日 4 次，持續 3 天。

漱口

- 側柏醇百里香精油……2 滴
- 月桂精油……1 滴
- 乳化劑……10 滴
- 溫開水……半杯

在嘴裡咕嚕咕嚕的漱口，讓漱口水確實地在嘴裡流動，尤其要到喉嚨的底部。漱口後要將水吐出，不要吞進去。每日 4 次，持續 2～3 天。

小孩專用

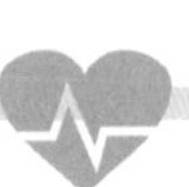

我的精簡配方

口服（適用 6 歲以上的小孩）

倒 1 滴**側柏醇百里香**精油在方糖上，讓小孩吸吮，每日 2～3 回。

完整配方

塗抹在皮膚上

調合：

- 側柏醇百里香精油……1 滴

- 芳樟精油⋯⋯⋯⋯⋯⋯⋯⋯⋯⋯⋯⋯⋯⋯⋯⋯⋯⋯⋯ 1 滴
- 甜杏仁油⋯⋯⋯⋯⋯⋯⋯⋯⋯⋯⋯⋯⋯⋯⋯⋯⋯⋯⋯ 3 滴

當扁桃腺腫脹和疼痛時，可以此調合油塗抹脖子，每日視情況而定塗抹 3～4 次。

漱口（適用 5 歲以上的小孩）

以茶匙均等調合以下純露入杯子裡：

- 月桂純露
- 玫瑰純露
- 真正薰衣草純露

讓孩子以此複方純露（不要加水）漱口（若孩子覺得好玩的話，請他們用力在喉嚨裡在發出「咕嚕咕嚕」聲），每日 4～5 次。

⚠ 注意：這裡是用純露，不是精油！

請藥局客製

塗抹在皮膚上

在 10 ml 瓶裡調合：

- 側柏醇百里香精油⋯⋯⋯⋯⋯⋯⋯⋯⋯⋯⋯⋯⋯⋯ 1 ml
- 茶樹精油⋯⋯⋯⋯⋯⋯⋯⋯⋯⋯⋯⋯⋯⋯⋯⋯⋯⋯⋯ 1 ml
- 芳樟精油⋯⋯⋯⋯⋯⋯⋯⋯⋯⋯⋯⋯⋯⋯⋯⋯⋯⋯⋯ 1 ml
- 甜杏仁油⋯⋯⋯⋯⋯⋯⋯⋯⋯⋯⋯⋯⋯⋯⋯⋯⋯⋯⋯ 7 ml

嬰兒：取 3 滴塗脖子和扁桃腺部位，每日 2～3 次。
小孩：取 5 滴塗脖子和扁桃腺部位，每日 4 次。

以直腸黏膜吸收的栓劑（治療扁桃腺的結凍栓劑）

12 顆栓劑的劑量：

	嬰兒	小孩
側柏醇百里香精油	15 mg	20 mg
茶樹精油	15 mg	20 mg
丁香花苞精油	5 mg	10 mg
金盞菊浸泡油	10 mg	10 mg
栓劑的賦形劑	1 g	1 g

第一天的早、午、晚各用 1 顆，第二天則早、晚各用 1 顆，持續 4～6 天。

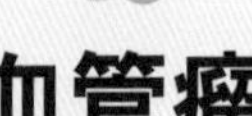

血管瘤

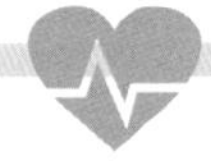

我的精簡配方

塗抹在皮膚上

早、晚梳洗後，以 1 滴**義大利永久花**精油塗在血管瘤患部。若 10 天後沒有任何改善就停用，因血管瘤已積累成形了。

焦慮不安

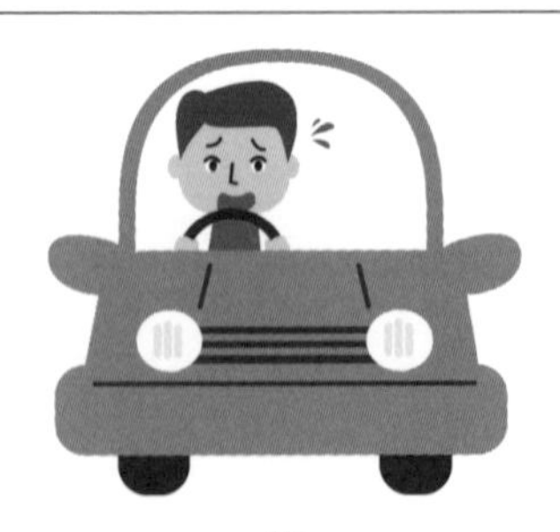

我的精簡配方

吸聞

直接打開**羅馬洋甘菊**的精油瓶來吸聞，平靜而深深地吸聞 2～3 秒以解除焦慮不安的情緒。

完整配方

擴香

在擴香儀裡倒入：

- 芳樟精油……………………………………………………5 滴
- 依蘭精油……………………………………………………5 滴
- 乳香精油……………………………………………………5 滴
- 沒藥精油……………………………………………………5 滴

擴香 20 分鐘，若需要可每日擴香到 3 次。

塗抹

調合：

- 桉油醇樟精油………………………………………………1 滴
- 依蘭精油……………………………………………………1 滴
- 芳樟精油……………………………………………………1 滴
- 熱帶羅勒精油………………………………………………1 滴
- 橙花精油……………………………………………………1 滴
- 瓊崖海棠油…………………………………………………5 滴

深深吸聞後，輕輕按摩足弓、腹腔神經叢、手腕內側、太陽穴和脊椎。

請藥局客製

（經常焦慮的狀況）

口服

請藥師依下列配方製作 30 顆膠囊（或更多）：

- 依蘭精油…………………………………………………10 mg
- 檸檬馬鞭草精油…………………………………………10 mg
- 紅桔精油…………………………………………………20 mg
- 桉油醇樟精油……………………………………………20 mg
- 歐白芷根精油……………………………………………20 mg

每日服用 3 回，連續 10 天。若需要繼續的話，停 8 天後可以重複療程。

孕婦專用

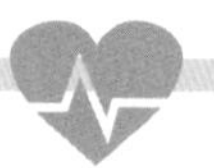

我的精簡配方

白天吸聞

感覺焦慮「上來」時，可直接打開**羅馬洋甘菊**的精油瓶來吸聞。

完整配方

白天塗抹

- 苦橙葉精油…… 1 滴
- 依蘭精油…… 1 滴

當需要時，以這 2 滴純精油（不稀釋）塗在腹腔神經叢及手腕內側。

晚上塗抹

調合：

- 羅馬洋甘菊精油…… 1 ml
- 苦橙葉精油…… 1 ml
- 依蘭精油…… 1 ml
- 瓊崖海棠油…… 2 ml

需要有好心的夥伴協助，充分地按摩後背，包含脊椎兩側。

擴香（在家裡、辦公室、車上……空間）

在擴香儀裡均等倒入：

- 真正薰衣草精油
- 甜馬鬱蘭精油

早、晚各擴香 10 分鐘，或緊急狀況下可每小時擴香 10 分鐘。

芳香浴

調合：

- 羅馬洋甘菊精油…………………………………… 5 滴
- 真正薰衣草精油…………………………………… 5 滴
- 甜馬鬱蘭精油……………………………………… 5 滴
- 泡澡的基質………………………………………… 1 湯匙

將上列材料倒入已放好溫水的浴缸。晚上泡澡 15～20 分鐘後不需再沖水，擦乾身體後穿上浴袍就上床睡覺。

小孩專用

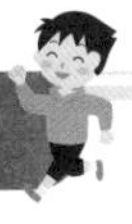

我的精簡配方

吸聞

用 2 滴**羅馬洋甘菊**精油塗在小孩的手腕內側。並請他深深吸聞數次。

完整配方

吸聞

在 5 ml 瓶裡調合：

- 羅馬洋甘菊精油…………………………………… 0.5 ml
- 紅桔精油…………………………………………… 0.5 ml
- 芳樟精油…………………………………………… 1 ml
- 真正薰衣草精油…………………………………… 3 ml

充分搖均勻後打開瓶子讓小孩吸聞，深深地、盡量心平氣和地嗅聞 3～4 次。若需要可每 10 分鐘重複吸聞，直到情緒完全緩和下來。

塗抹在皮膚

在 10 ml 瓶裡調合：

- 羅馬洋甘菊精油…… 2 ml
- 芳樟精油…… 2 ml
- 龍艾精油…… 0.5 ml
- 橙花精油…… 0.5 ml
- 甜杏仁油…… 5 ml

取數滴調合油，沿著脊椎按摩及脖子、胸腔、肚子、足弓。若需要可以每小時按摩一次直到恢復平靜。

＋

2 滴**甜馬鬱蘭**精油塗腹腔神經叢。若需要，可每半小時塗抹一次，重複 3～5 次。

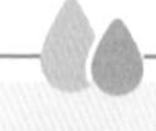

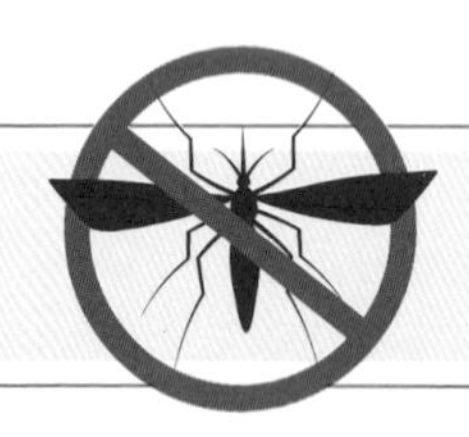

驅蚊

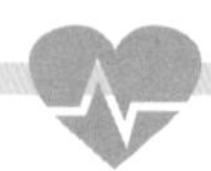

我的精簡配方

擴香

以**爪哇香茅**精油做環境擴香。

塗抹

以數滴**檸檬尤加利**精油塗抹在皮膚上。

噴霧

噴**爪哇香茅**精油在桌巾及衣服上……避免碰到眼睛和嘴唇。

✚ 完整配方

擴香

在 30 ml 瓶裡均等調合：

- 爪哇香茅精油
- 錫蘭肉桂精油
- 檸檬尤加利精油
- 玫瑰天竺葵精油
- 丁香花苞精油
- 胡椒薄荷精油

傍晚時，倒 10 滴複方精油在擴香儀裡薰香直到精油用盡。晚上睡前放數滴在枕頭上。

塗抹

調合：

- 爪哇香茅精油……1 滴
- 檸檬尤加利精油……1 滴
- 玫瑰天竺葵精油……1 滴
- 樟腦迷迭香精油……1 滴
- 瓊崖海棠油……3 滴

塗抹在身體暴露在外的部分，每 2 小時補擦一次（若天氣很熱一直流汗的話，可以更頻繁地塗抹）。

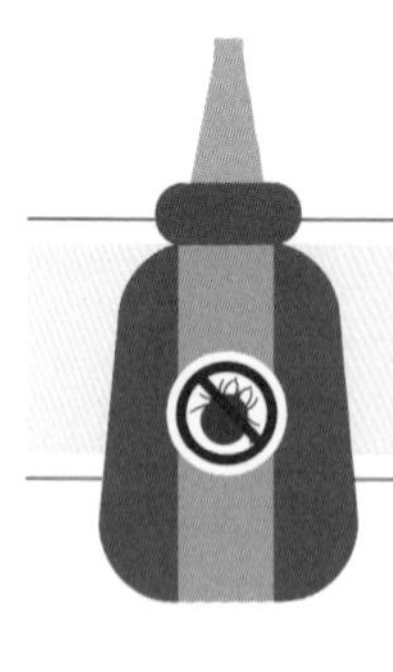

動物驅蚤

完整配方

塗抹

預防用：在 30 ml 噴瓶裡調合：

- 超級醒目薰衣草精油……10 滴
- 玫瑰天竺葵精油……10 滴
- 茶樹精油……20 滴
- 大西洋雪松精油……10 滴
- 酒精……裝滿 30 ml

早、晚均勻噴灑在毛髮及項圈上，每週 2 次。

⚠ 注意：不要噴到動物的眼睛。

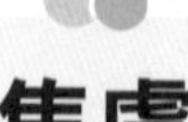

焦慮

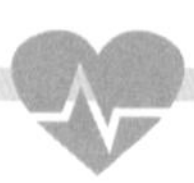

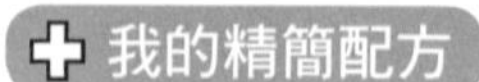

我的精簡配方

口服及吸聞

點 1 滴**羅馬洋甘菊**精油在 1 茶匙蜂蜜裡或中性錠片上，並嗅聞打開的精油瓶。

完整配方

塗抹和口服

調合：

- 羅馬洋甘菊精油……1 滴
- 甜馬鬱蘭精油……1 滴
- 橙花精油……1 滴
- 依蘭精油……1 滴

以此複方精油塗在足弓、手腕內側，以及滴 1 滴複方精油在 1 茶匙蜂蜜裡或中性錠片上。每日 3 次。

小孩專用

我的精簡配方

塗抹

點 2 滴**甜馬鬱蘭**精油在小孩的手腕內側，並請他深深吸聞。每日 2～4 次。

完整配方

泡澡

在瓶裡或茶碟上倒入：

- 真正薰衣草精油……5 滴
- 紅桔精油……5 滴
- 泡澡的基質……1 湯匙

晚餐前或睡前，將上列材料倒入泡澡水裡，再讓小孩進入浴缸泡澡 20 分鐘。並配合一些特別令人平靜的背景音樂，例如：蕭邦、莫札特或在大自然裡錄製的聲音（鳥鳴、海聲……）。擦乾身體前不需再沖洗。

口服

✿ **薰衣草或洋甘菊純露**

每次讓小孩喝 1 茶匙，也可以稀釋在菩提花茶裡。每日 2～3 次。

⚠ 注意：是純露，不是精油！

擴香

- 真正薰衣草精油
- 甜橙精油

各倒 20 滴入乾淨的擴香儀裡。在孩子活動的空間擴香，每次擴香 15 分鐘。每日 2～3 次。

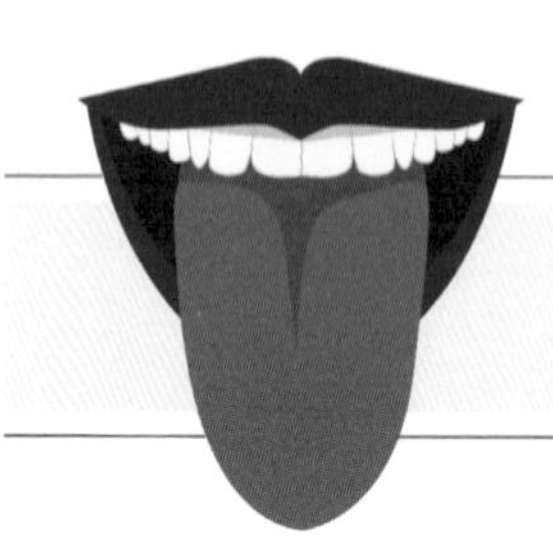

口腔潰瘍

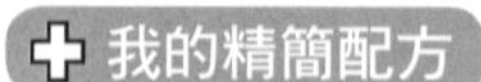

我的精簡配方

塗抹

直接點 1 滴**月桂**精油在潰瘍患部，若需要則每日點 2～3 次。

完整配方

塗抹

調合：

- 丁香花苞精油……1 滴

- 月桂精油……………………………………………………1 滴
- 白千層精油…………………………………………………1 滴
- 金盞菊浸泡油………………………………………………3 滴

每日塗抹潰瘍患部 3～4 次，持續 3～5 天。

漱口水

調合：

- 月桂精油……………………………………………………1 滴
- 丁香花苞精油………………………………………………1 滴
- 穗花薰衣草精油……………………………………………1 滴
- 乳化劑………………………………………………………10 滴

漱口前將這些原料倒入半杯熱水裡，每日漱口 2～3 次，連續 3 天。

孕婦專用

我的精簡配方

塗抹

直接點 1 滴**月桂**精油在潰瘍患部，若需要則每日點 2～3 次。

完整配方

塗抹

調合：

- 月桂精油……………………………………………1 滴
- 穗花薰衣草精油……………………………………1 滴
- 聖約翰草浸泡油……………………………………2 滴

以棉花棒沾調合油，直接塗抹潰瘍患部，每日塗 3～5 次直到痊癒或持續 3～4 天。

小孩專用

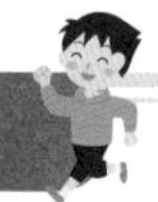

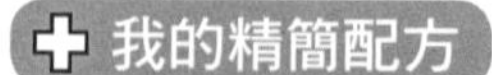

我的精簡配方

◈ 塗抹在黏膜處

以 1 滴**茶樹**精油稀釋在橄欖油裡，直接用（乾淨！）的手指塗潰瘍患部，每日塗抹 3～5 次。

完整配方

鵝口瘡（在嘴裡有幾處潰瘍）

◈ 塗抹在黏膜處

在 10 ml 瓶裡調合：

- 茶樹精油…… 2 ml
- 白千層精油…… 2 ml
- 聖約翰草浸泡油…… 6 ml

取 1～2 滴調合油塗抹在每個潰瘍患部，每日塗 4～6 次，直到明顯改善為止。

漱口水（適合 5 歲以上的小孩）

均等調合：

- 羅馬洋甘菊純露
- 月桂純露
- 丁香花苞純露

讓孩子用 1 湯匙的複方純露漱口，請他好好地讓漱口水在嘴裡流動，以確保純露可以浸泡到所有的口腔黏膜，10～20 秒後吐出純露。請孩子每日這樣漱口 3～5 次。

⚠ 注意：是純露，不是精油！

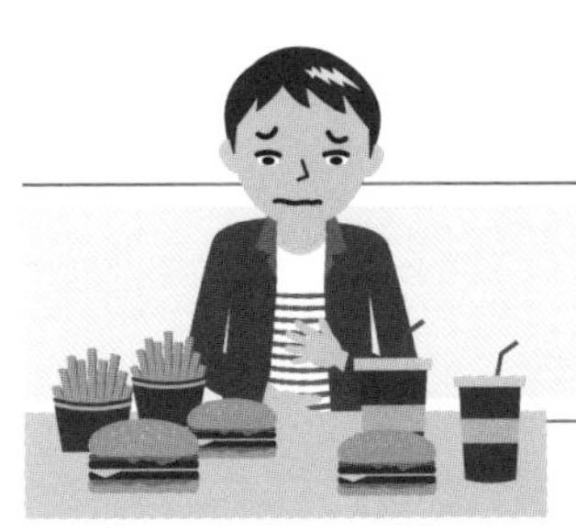

食慾不振

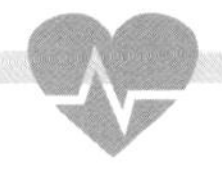

我的精簡配方

口服

用 1 滴薑精油在 1 茶匙蜂蜜裡或中性錠片上，每日 3 次，持續 20 天。

完整配方

口服

調合：

- 薑精油……………………………………………………… 1 滴
- 胡椒薄荷精油……………………………………………… 1 滴

放這 2 滴精油在 1 茶匙蜂蜜裡或中性錠片上，飯前半小時服用，連續 20 天。

小孩專用

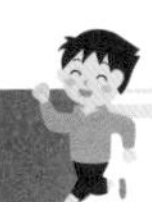

完整配方

口服

調合：

- 甜茴香精油………………………………………… 1 滴
- 薑精油……………………………………………… 5 滴

取此複方精油 1 滴加入 1 茶匙蜂蜜裡，兩頓主餐的飯前 10 分鐘服用，連續 10 天。

或（若噁心想吐）

調合：

- 薑精油…………………………………………………… 1 滴
- 檸檬精油………………………………………………… 1 滴

加這 2 滴精油入半茶匙蜂蜜裡，每日服用 2～3 回。

塗抹

在 10 ml 瓶裡調合：

- 羅馬洋甘菊精油………………………………………… 2 ml
- 芳樟精油………………………………………………… 2 ml
- 甜杏仁油………………………………………………… 6 ml

取 3～5 滴調合油輕輕按摩腹腔神經叢、肚子，每日按摩 3 次，連續 3 週。

或

若有肝臟充血，口臭。

口服

在 200 ml 瓶裡均等調合：

- 野生胡蘿蔔籽純露
- 馬鞭草酮迷迭香純露
- 錫蘭肉桂純露

兩頓主餐（通常是午餐和晚餐）前服用 1 茶匙的複方純露，連續 3 週。

⚠ 注意：是純露，不是精油！

＋

在 5ml 瓶裡調合：

- 檸檬精油………………………………………………… 2 ml
- 榛果油…………………………………………………… 3 ml

加 1 滴入 1 茶匙蜂蜜裡讓孩子每日服用 2 回，連續 10 天。您也可以將這匙蜂蜜加入天然的花草茶（迷迭香、香蜂草、薄荷……）裡。

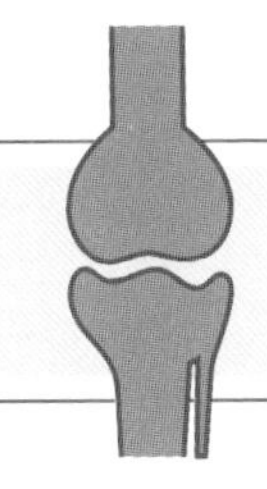

關節炎和骨關節炎

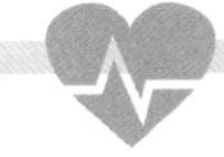

我的精簡配方

塗抹

以數滴**冬青白珠／芳香白珠**精油稀釋在等量的山金車浸泡油裡，再塗抹膝蓋、手肘或其他發炎的部位，每日塗抹 3～5 次直到改善為止。

完整配方

塗抹

在 10 ml 瓶裡調合：

- 冬青白珠／芳香白珠精油⋯⋯⋯⋯ 1 ml
- 檸檬尤加利精油⋯⋯⋯⋯ 1 ml
- 義大利永久花精油⋯⋯⋯⋯ 1 ml
- 月桂精油⋯⋯⋯⋯ 1 ml
- 胡椒薄荷精油⋯⋯⋯⋯ 1 ml
- 聖約翰草浸泡油⋯⋯⋯⋯ 5 ml

按摩疼痛的部位 1 分鐘。每日施用 3 次，直到明顯改善為止。

泡澡

調合：

- 冬青白珠／芳香白珠精油⋯⋯⋯⋯ 5 滴
- 杜松漿果精油⋯⋯⋯⋯ 5 滴
- 超級醒目薰衣草精油⋯⋯⋯⋯ 5 滴
- 海松精油⋯⋯⋯⋯ 5 滴

- 泡澡的基質……………………………………………………… 1 湯匙

將以上材料倒入 38.5°C 熱水裡泡澡 20 分鐘。每日泡澡直到改善為止。

請藥局客製

口服

請藥師依下列配方製作 60 顆膠囊：

- 熱帶羅勒精油……………………………………………… 20 mg
- 胡椒薄荷精油……………………………………………… 20 mg
- 檸檬尤加利精油…………………………………………… 20 mg
- 杜松漿果精油……………………………………………… 20 mg

用餐時一起服用，甚至可以加入一些橄欖油以保護消化道黏膜，每日 2 顆連續 20 天。若需要再繼續的話，停 7 天後再重複療程。

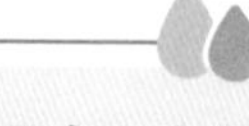

過敏性氣喘

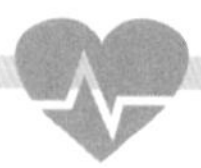

我的精簡配方

口服

點 1 滴**龍艾**精油在 1/2 方糖上，再放入嘴裡融化吸收，每 15 分鐘口服一次，直到有明顯的改善。

塗抹

取 2 滴**龍艾**精油，輕輕按摩腹腔神經叢及喉嚨。

提醒：氣喘發作時，請避免吸聞精油。

請藥局客製

塗抹

請藥師依下列配方調一瓶 10 ml 的按摩油（若您手上有這些精油的話，可以自己準備）：

- 龍艾精油……………………………………………… 1 ml
- 羅馬洋甘菊精油……………………………………… 1 ml
- 摩洛哥藍艾菊精油…………………………………… 1 ml
- 阿密茴精油…………………………………………… 1 ml
- 瓊崖海棠油…………………………………………… 6 ml

以 5 滴調合油塗抹腹腔神經叢、上背和脊椎。每 15 分鐘塗一次直到好轉。

栓劑

請藥師依下列配方製作 6 顆（或更多）栓劑

（這是最好、最有效的方法）：

- 阿密茴精油…………………………………………… 20 mg
- 依蘭精油……………………………………………… 20 mg
- 龍艾精油……………………………………………… 50 mg
- 摩洛哥藍艾菊精油…………………………………… 20 mg
- 格陵蘭喇叭茶精油…………………………………… 20 mg
- 聖約翰草浸泡油……………………………………… 20 mg

預防用：晚上施用 1 顆。

發作時：當天施用 2～3 顆。

定期深入治療

口服

請藥師依下列配方製作 30 顆膠囊：

- 圓葉當歸精油………………………………………… 30 mg
- 檸檬精油……………………………………………… 30 mg

早、晚各服 1 顆以強化肝臟功能，每個月服用 10 天。

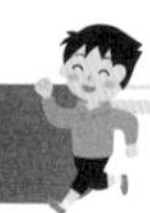

小孩專用

我的精簡配方

擴香

當小孩不在時，請用**檸檬**精油擴香以淨化空氣。早、晚以乾式擴香儀加入 20 滴左右的精油擴香半小時。特別在氣喘發作的高峰期間，

⚠ 請避免在有過敏小孩的環境擴香和讓他們吸入這些薰香。

完整配方

塗抹

在 10 ml 瓶裡調合：

- 甜馬鬱蘭精油……1ml
- 阿密茴精油……0.5 ml
- 羅馬洋甘菊精油……0.5 ml
- 西部黃松*精油……0.5 ml
- 龍艾精油……1 ml
- 甜杏仁油……6.5 ml

預防用（在支氣管炎、感冒、花粉症期間……）：用 3 滴調合油塗抹腹腔神經叢和足弓，每日一次，例如可以在睡前時塗抹。

發作時：如上用法，但每半小時塗抹一次，連續 3 次。

請藥局客製

栓劑

請藥師依下列配方製作 12 顆栓劑：

---

* 西部黃松：英文 Western Yellow Pine ／ Ponderosa Pine；學名 *Pinus ponderosa*。

	嬰兒	小孩
阿密茴精油	5 mg	10 mg
龍艾精油	10 mg	15 mg
羅馬洋甘菊精油	20 mg	25 mg
西部黃松精油	10 mg	15 mg
金盞菊浸泡油	10 mg	10 mg
栓劑的賦形劑	1 g	1 g

預防用：在「有風險」可能發作期間，晚上睡前用 1 顆，持續數日。

發作時：第一天用 3 顆（盡量以早、午、晚的間距各 1 顆），接著第二天早、晚各 1 顆，持續 2～3 天。

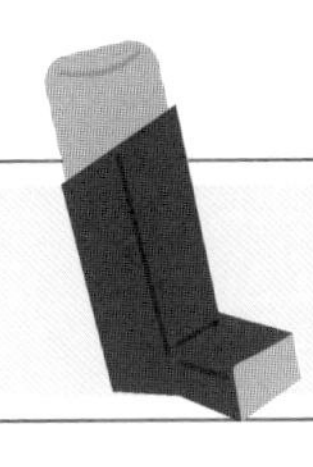

神經性氣喘

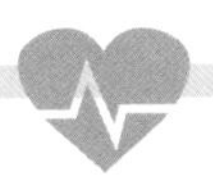

我的精簡配方

塗抹

以 1 滴**羅馬洋甘菊**精油塗抹腹腔神經叢和放 1 滴在 1 茶匙蜂蜜裡或中性錠片上。發作時每 15 分鐘塗抹一次。

請藥局客製

塗抹

請藥師依下列配方調製一瓶按摩油（若您有這些精油的話，可以自己準備）：

- 真正薰衣草精油……1 ml
- 高地牛膝草精油……1 ml
- 紅香桃木精油……1 ml

- 紅桔精油……………………………………………………………… 1 ml
- 瓊崖海棠油…………………………………………………… 裝滿 30 ml

預防氣喘發病的話，每日按摩 2 次後背、胸腔、脊椎。發作時每半小時按摩一次，直到完全改善為止。

栓劑（建議的方式）

請藥師依下列配方製作 6 顆（或更多）栓劑：

- 羅馬洋甘菊精油…………………………………………… 20 mg
- 真正薰衣草精油…………………………………………… 20 mg
- 甜馬鬱蘭精油……………………………………………… 50 mg
- 歐洲赤松精油……………………………………………… 20 mg
- 阿密茴精油………………………………………………… 15 mg
- 聖約翰草浸泡油…………………………………………… 20 mg

預防用：晚上施用 1 顆。

發作時：每日施用 2～3 顆。

或您較喜歡膠囊的話

口服

請藥師依下列配方製作 30 顆（或更多）膠囊：

- 羅馬洋甘菊精油…………………………………………… 10 mg
- 真正薰衣草精油…………………………………………… 10 mg
- 甜馬鬱蘭精油……………………………………………… 10 mg
- 歐洲赤松精油……………………………………………… 20 mg
- 阿密茴精油………………………………………………… 10 mg

預防用：一天 2 顆，每個月服用 10 天。

發作時：一次 2 顆，每日服用 3 回，持續 3～4 天。

孕婦專用

完整配方

塗抹

- 法國羅勒精油* ……………………………………… 1 滴
- 羅馬洋甘菊精油…………………………………… 1 滴
- 真正薰衣草精油…………………………………… 1 滴

- 歐洲赤松精油……………………………………………… 1 滴
- 榛果油……………………………………………………… 5 滴

以此調合油按摩腹腔神經叢和上背。發作時請每小時按摩 1 次。

口服，若情況嚴重（懷孕滿 3 個月後）

- 法國羅勒精油* ……………………………………………… 1 滴

加在中性錠片上或橄欖油裡，再放入嘴裡融化吸收，每隔 15 分鐘服用 1 回，一天服用 2～3 回。

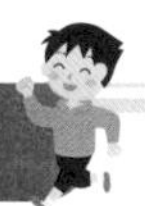

小孩專用

完整配方

塗抹

在 10 ml 瓶裡調合：

- 甜馬鬱蘭精油……………………………………………… 1ml
- 依蘭精油…………………………………………………… 0.5 ml
- 阿密茴精油………………………………………………… 0.5 ml
- 摩洛哥藍艾菊精油………………………………………… 0.5 ml
- 甜杏仁油…………………………………………………… 7.5 ml

預防用（在疲勞或壓力很大期間）：取 3 滴調合油塗抹腹腔神經叢，每日睡前塗抹一次。

發作時：如上用法，但每半小時塗抹 1 次，連續 3 次。

請藥局客製

栓劑

請藥師依下列配方製作 12 顆栓劑：

	嬰兒	小孩
阿密茴精油	5 mg	10 mg
西部黃松精油	10 mg	15 mg

* 法國羅勒精油又稱**歐洲羅勒**或**甜羅勒**。

- 羅馬洋甘菊精油……………………………10 mg …… 15 mg
- 紅桔精油………………………………20 mg …… 30 mg
- 金盞菊浸泡油……………………………10 mg …… 10 mg
- 栓劑的賦形劑…………………………… 1 g ……… 1 g

預防用：在「有風險」可能發作期間，晚上睡前施用一顆，持續數日。

發作時：第一天施用 3 顆（盡量以早、午、晚的間距各 1 顆），接著第二天早、晚各 1 顆，持續 4～6 天。

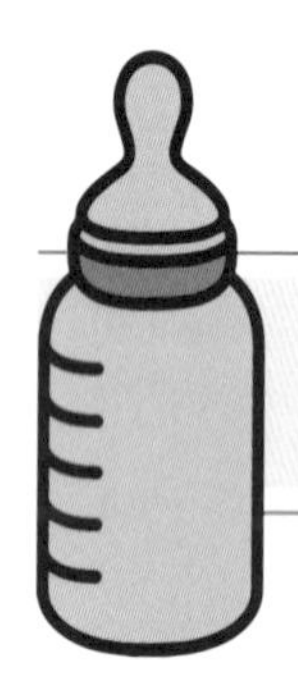

產後情緒低落（媽媽沒哺乳）

完整配方

塗抹

在滴管瓶裡調合：

- 胡椒薄荷精油…………………………………………… 2 ml
- 馬鞭草酮迷迭香精油…………………………………… 1 ml
- 西部黃松精油…………………………………………… 1 ml
- 熱帶羅勒精油…………………………………………… 2 ml
- 山金車浸泡油…………………………………………… 4 ml

取 8 滴調合油沿著脊椎塗抹、腹腔神經叢和手腕內側，每日 2 次直到改善為止。

⚠ 注意：這個配方「不」適合還在哺乳的媽媽，對嬰兒有神經毒性的風險。對還在哺乳的媽媽，請參考下一頁。

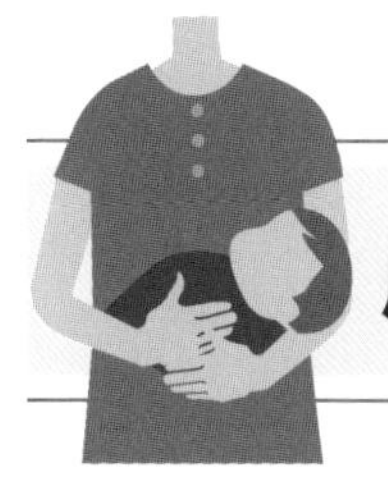

產後情緒低落（媽媽哺乳中）

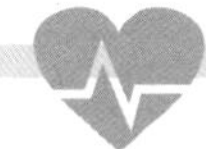

我的精簡配方

塗抹

以 2 滴**黑雲杉**精油塗抹在腎上腺上，早、晚各 1 次，連續 10 天。

完整配方

塗抹

在滴管瓶裡調合：

- 羅馬洋甘菊精油…… 1 ml
- 甜馬鬱蘭精油…… 2 ml
- 熱帶羅勒精油…… 1 ml
- 甜杏仁油…… 26 ml

取 8 滴調合油沿著脊椎塗抹、腹腔神經叢和手腕內側，一天 2 次直到改善為止。

擴香

在擴香儀倒入：

- 山雞椒精油…… 5 滴
- 佛手柑精油…… 5 滴
- 紅桔精油…… 5 滴

每日擴香 3 次，持續 10 天。

塗抹

調合：

- 玫瑰天竺葵精油……………………………………………………5 滴
- 紅桔精油……………………………………………………………5 滴
- 瓊崖海棠油…………………………………………………………1 湯匙

請好心人以此調合油幫您按摩身體，早、晚各 1 次。

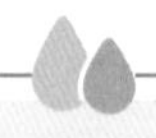

腹脹

我的精簡配方

口服和塗抹

倒一滴**龍艾**或**熱帶羅勒**精油在方糖、中性錠片或 1 茶匙橄欖油裡，再放入嘴裡融化吸收，並用 2 滴精油按摩肚子。

完整配方

塗抹

調合：

- 龍艾（或熱帶羅勒）精油…………………………………………1 滴
- 藏茴香精油…………………………………………………………1 滴
- 芫荽籽精油…………………………………………………………1 滴
- 胡椒薄荷精油………………………………………………………1 滴
- 瓊崖海棠油…………………………………………………………半茶匙

在兩餐之間按摩肚子和胃的部位，直到完全改善為止。

若再復發的話

請藥局客製

口服

請藥師依下列配方製作60顆膠囊：

- 熱帶羅勒精油………………………… 10 mg
- 胡椒薄荷精油………………………… 10 mg
- 小茴香精油………………………… 10 mg
- 甜茴香精油………………………… 10 mg
- 檸檬精油………………………… 10 mg

三餐飯後服用1顆，連續20天。

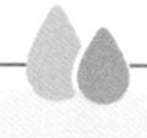

受傷

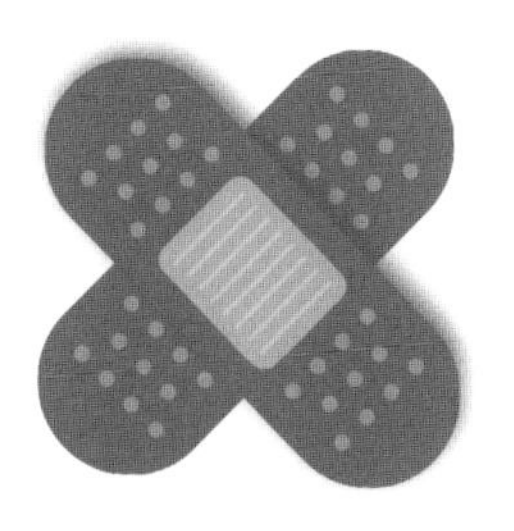

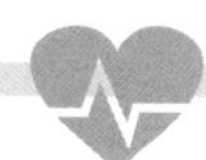

我的精簡配方

塗抹

以數滴**真正薰衣草**精油塗在傷口患部。一日塗抹數次。

完整配方

塗抹

若有傷口，在瓶裡調合：

- 茶樹精油……1 ml
- 真正薰衣草精油……2 ml
- 岩玫瑰精油……2 ml

以 1～2 滴精油塗抹傷口，靜置自然風乾後再重複塗抹 2～3 次。若傷口很小，就用上列的複方精油塗抹。若是大傷口，請將複方精油等比例稀釋在瓊崖海棠油裡（即 5 ml）再使用。

孕婦專用

完整配方

塗抹

調合：

- 真正薰衣草精油……1 滴
- 茶樹精油……1 滴
- 金盞菊浸泡油……2 滴

每日塗抹 3 次，連續 2 天後改為早、晚各一次，直到復原。

小孩專用

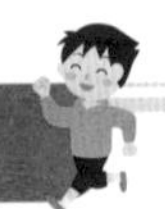

完整配方

塗抹

以下列的複方純露清洗傷口：

- 岩玫瑰純露……50 ml
- 天竺葵純露……50 ml
- 玫瑰純露……25 ml
- 薰衣草純露……25 ml

盡快以複方純露浸泡成敷包，再直接濕敷在傷口上。早、晚各 1 次，連續 1 天。

⚠注意：是純露，不是精油！

然後

調合：

- 芳樟精油 ……………………………… 1 ml
- 岩玫瑰精油 ……………………………… 1 ml
- 茶樹精油 ……………………………… 0.5 ml
- 玫瑰天竺葵精油 ……………………………… 0.5 ml
- 金盞菊浸泡油 ……………………………… 裝滿 15 ml

第一天取數滴塗抹傷口及其周圍 3～4 次，第二天則早、晚各塗 1 次直到完全復原。用防過敏膠帶貼在乾敷料的四個邊角以保護傷口。

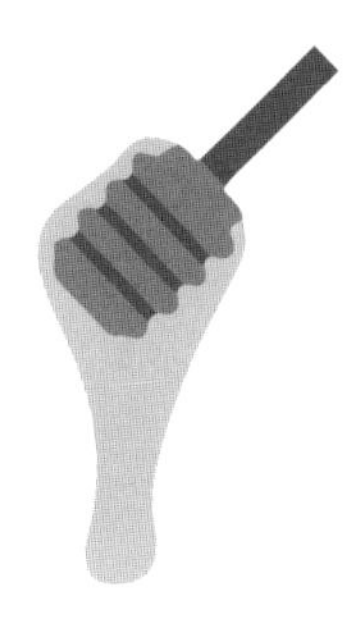

促癒合的蜂蜜

調合：

- 真正薰衣草精油 ……………………………… 1 滴
- 茶樹精油 ……………………………… 1 滴
- ❖ 麥盧卡蜂蜜 ……………………………… 1 茶匙

早、晚塗抹在傷口患部，直到完全復原。

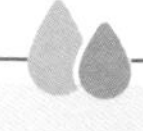

瘀青（血腫）

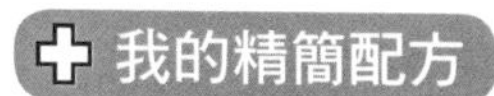

我的精簡配方

塗抹

盡快用 1 或 2 滴**義大利永久花**精油塗抹在被撞到的部位，一天塗抹 3～5 次。

剛發生的血腫

跌倒（甚至是嬰兒）、創傷、傷口、骨折：促進血腫變小和對抗體內血腫。用數滴**義大利永久花**精油塗抹受傷處，每日塗抹 5 次。若車禍後您的臉受傷腫了，可以在腫脹的部位塗抹數滴純精油（不稀釋），若需要的話，24 小時內可以塗抹 6 次，您將感受到明顯的消腫效果。

舊血腫

用數滴**義大利永久花**精油塗抹受傷部位，每日 2 次，持續 2～3 個月。

✚ 完整配方

塗抹

若是小瘀青

在深色滴管瓶裡均等調合：

- 義大利永久花精油
- 月桂精油

若瘀青「剛剛發生」，可以用 4～6 滴複方精油塗抹在血腫患部，每日 3 次，連續 2 天。若是舊傷的話，則要持續塗抹數週。

若是剛剛撞到的大瘀青

在深色滴管瓶裡調合：

若皮膚沒有受傷：

- 義大利永久花精油……3 ml
- 月桂精油……2 ml
- 山金車浸泡油……5 ml

每日用 4～6 滴調合油塗抹在瘀青處 4～6 次。

若皮膚有受傷：

- 義大利永久花精油……3 ml
- 月桂精油……2 ml
- 金盞菊浸泡油……5 ml

每日用 4～6 滴調合油塗抹在瘀青處 4～6 次。

若是舊瘀青

在 10 ml 深色滴管瓶裡調合：

- 義大利永久花精油…………………………………… 3 ml
- 絲柏精油…………………………………… 1 ml
- 月桂精油…………………………………… 2 ml
- 玫瑰果油…………………………………… 4 ml

每日用數滴調合油輕輕按摩瘀青患部 2 次，有時要持續久一點：2～3 個月。

孕婦專用

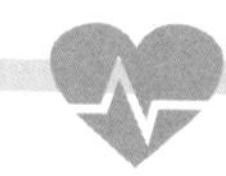

我的精簡配方

塗抹（小面積的瘀青：1～2 個銅板大小）

以 1 或 2 滴**義大利永久花**精油塗抹瘀青處，每日 3 次，連續 2 天。從第三天開始則每日 2 次，持續 5 天。

或

塗抹（更大面積的瘀青）

以 3 滴**義大利永久花**精油稀釋在 10 滴山金車浸泡油裡，每日塗抹瘀青部位 3 次，連續 2 天。第三天開始則每日減為 2 次，再持續 5 天。

⚠ **注意**：懷孕時不要塗抹肚子！

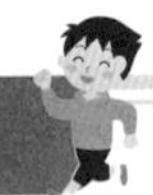

小孩專用

塗抹

若要處理的瘀青面積不大：

以 1 或 2 滴**義大利永久花**純精油（不稀釋）塗抹在瘀青患部，每日 3～5 次，持續 2～3 天。

完整配方

若要處理的大面積瘀青：

在 10 ml 瓶裡調合：

- 義大利永久花精油…………………………………… 4 ml
- 山金車浸泡油……………………………………… 6 ml

取 3 滴或更多的調合油輕輕按摩瘀青部位，每日 3～5 次，持續 2～3 天。

若有傷口且流血的話：

調合：

- 義大利永久花精油…………………………………… 3 滴
- 月桂精油……………………………………………… 1 滴
- 岩玫瑰精油…………………………………………… 1 滴
- 超級醒目薰衣草精油………………………………… 1 滴

取數滴複方精油直接塗抹傷口患部，一天 4 次，連續 2 天。第三天則減為一天 2 次，再持續 3～5 天。

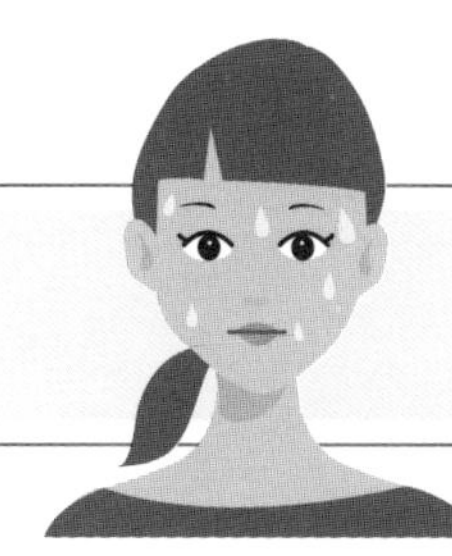

熱潮紅

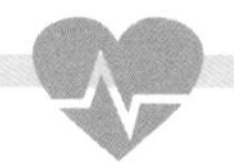

我的精簡配方

口服

倒 1 滴**快樂鼠尾草**精油在中性錠片上或稀釋在 1 茶匙橄欖油裡。

停經前：每日服用 3 回，從月經周期的第 7 天到第 21 天。

停經後：每日服用 3 回，連續 20 天。停一週後再重複。

但每個月要觀察停止口服那週的狀況。

完整配方

塗抹

調合：

- 快樂鼠尾草精油……1 滴
- 絲柏精油……1 滴
- 義大利永久花精油……1 滴
- 薰陸香精油……1 滴
- 瓊崖海棠油……1 茶匙

以此調合油按摩腹腔神經叢和下背，每日 2～3 次，每個月要按摩 20 天。

請藥局客製

口服

請藥師依下列配方製作 90 顆膠囊：

- 絲柏精油……………………………………………… 25 mg
- 薰陸香精油…………………………………………… 25 mg
- 胡椒薄荷精油………………………………………… 25 mg
- 檸檬精油……………………………………………… 25 mg

早、晚服用 1 顆，連續 20 天。停一週後再重複療程。

臆球症*

我的精簡配方

吸聞

直接吸聞打開的**甜馬鬱蘭**精油瓶，就可以立即緩解。因為精油的活性化學成分會直接進入大腦發揮作用，並立刻進入血液循環。

貪食症

我的精簡配方

口服

倒 1 滴**馬鞭草酮迷迭香**或**檸檬**或**紅桔**精油在中性錠片上，每日服用 3～6 回。

* 臆球症：一種自律神經失調的症狀，喉嚨有球梗著的異物感。

完整配方

吸聞

在 10 ml 瓶裡調合：

- 錫蘭肉桂精油…… 0.5 ml
- 丁香花苞精油…… 1 ml
- 熱帶羅勒精油…… 1 ml
- 羅馬洋甘菊精油…… 0.5 ml
- 甜杏仁油…… 裝滿 10 ml

取數滴塗抹在手腕內側嗅聞，在白天或晚上都可以隨時吸聞（沒有任何限制）。

口服

當有吃東西的衝動時，可倒 1 滴調合油在 1 茶匙蜂蜜裡或中性錠片上口服，每日最多 6 回。

細支氣管炎（非細菌性的）

我的精簡配方

塗抹

以 2 滴土木香精油加 2 滴甜杏仁油，塗抹前胸，24 小時內按摩 2～3 次。

完整配方

擴香（滿3個月大的嬰兒適用）

在瓶裡均等調合：

- 芳樟精油

- 真正薰衣草精油
- 桉油醇樟精油

早、晚在活動的空間（嬰兒在的地方）擴香 10 分鐘。

請藥局客製

塗抹

請藥師依下列配方調製一瓶 15 ml 按摩油：

- 高地牛膝草精油* …… 1 ml
- 土木香精油* …… 0.5 ml
- 桉油醇樟精油 …… 1 ml
- 芳樟精油 …… 3 ml
- 助溶劑 …… 2.5ml
- 甜杏仁油 …… 7 ml

每日以此調合油 6～8 滴塗抹前胸 3～5 次，其中 1 次要在呼吸治療前使用，直到痊癒為止。

⚠ 注意！在控制不當的狀況下使用土木香，可能會有小小的「驚嚇」風險。請嚴守以上的劑量。建議您請藥局客製，讓有芳療專業的藥師準備並確認，以避免所有可能的錯誤發生。若有按照以上劑量執行的話，這個配方建議絕對沒有任何風險。

栓劑

請藥師依下列配方製作 18 顆栓劑：

- 土木香精油* …… 5 mg
- 高地牛膝草精油* …… 20 mg
- 羅馬洋甘菊精油 …… 10 mg
- 金盞菊浸泡油 …… 10 mg
- 栓劑的賦形劑 …… 1 g

早、午、晚各用 1 顆，持續 5～6 天。

⚠ 注意，只有這些「*」化學類型的精油適合以上配方：不能以其他任何精油替代。

急性支氣管炎（乾咳）

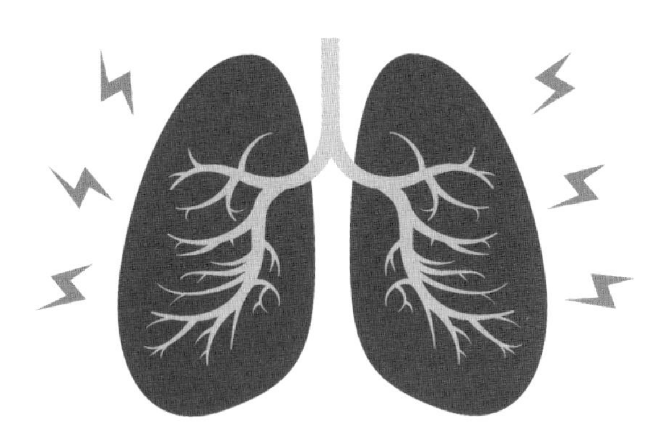

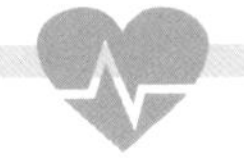

我的精簡配方

口服

加 1 滴**絲柏**精油入 1 茶匙蜂蜜裡、小方糖或中性錠片上，再放入嘴裡融化吸收，每日服用 4 回。

完整配方

塗抹

在瓶裡均等調合：

- 絲柏精油……1 滴
- 沉香醇百里香精油……1 滴
- 桉油醇樟精油……1 滴
- 綠花白千層精油……1 滴
- 瓊崖海棠油……4 滴

以此調合油按摩前胸和後背，每日 4 次連續 10 天。

擴香

在擴香儀裡均等倒入：

- 絲柏精油
- 澳洲尤加利精油
- 桉油醇樟精油

早、晚在活動的空間以10～20滴複方精油擴香。

請藥局客製

栓劑

請藥師依下列配方製作6顆栓劑：

- 絲柏精油……30 mg
- 澳洲尤加利精油……40 mg
- 桉油醇樟精油……30 mg
- 沉香醇百里香精油……25 mg
- 聖約翰草浸泡油……20 mg

每日施用3顆連續2天，第三天則減為每日2顆再持續3天。正常情況下，這樣的量就會痊癒了。但如果需要的話，可以再持續施用6天（2顆／天）。

口服

請藥師依下列配方製作30顆膠囊：

- 錫蘭肉桂精油……25 mg
- 野馬鬱蘭精油……25 mg
- 百里酚百里香精油……25 mg

照三餐服用，每次2顆連續5天。

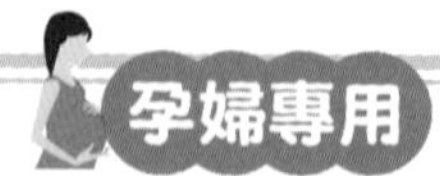

完整配方

塗抹

- 茶樹精油……1滴
- 桉油醇樟精油……1滴
- 澳洲尤加利精油……1滴
- 榛果油……3滴

塗抹前胸和上背，每日3次連續10天。

或（如果還持續咳嗽）

- 澳洲尤加利精油…………………………………… 1 滴
- 沉香醇百里香精油………………………………… 1 滴
- 月桂精油…………………………………………… 1 滴
- 榛果油……………………………………………… 5 滴

若有支氣管炎的話，請塗抹支氣管和喉嚨，每日 3 次連續 10 天。

擴香

在擴香儀裡均等倒入：

- 歐洲赤松精油
- 桉油醇樟精油

每日擴香 3～4 次，每次 10 分鐘。

口服（懷孕滿 3 個月後）

- 桉油醇樟精油……………………………………… 1 滴
- 澳洲尤加利精油…………………………………… 1 滴

將這 2 滴精油加在中性錠片上或 1 茶匙百里香蜂蜜裡，再放入嘴裡融化吸收，每日 3 回連續 5 天。

小孩專用（3 歲以上）

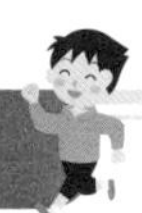

請藥局客製

栓劑

請藥師依下列配方製作 18 顆栓劑：

- 絲柏精油………………………………………… 20 mg
- 澳洲尤加利精油………………………………… 20 mg
- 桉油醇樟精油…………………………………… 20 mg
- 沉香醇百里香精油……………………………… 15 mg
- 聖約翰草浸泡油………………………………… 20 mg

每日施用 3 顆連續 3 天，第四天則減為一天 2 顆再持續 3 天。正常情況下，這樣用量孩子就痊癒了。但若需要的話，可再繼續施用 6 天（維持 2 顆／天）。

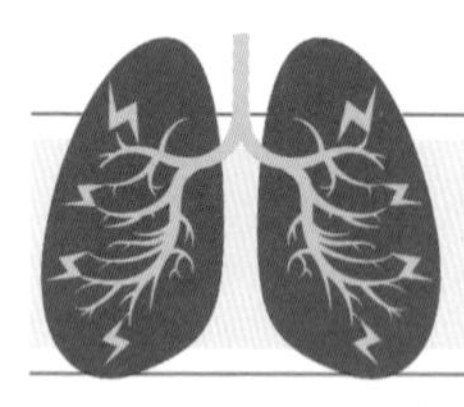

急性支氣管炎（有痰咳嗽）

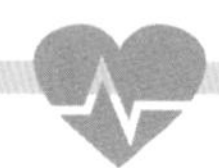

我的精簡配方

口服

加 1 滴**綠香桃木**精油入 1 茶匙蜂蜜裡（小方糖或中性錠片上），再放入嘴裡融化吸收，每日服用 4 回，連續 8 天。

塗抹

以 2 滴**綠香桃木**精油塗抹支氣管的部位和上背，每日 3 次持續 8 天。

完整配方

塗抹

在瓶裡均等調合：

- 綠香桃木精油……1 滴
- 桉油醇樟精油……1 滴
- 土木香精油……1 滴
- 瓊崖海棠油……3 滴

以此調合油按摩前胸和後背，每日 4 次持續 10 天。

擴香

在瓶裡均等調合：

- 綠花白千層精油
- 澳洲尤加利精油
- 桉油醇樟精油

早、晚在活動的空間以 20 滴複方精油來擴香。

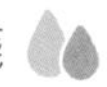

請藥局客製

栓劑

請藥師依下列配方製作 6 顆栓劑：

- 土木香精油…………………………………………… 15 mg
- 高地牛膝草精油………………………………………… 15 mg
- 藍膠尤加利精油………………………………………… 50 mg
- 桉油醇樟精油…………………………………………… 50 mg
- 聖約翰草浸泡油………………………………………… 20 mg

每日施用 3 顆連續 2 天（若需要則服用 3 天）。

口服

請藥師依下列配方製作 60 顆（或更多）膠囊：

- 錫蘭肉桂精油…………………………………………… 25 mg
- 野馬鬱蘭精油…………………………………………… 25 mg
- 百里酚百里香精油……………………………………… 25 mg

照三餐服用，若體重約 60 公斤就每次口服 2 顆，若體重約 80 公斤或超過就每次口服 3 顆，持續 5～10 天。

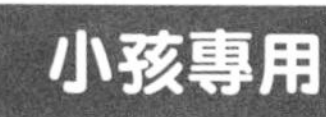

小孩專用

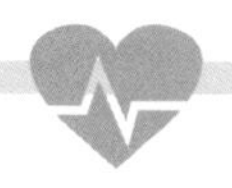

我的精簡配方

塗抹（適用 6 歲以上的小孩）

以 1 滴**澳洲尤加利**純精油（不稀釋）塗抹前胸，每日 3 次。

完整配方

塗抹

預防用

調合：

- 沉香醇百里香精油……1滴
- 桉油醇樟精油……1滴
- 土木香精油……1滴
- 芳樟精油……1滴
- 甜杏仁油……4滴

早、晚以此調合油按摩前胸、後背和足弓，持續一週。在冬天，尤其是流感期間可以更頻繁地使用。

治療用

在 10 ml 瓶裡調合：

- 桉油醇樟精油……2 ml
- 綠香桃木精油……1 ml
- 澳洲尤加利精油……2 ml
- 甜杏仁油……5 ml

取此調合油 5 滴按摩前胸和上背，每日 3～4 次，持續 5～6 天。

請藥局客製

栓劑

請藥師依下列配方製作 12 顆栓劑：

	嬰兒	小孩
澳洲尤加利精油	10 mg	15 mg
芳樟精油	15 mg	25 mg
土木香精油	5 mg	5 mg
沉香醇百里香精油	15 mg	20 mg
金盞菊浸泡油	10 mg	10 mg
栓劑的賦形劑	1 g	1 g

早、晚各施用一顆，連續 6 天。

慢性支氣管炎

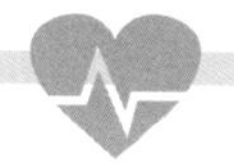

我的精簡配方

口服

加 1 滴**絲柏**精油入 1 茶匙百里香蜂蜜裡（小方糖或中性錠片上），再放入嘴裡融化吸收，每日服用 4 回，在 20 天的療程結束後停用 10 天，再重新開始新療程。

完整配方

塗抹

調合：

若是乾咳

- 絲柏精油……1 滴
- 澳洲尤加利精油……1 滴
- 桉油醇樟精油……1 滴
- 綠花白千層精油……1 滴
- 瓊崖海棠油……4 滴

以此調合油按摩前胸和後背，每日 4 次連續 10 天，接著減半為每日 2 次再持續 10 天。停用 8 天後再重複療程，每日按摩 2 次，持續 20 天，以此類推。

若是有痰咳嗽

- 綠香桃木精油……1 滴
- 桉油醇樟精油……1 滴
- 土木香精油……1 滴

- 瓊崖海棠油……………………………………………………… 3 滴

以此調合油按摩前胸和後背，每日 4 次連續 10 天，接著減半為每日 2 次再持續 10 天。停用 8 天後再重複療程，每日按摩 2 次，持續 20 天，以此類推。

請藥局客製

栓劑

若是乾咳

請藥師依下列配方製作 42 顆栓劑：

- 絲柏精油……………………………………………… 30 mg
- 澳洲尤加利精油………………………………………… 40 mg
- 桉油醇樟精油…………………………………………… 30 mg
- 沉香醇百里香精油……………………………………… 25 mg
- 聖約翰草浸泡油………………………………………… 20 mg

每日施用 2 顆連續 10 天。停用 8 天後再重複療程。

若是有痰咳嗽

請藥師依下列配方製作 24 顆（或更多）栓劑：

- 土木香精油……………………………………………… 25 mg
- 高地牛膝草精油………………………………………… 25 mg
- 藍膠尤加利精油………………………………………… 40 mg
- 桉油醇樟精油…………………………………………… 30 mg
- 聖約翰草浸泡油………………………………………… 20 mg

每日施用 2 顆，持續 10～20 天。

小孩專用

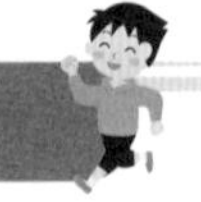

完整配方

塗抹

在 10 ml 瓶裡調合：

- 桉油醇樟精油…………………………………………… 2 ml

- 沉香醇百里香精油…… 1 ml
- 澳洲尤加利精油…… 2 ml
- 甜杏仁油…… 5 ml

早、午、晚取此調合油 4～5 滴，塗抹在小孩的前胸和上背，持續 12 天，若需要可繼續使用。

請藥局客製

栓劑

請藥師依下列配方製作 24 顆栓劑：

	嬰兒	小孩
澳洲尤加利精油	20 mg	30 mg
桉油醇樟精油	10 mg	15 mg
沉香醇百里香精油	10 mg	15 mg
桉油醇迷迭香精油	10 mg	15 mg
金盞菊浸泡油	10 mg	10 mg
栓劑的賦形劑	1 g	1 g

早、晚各施用一顆，持續 12 天。停一週後再重複 12 天的療程。

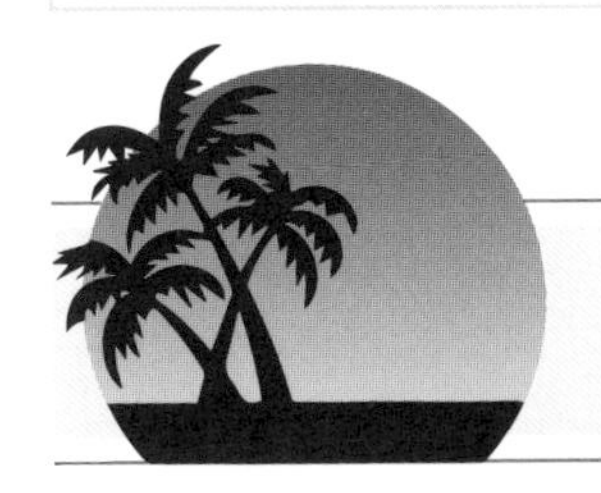
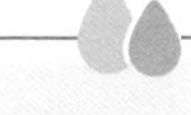

曬黑（加速）

我的精簡配方

塗抹

加 5 滴**胡蘿蔔籽**精油入日常保養乳液裡，攪拌均勻後直接使用。

完整配方

塗抹

在瓶裡調合：

- 胡蘿蔔籽精油……………………………………………………3 滴
- 胡蘿蔔浸泡油…………………………………………………100 滴

⚠ 搖均勻以充分融合。出門前塗抹全身和臉。使用助曬乳液基本上不會有問題，但絕對要避免用噴霧劑，因它可能有致癌風險。

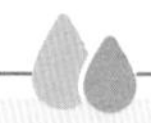

燒傷

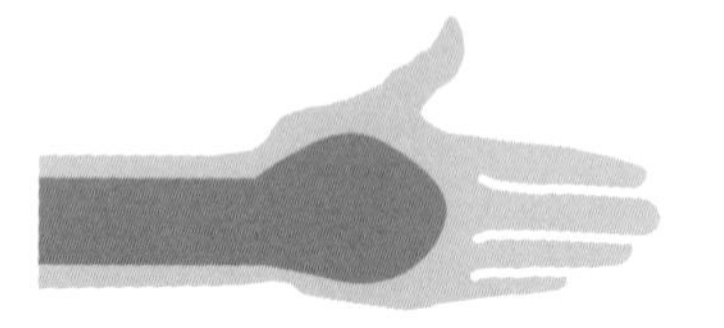

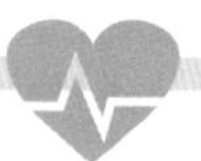

我的精簡配方

塗抹

若是小面積燒傷

在燒傷處塗抹 2 滴**穗花薰衣草**純精油（不稀釋）。每 15 分鐘塗抹 1 次，重複 3～4 次。隔天再擦 3 次。

若是燒傷面積很大

以 4 滴**穗花薰衣草**精油稀釋在 4 滴植物油裡（任何植物油，手上有什麼就用什麼）。再依照上述的使用方式。

完整配方

塗抹

調合：

- 穗花薰衣草精油…………………………………………… 1 滴
- 真正薰衣草精油…………………………………………… 1 滴
- 玫瑰天竺葵精油…………………………………………… 1 滴
- 茶樹精油…………………………………………………… 1 滴
- 聖約翰草浸泡油…………………………………………… 3 滴
- 玫瑰果油…………………………………………………… 3 滴

依照上述的使用方式，後續早、晚塗抹直到完全復原。

⚠ 注意！若是嚴重燒傷、傷及嬰兒或小孩，燒傷面積很大或燒到臉，請諮詢醫生。若是化學灼傷或已沒有痛感（可能已傷到神經而深度燒傷），也請諮詢醫生。

孕婦專用

我的精簡配方

塗抹

以 2 滴**穗花薰衣草**精油塗抹燒傷處，一個小時內每 15 分鐘擦一次。

然後

若是小面積燒傷

於燒傷處以 2 滴**穗花薰衣草**純精油（不稀釋）塗抹。每日 3 次，連續 5 天。

若是燒傷面積很大

以 4 滴**穗花薰衣草**精油稀釋在 1 茶匙聖約翰草浸泡油裡，依照上述的使用頻率。

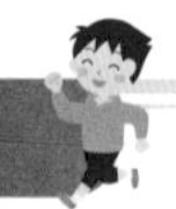

小孩專用

完整配方

舒緩

首先，盡快地將燒傷處泡冷水（水龍頭），讓流水沖涼降溫 3～5 分鐘。然後：

治療

塗抹

在 10 ml 瓶裡調合：

- 穗花薰衣草精油…… 5 ml
- 聖約翰草浸泡油…… 5 ml

立即取此調合油數滴，豪邁地塗抹在燒傷處（超過患部），每 10 分鐘擦一次，每日塗抹 3～5 次。隔天則每日塗抹 3 次，直到完全復原。

修復

幾天後，為了皮膚再生和避免傷疤不好看：

塗抹

在 30 ml 瓶裡調合：

- 真正薰衣草精油…… 1 ml
- 玫瑰天竺葵精油…… 1 ml
- 胡蘿蔔籽精油…… 1 ml
- 玫瑰果油…… 裝滿 30 ml

以此調合油按摩燒傷患部，每日 3 次。每次按摩時要好好地「滾動」皮膚，以幫助皮膚組織軟化，這很重要。

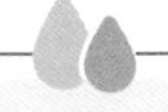

膽結石

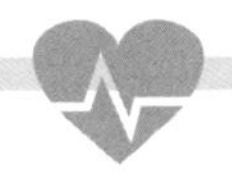

我的精簡配方

塗抹

以 2 滴**阿密茴**精油塗抹肝臟部位，每半小時塗抹 1 次，直到有明顯改善。

完整配方

塗抹

調合：

- 阿密茴精油…… 2 滴
- 熱帶羅勒精油…… 1 滴
- 格陵蘭喇叭茶精油…… 1 滴
- 胡椒薄荷精油…… 1 滴

塗抹肝臟部位，依照上述的使用方法。

口服

調合：

- 馬鞭草酮迷迭香精油…… 1 滴
- 檸檬精油…… 1 滴

加這 2 滴精油入中性錠片上或 1 茶匙蜂蜜或植物油裡，再放入嘴裡融化吸收，一小時內每 15 分鐘服用 1 回。

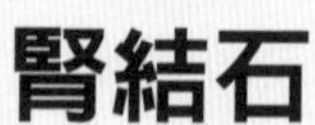

腎結石

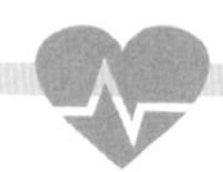

我的精簡配方

塗抹

以 2 滴**熱帶羅勒**精油塗抹腎臟、肝臟和肚子的部位。每 10 分鐘塗抹 1 次，直到去看醫生（若有開處方，再加上醫生的治療）。

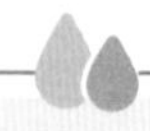

老繭

完整配方

塗抹

在 15 ml 深色滴管瓶裡調合：

- 玫瑰天竺葵精油…… 1 ml
- 胡蘿蔔籽精油…… 1 ml
- 真正薰衣草精油…… 1 ml
- 金盞菊浸泡油…… 12 ml

沐浴後，以磨腳石加幾滴調合油一起磨掉老繭。

腕隧道症候群

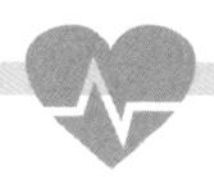

我的精簡配方

塗抹

以 3～4 滴**冬青白珠／芳香白珠**精油按摩疼痛處，每日 3 次。

完整配方

塗抹

調合：

- 冬青白珠／芳香白珠精油……4 滴
- 山金車浸泡油……3 滴
- 聖約翰草浸泡油……5 滴

按摩拇指到前手臂，當然包含手腕。依需要可以多塗抹幾次（每日至少 3 次）。

癌症（伴隨化療）

我的精簡配方

口服

加 2 滴**側柏醇百里香**精油到迷迭香花草茶裡，每日飲用 2～3 回。

擴香

加數滴**真正薰衣草**精油入電子擴香儀裡做空間擴香。也可再加數滴**紅桔**或**苦橙葉**使配方更完整。

塗抹

早、晚以 2 滴**格陵蘭喇叭茶**精油按摩肝臟部位。

請藥局客製

口服

請藥師依下列配方準備 60 顆膠囊：

- 格陵蘭喇叭茶精油…… 10 mg
- 側柏醇百里香精油…… 20 mg
- 圓葉當歸精油…… 20 mg
- 檸檬精油…… 20 mg
- 熱帶羅勒精油…… 10 mg

早、晚各服用 1 顆，連續 10 天後停 10 天。整個化療期間都可以服用。

癌症（伴隨放射治療）

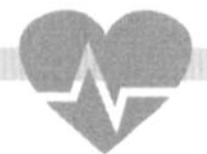

我的精簡配方

塗抹

以數滴**綠花白千層**純精油（不稀釋）塗抹在即將被放射治療的部位（預防用）。放射治療後，立即用 2 滴**綠花白千層**精油稀釋在 4～5 滴聖約翰草浸泡油裡。後續每日塗抹 2 次，持續 2～3 天。這個簡單的動作可以避免您的皮膚被灼傷。

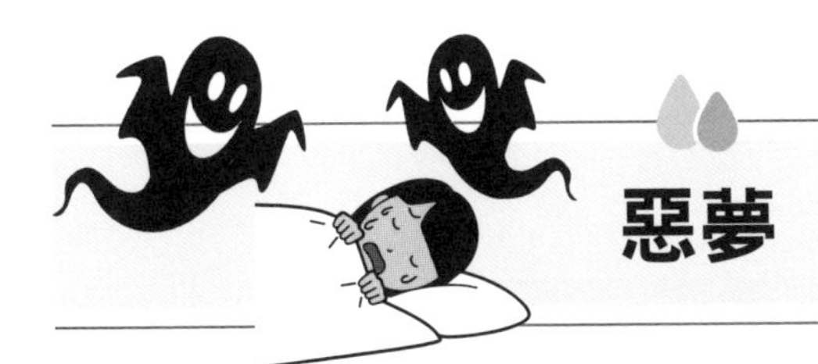

惡夢

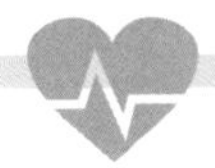

我的精簡配方

吸聞

睡覺前，簡易地吸聞打開的**羅馬洋甘菊**精油瓶。若半夜被惡夢嚇醒，可以再聞 1 次。

完整配方

塗抹

調合：

- 羅馬洋甘菊精油……1 滴
- 西部黃松精油……1 滴
- 甜馬鬱蘭精油……1 滴
- 歐白芷根精油……1 滴

睡前半小時，以此調合油塗抹在手腕內側和腹腔神經叢上，持續 2～3 週。

泡澡放鬆以紓壓

調合：

- 羅馬洋甘菊精油……5 滴
- 紅香桃木精油……5 滴
- 紅桔精油……10 滴
- 泡澡的基質……1 湯匙

每晚泡澡 20 分鐘，持續 2～3 週。

擴香

在擴香儀裡均等倒入：

- 桉油醇樟精油

- 檸檬精油
- 紅桔精油

睡覺時在臥室擴香 10 分鐘。

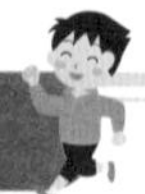

小孩專用

完整配方

擴香和吸聞

在擴香儀裡均等倒入：

- 真正薰衣草精油
- 芳樟精油
- 紅桔精油

上列其中一種精油約 20 滴（若擴香儀是空的），當孩子睡覺時在臥室裡擴香 15 分鐘及在枕頭套上各點 1 滴精油。若孩子半夜被惡夢嚇醒，可以讓他直接吸聞打開的**羅馬洋甘菊**精油瓶。

橘皮

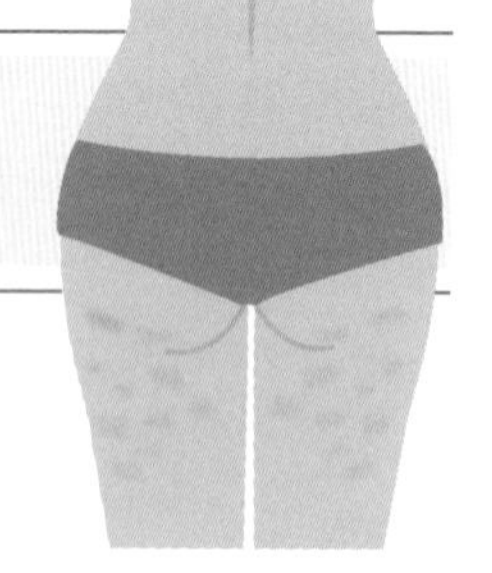

完整配方

塗抹

在 100 ml 瓶裡調合：

- 杜松漿果精油…………………………………… 5 ml
- 榛果油……………………………………… 95 ml

早、晚取此調合油 10 滴或更多，在有橘皮的部位做深度按摩。

請藥局客製

沐浴前按摩

請藥師依下列配方準備一瓶 100 ml 消除橘皮組織的「沐浴前」按摩

油：

- 義大利永久花精油………………………………3 ml
- 大西洋雪松精油………………………………5 ml
- 絲柏精油………………………………5 ml
- 葡萄柚精油………………………………5 ml
- 檸檬精油………………………………5 ml
- 山金車浸泡油……………………………… 裝滿 100 ml

沐浴**前**，取此調合油 10 滴在需要被處理的部位做深度按摩。按壓、揉捏（不要弄痛了自己，只要喚醒而不是懲罰這塊橘皮組織）這些特別被入侵的「凹凸皺摺組織」。

⚠ 此配方不適用在懷孕和哺乳婦女身上。

沐浴後按摩

請藥師依下列配方準備一瓶 100 ml 保濕身體乳：

- 義大利永久花精油………………………………2 ml
- 薄荷尤加利精油………………………………2 ml
- 桉油醇迷迭香精油………………………………5 ml
- 大西洋雪松精油………………………………5 ml
- 絲柏精油………………………………2 ml
- 冬青白珠／芳香白珠精油………………………………2 ml
- 杜松漿果精油………………………………3 ml
- 沉香醇百里香精油………………………………2 ml
- 榛果油……………………………… 20 ml
- 保濕和緊緻身體乳……………………………… 裝滿 100 ml

早、晚梳洗**後**，輕輕按摩。

⚠ 此配方不適用在懷孕和哺乳婦女身上。

口服

請藥師依下列配方準備 60 顆膠囊：

- 熱帶羅勒精油……………………………… 30 mg
- 高地牛膝草精油……………………………… 10 mg
- 綠薄荷精油……………………………… 15 mg
- 絲柏精油……………………………… 25 mg

早、午、晚各服 1 顆，連續 20 天後停一週後再重複療程。

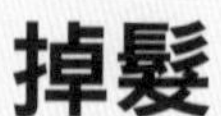

掉髮

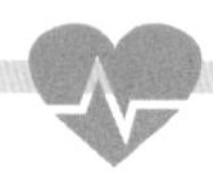

我的精簡配方

塗抹

以 5 滴**大西洋雪松**精油稀釋在 10 滴荷荷芭油裡，晚上或洗髮前 1 小時做頭皮局部按摩。

完整配方

塗抹：洗髮精

先將 200 ml 富含高嶺土的有機洗髮精倒出 1 茶匙（為了挪出空間倒入下列精油，不要浪費，可以加 3 滴**大西洋雪松**精油到這 1 茶匙的洗髮精裡），再加入：

- 大西洋雪松精油⋯⋯ 10 滴
- 桉油醇迷迭香精油⋯⋯ 10 滴
- 檸檬精油⋯⋯ 10 滴
- 玫瑰草精油⋯⋯ 10 滴
- 綠花白千層精油⋯⋯ 10 滴
- 茶樹精油⋯⋯ 10 滴

用您新的「防掉髮」洗髮精，跟平常一樣洗頭髮。

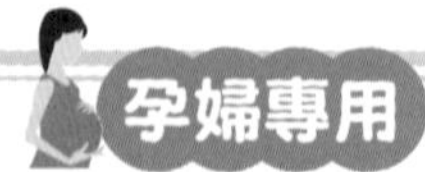

完整配方

塗抹：頭髮保養油

在 30 ml 瓶裡調合：

- 穗花薰衣草精油⋯⋯ 1 ml
- 花梨木精油⋯⋯ 1 ml

- 玫瑰天竺葵精油……………………………………… 1 ml
- 月桂精油…………………………………………… 1 ml
- 荷荷芭油………………………………………… 裝滿 30 ml

每晚以此頭髮保養油 10 滴輕輕按摩整個頭皮。

＋

加 4 滴**檸檬**精油入平常慣用的洗髮精裡。

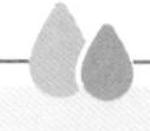

油性髮質

完整配方

塗抹

調合：

- 大西洋雪松精油……………………………………… 3 滴
- 檸檬精油……………………………………………… 3 滴
- 30%酒精………………………………………… 裝滿 2 ml

每週 2 次塗抹整個頭皮，塗抹後等幾分鐘後再用含高嶺土的溫和洗髮精洗淨頭髮。

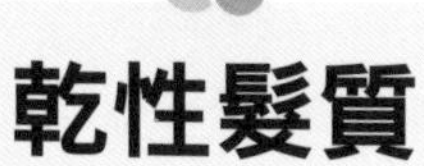

乾性髮質

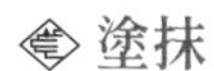

我的精簡配方

塗抹

加 5 滴**依蘭**精油稀釋在 20 滴蓖麻籽油裡，晚上睡覺時塗上這個護髮膜，隔天再用建議的洗髮精洗淨頭髮，每週 2 次。

完整配方

塗抹：洗髮精

先將 200 ml 富含蘆薈的洗髮精倒出 1 茶匙（為了挪出空間倒入下列精油，不要浪費，可以加 3 滴**桉油醇迷迭香**精油到這 1 茶匙的洗髮精裡），再加入：

- 桉油醇迷迭香精油…… 30 滴
- 依蘭精油…… 10 滴
- 真正薰衣草精油…… 10 滴
- 玫瑰天竺葵精油…… 10 滴

用您新的「抗乾性髮質」洗髮精，跟平常一樣洗頭髮。

頭髮沒有光澤

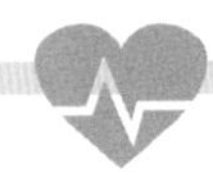

我的精簡配方

塗抹

直接加 2 滴**側柏醇百里香**精油在您即將洗頭的洗髮精劑量裡。

清洗

用以下調合的液體清洗頭髮：1 公升水、10 ml 蘋果醋和 5 滴**桉油醇迷迭香**或**檸檬**精油。

完整配方

塗抹：洗髮精

在 200 ml 洗髮精裡加入：

- 桉油醇迷迭香精油…… 10 滴

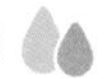

- 側柏醇百里香精油……………………………………… 10 滴
- 檸檬精油…………………………………………………… 10 滴

用您新的修護洗髮精，跟平常一樣洗頭髮。

屈公病

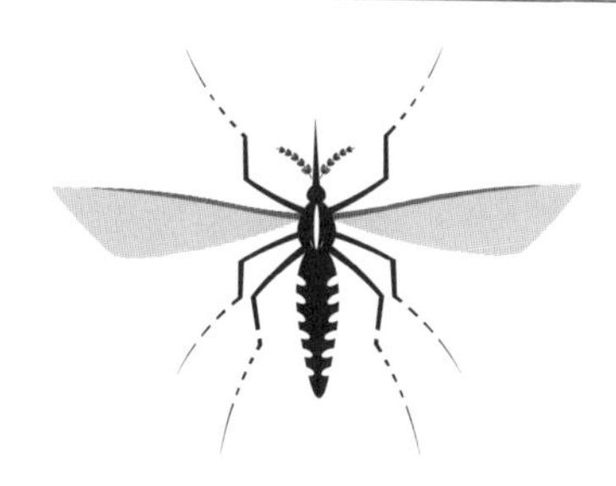

完整配方

塗抹

驅蚊配方：

- 檸檬尤加利精油……………………………………………… 3 ml
- 爪哇香茅精油…………………………………………………… 5 ml
- 玫瑰天竺葵精油………………………………………………… 2 ml

以 2～3 滴塗抹暴露在外的部位：手腕、腳踝、脖子等部位。

特別在一大早和傍晚時，當雌蚊要出來獵食而叮咬，結果傳播了病毒。至少每小時要補擦 1 次和早、晚以複方精油做的「防蚊液」噴灑四周的環境（防蚊網、窗簾、衣服等）。

請藥局客製

口服

請藥師依下列配方準備 60 顆（或更多）膠囊，以加強您的抵抗力：

- 野馬鬱蘭精油………………………………………… 20 mg
- 茶樹精油……………………………………………… 25 mg

- 沉香醇百里香精油⋯⋯⋯⋯⋯⋯⋯⋯⋯⋯⋯⋯⋯⋯⋯⋯⋯⋯⋯⋯ 25 mg
- 檸檬香茅精油⋯⋯⋯⋯⋯⋯⋯⋯⋯⋯⋯⋯⋯⋯⋯⋯⋯⋯⋯⋯⋯ 25 mg
- 丁香花苞精油⋯⋯⋯⋯⋯⋯⋯⋯⋯⋯⋯⋯⋯⋯⋯⋯⋯⋯⋯⋯⋯ 15 mg
- 肉桂葉精油⋯⋯⋯⋯⋯⋯⋯⋯⋯⋯⋯⋯⋯⋯⋯⋯⋯⋯⋯⋯⋯⋯ 15 mg

住在該區的期間，早、晚各服用一顆。

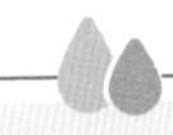

手術前／後

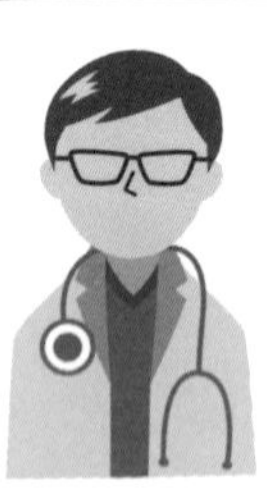

手術前／我的抗壓精簡配方

吸聞

手術前幾天，簡易地吸聞打開的**羅馬洋甘菊**精油瓶，每日可以吸聞數次。

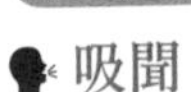

完整配方

塗抹

抗壓按摩油。調合：

- 羅馬洋甘菊精油⋯⋯⋯⋯⋯⋯⋯⋯⋯⋯⋯⋯⋯⋯⋯⋯⋯⋯⋯⋯⋯ 2 滴
- 檸檬馬鞭草精油⋯⋯⋯⋯⋯⋯⋯⋯⋯⋯⋯⋯⋯⋯⋯⋯⋯⋯⋯⋯⋯ 2 滴

手術前 2 天和手術後 2～3 天，以此複方精油輕輕按摩腹腔神經叢，每日 2～3 次。

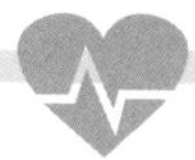

手術後／我的消腫精簡配方

塗抹

以 1 或 2 滴**義大利永久花**精油輕輕按摩有血腫（瘀青）、傷痕累累的部位，視敷料的位置盡可能靠近傷口處。每日按摩 3～5 次，持續 2～3 天後則減為早、晚各按摩 1 次，直到瘀青消失。

完整配方

（若血腫面積很大）

塗抹

消腫按摩油。在 10 ml 瓶裡調合：

- 義大利永久花精油……2 ml
- 瓊崖海棠油……8 ml

依照上述的使用方法。

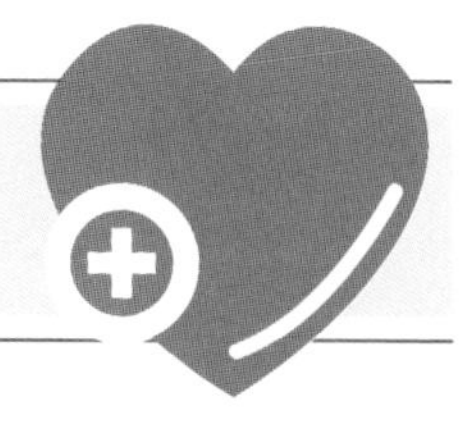

情緒受創

我的精簡配方

塗抹

以 3 滴**羅馬洋甘菊**精油慢慢按摩腹腔神經叢。

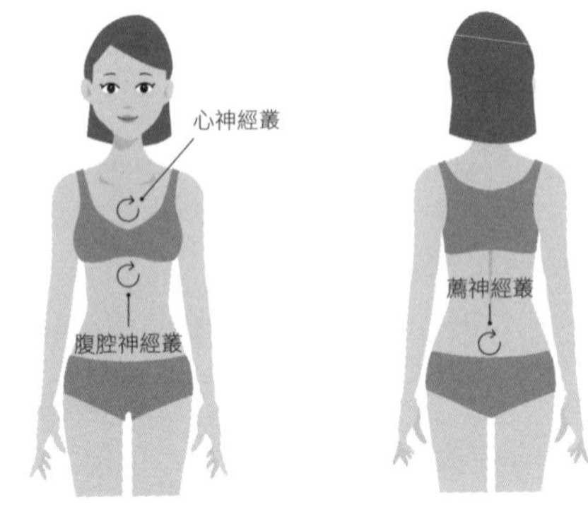

完整配方

塗抹

調合：

- 羅馬洋甘菊精油………… 1 滴
- 大馬士革玫瑰精油……… 1 滴
- 胡椒薄荷精油…………… 1 滴
- 穗甘松精油……………… 1 滴
- 甜馬鬱蘭精油…………… 1 滴

用這 5 滴精油輕輕按摩腹腔神經叢、心神經叢、薦神經叢和手腕內側並吸聞。重複 1～2 次直到情緒穩定下來。

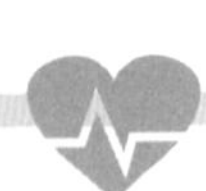

小孩專用

我的精簡配方

吸聞

讓小孩直接吸聞打開的**羅馬洋甘菊**精油瓶，可以深深吸聞 2～3 次。每 15 分鐘嗅聞 1 次，重複 2～3 次。

塗抹

以 1～2 滴**大馬士革玫瑰**精油塗抹小孩的腹腔神經叢。

完整配方

塗抹

在 5 ml 瓶裡調合：

- 大馬士革玫瑰精油…………………………………… 0.5 ml
- 穗甘松精油…………………………………………… 0.5 ml
- 沒藥精油……………………………………………… 0.5 ml
- 山金車浸泡油………………………………………裝滿 5 ml

以此調合油 1～2 滴塗抹小孩的腹腔神經叢。

身體受創

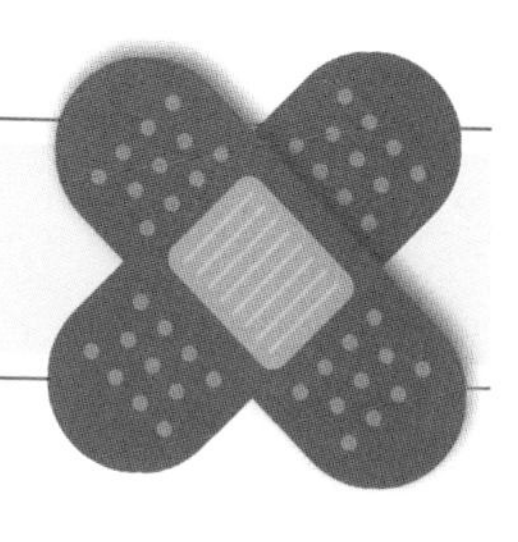

我的精簡配方

塗抹

若是小範圍受傷（手指被門夾到），可用數滴**胡椒薄荷**純精油（不稀釋）塗抹。

若受傷的是小孩，例如用 1 滴塗抹腳踝是很合理的，但不能塗抹在靠近臉或脖子的位置。

膽固醇

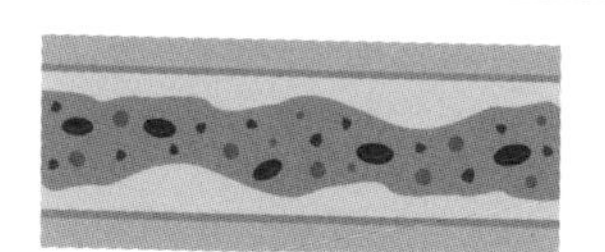

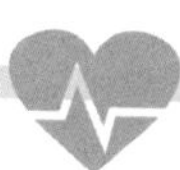

我的精簡配方

口服

加 1 滴**馬鞭草酮迷迭香**精油在中性錠片上或 1 茶匙橄欖油裡，飯前放入嘴裡融化吸收，連續 20 天。停用 1 週再重複療程。若需要則可以依照這個服用週期（20 天療程後停 1 週）一直繼續下去。

請藥局客製

口服

請藥師依下列配方準備 60 顆膠囊：

- 馬鞭草酮迷迭香精油…… 20 mg
- 義大利永久花精油…… 20 mg
- 格陵蘭喇叭茶精油…… 20 mg
- 苦橙葉精油…… 20 mg
- 胡椒薄荷精油…… 20 mg

照三餐服用，每次 1 顆持續 20 天。停 1 週後再重複療程。

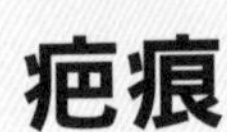

疤痕

我的精簡配方

（正常的疤痕）

塗抹

以 1 或 2 滴**義大利永久花**精油輕輕按摩疤痕處，每日 3 次直到完全復原。

完整配方

塗抹

在 10 ml 瓶裡調合：

- 義大利永久花精油…… 1 ml
- 真正薰衣草精油…… 1 ml
- 冬青白珠／芳香白珠精油…… 1 ml
- 岩玫瑰精油…… 1 ml
- 小麥胚芽油…… 2 ml

- 玫瑰果油……………………………………………………… 2 ml
- 聖約翰草浸泡油……………………………………………… 2 ml

每日以此調合油數滴塗抹疤痕患部 2～3 次。若是不久前剛產生的傷口／疤痕，就持續塗抹十幾天，若是舊傷就持續使用更久一點。

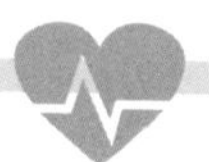

我的精簡配方

（疤痕增生）

塗抹

用 1 滴**冬青白珠／芳香白珠**純精油（不稀釋）輕輕揉擦有疤痕的部位。這個橡皮擦動作可以幫助每日一點一點地去除多餘的角質層。若是剛產生的疤痕就持續一個月，若是舊疤痕就持續幾個月。

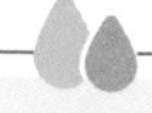

嬰兒玫瑰疹

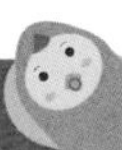

嬰兒專用

完整配方

塗抹

在 30 ml 瓶裡調合：

- 芳樟精油………………………………………… 2 ml
- 摩洛哥藍艾菊精油……………………………… 1 ml
- 真正薰衣草精油………………………………… 2 ml
- 瓊崖海棠油…………………………………… 裝滿 30 ml

以此調合油數滴塗抹在爆發的疹子上，每日 3 次。

請藥局客製

栓劑

請藥師依下列配方製作 24 顆栓劑：

- 桉油醇樟精油…… 20 mg
- 綠花白千層精油…… 20 mg
- 月桂精油…… 20 mg
- 金盞菊浸泡油…… 20 mg
- 栓劑的賦形劑…… 1 g

早、晚施用 1 顆連續 1 週，之後則晚上施用 1 顆再持續一週。

腹絞痛

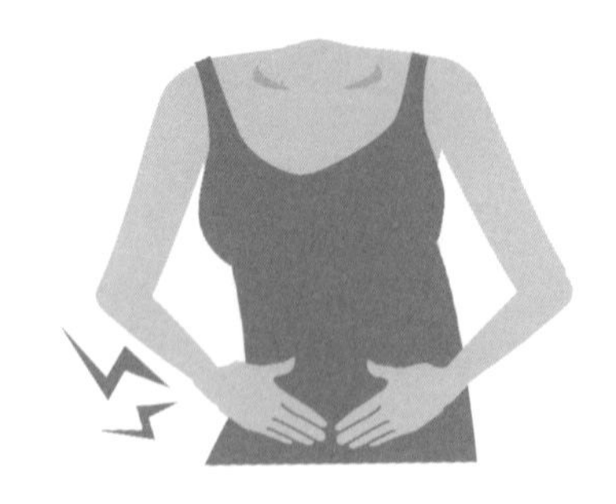

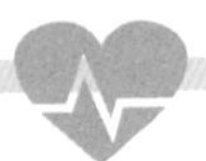

我的精簡配方

塗抹

以 2 滴**熱帶羅勒**精油稀釋在 3 滴榛果油裡，每日按摩肚子 2～3 次，持續 1～2 天。

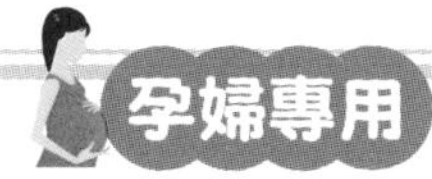

完整配方

塗抹

調合：

- 羅馬洋甘菊精油…… 2 滴
- 法國羅勒精油* …… 2 滴
- 榛果油…… 4 滴

以此調合油慢慢地輕輕按摩肚子，每日 2～3 次，若需要則可以按摩更多次。

口服（懷孕滿 3 個月）——若腹絞痛很嚴重

- 羅馬洋甘菊精油…… 1 滴
- 法國羅勒精油* …… 1 滴

加入 1 茶匙橄欖油裡，再放入嘴裡融化吸收，每日 3 回，最多不超過 2 天。

小孩專用

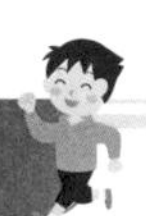

完整配方

塗抹

在 10 ml 瓶裡調合：

- 羅馬洋甘菊精油…… 1 ml
- 龍艾精油…… 1 ml
- 紅桔精油…… 1 ml
- 瓊崖海棠油…… 7 ml

取此調合油 4～6 滴，以順時針的方向從肚臍向外按摩，每日 3～4 次。尤其要在小孩哭鬧前一個小時塗抹和肚子痛的時候用油。

---

* 法國羅勒精油又稱**歐洲羅勒**或**甜羅勒**。

⚠ 提醒：若您的寶寶年紀還太小（未滿 3 個月）而無法使用精油的話，還是可以在不用精油的狀況下做同樣的按摩。這樣透過手簡單的摸肚子，讓孩子覺得你在照顧他而有安撫感。

口服
均等調合：
- 羅馬洋甘菊純露
- 月桂純露
- 香蜂草純露

以此複方純露 1 茶匙稀釋在半杯水裡。每小時讓孩子喝 1 回，每日飲用 2～3 回。

⚠ 注意：是純露，不是精油！

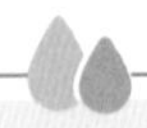

感染性腸胃炎

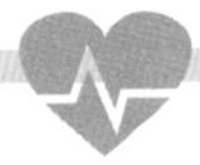

我的精簡配方

塗抹

以 2 滴**熱帶羅勒**或**龍艾**精油稀釋在數滴任何植物油裡，輕輕慢慢地按摩肚子疼痛部位的周圍。

口服

加 2 滴**熱帶羅勒**或**龍艾**精油在介質裡（中性錠片、小方糖、植物油……），再放入嘴裡融化吸收，每日服用 3 回。

完整配方

塗抹

在 10 ml 瓶裡調合：

- 龍艾精油……………………………………………………… 2 ml
- 芫荽籽精油…………………………………………………… 1 ml
- 超級醒目薰衣草精油………………………………………… 1 ml
- 胡椒薄荷精油………………………………………………… 1 ml
- 甜馬鬱蘭精油………………………………………………… 2 ml
- 聖約翰草浸泡油……………………………………………… 3 ml

取此調合油 6～10 滴，以打圈的方式按摩肚子和下背，每日 4 次，持續 5～7 天。

請藥局客製

口服

請藥師依下列配方製作 30 顆膠囊：

- 熱帶羅勒精油……………………………………………… 10 mg
- 錫蘭肉桂精油……………………………………………… 15 mg
- 甜茴香精油………………………………………………… 35 mg
- 冬季香薄荷精油…………………………………………… 10 mg
- 穗花薰衣草精油…………………………………………… 10 mg

早、午、晚各服 1 顆，持續 5～7 天。

小孩專用

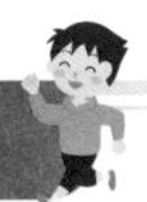

塗抹

調合：

- 龍艾精油………………………………………… 1 滴
- 甜茴香精油……………………………………… 1 滴
- 羅馬洋甘菊精油………………………………… 1 滴
- 聖約翰草浸泡油………………………………… 5 滴

用調合油以打圈的方式按摩肚子和下背，每日 3～4 次直到改善為止。

腸胃炎（慢性、潰瘍性結腸炎）

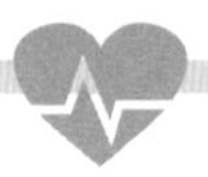

我的精簡配方

塗抹

以 2 滴**熱帶羅勒**或**龍艾**精油稀釋在榛果油裡，輕輕慢慢地按摩肚子疼痛部位的周圍。

口服

加 2 滴**熱帶羅勒**或**龍艾**精油在介質裡（中性錠片、小方糖、蜂蜜、植物油……），再放入嘴裡融化吸收，每日服用 3 回。

完整配方

塗抹

在 10 ml 瓶裡調合：

- 龍艾精油……2 ml
- 芫荽籽精油……1 ml
- 超級醒目薰衣草精油……1 ml
- 胡椒薄荷精油……1 ml
- 甜馬鬱蘭精油……2 ml
- 聖約翰草浸泡油……3 ml

取此調合油 6～10 滴，塗抹肚子和下背，每日 4 次，持續 5～7 天。

請藥局客製

口服

請藥師依下列配方製作 30 顆膠囊：

- 熱帶羅勒精油……10 mg

- 胡椒薄荷精油……………………………………………… 15 mg
- 甜茴香精油………………………………………………… 35 mg
- 穗花薰衣草精油…………………………………………… 10 mg

早、午、晚各服 1 顆，持續 5～7 天。

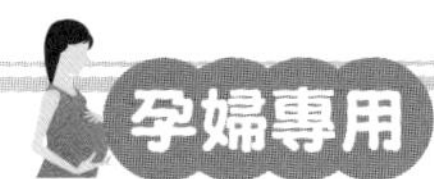

我的精簡配方

塗抹

以 1 滴**羅馬洋甘菊**精油和 2 滴**法國羅勒**精油*稀釋在 5 滴聖約翰草浸泡油裡，以順時鐘方向輕輕打圈按摩肚子。若需要則可以重複施作直到不痛了。

口服（懷孕滿 3 個月）——若是很嚴重

直接倒 1 滴**法國羅勒**精油*在 1 茶匙蜂蜜裡或中性錠片上，每日 2 回，最多 2 天（不可以再延長服用時間）。

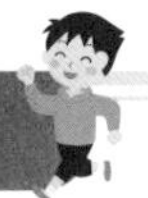

小孩專用

完整配方

塗抹

調合：

- 甜茴香精油………………………………………… 1 滴
- 羅馬洋甘菊精油…………………………………… 1 滴
- 聖約翰草浸泡油…………………………………… 3 滴

以此調合油用打圈的方式按摩肚子和下背，每日 3～4 次直到舒緩為止。

---

* 法國羅勒精油又稱**歐洲羅勒**或**甜羅勒**。

注意力缺乏／過動兒

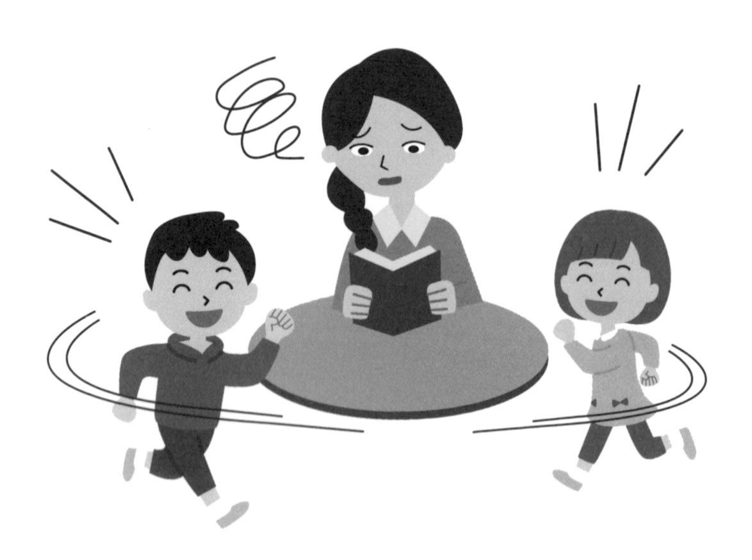

小孩專用

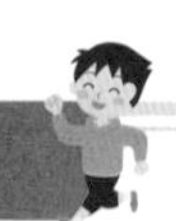

完整配方

塗抹

在 10 ml 瓶裡調合：

- 芳樟精油⋯⋯⋯⋯⋯⋯⋯⋯⋯⋯ 1 ml
- 桉油醇樟精油⋯⋯⋯⋯⋯⋯⋯⋯ 1 ml
- 真正薰衣草精油⋯⋯⋯⋯⋯⋯⋯ 1 ml
- 甜杏仁油⋯⋯⋯⋯⋯⋯⋯⋯⋯⋯ 7 ml

早、晚以此調合油 3 滴塗抹在手腕內側和腹腔神經叢上，每個月使用 20 天。

開車（專心、警覺、放鬆）

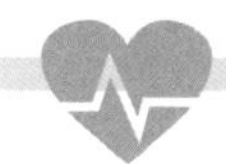

我的精簡配方

口服

倒1滴**胡椒薄荷**精油在方糖或中性錠片上，再放入嘴裡融化吸收，每小時服用1回。

擴香

透過車上點菸器的連接頭使用車用擴香儀，並配合**胡椒薄荷**、**檸檬**和**熱帶羅勒**精油擴香。

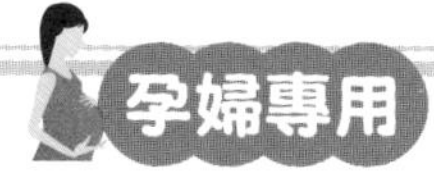

我的精簡配方

在車上擴香

透過車上點菸器的連接頭使用小擴香儀，並用**檸檬**精油擴香，每小時擴香5分鐘。

口服（口腔黏膜吸收／含服）

倒1滴**檸檬**精油在1茶匙蜂蜜裡或中性錠片上，每2小時服用1回。這比咖啡或刺激性飲料更適合孕婦，而且強烈建議懷孕期間不要喝這些飲品。

卵巢和子宮充血

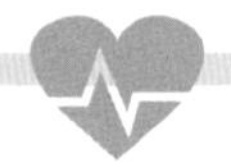

我的精簡配方

塗抹

以 4 滴**薰陸香**精油稀釋在數滴瓊崖海棠油裡，塗抹下腹。若需要則可以重複多次。

結膜炎

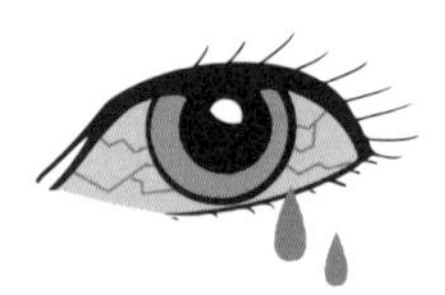

完整配方

洗眼睛

均等調合：

- 洋甘菊純露
- 矢車菊純露
- 香桃木純露
- 玫瑰純露

直接以此複方純露慢慢地倒入眼睛裡「洗眼」。若您對液體倒入張開的眼睛裡感到不舒服的話，可以用純露做敷料濕敷眼睛。最後再點一般的抗生素眼藥水（如果需要的話）。

⚠ 注意 別搞混了！是純露，不是精油。我們從不將精油滴入眼睛裡。純露必須選擇有機產品，且冷藏保存。

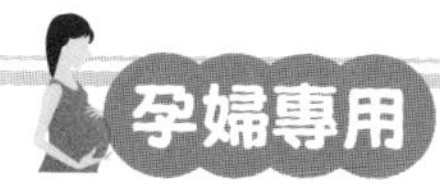

✚ 完整配方

◈ 塗抹

在 100 ml 瓶裡調合：

✿ 洋甘菊純露…………………………………… 50 ml

✿ 矢車菊純露…………………………………… 50 ml

每日 2～3 次，以此複方純露洗眼睛。正確的劑量是：在瓶子裡裝滿以上的複方純露再倒入張開的眼睛裡洗眼，直到用盡。再以純露敷料濕敷在眼皮上，每日敷 3～5 次。

⚠ 注意 別搞混了！是純露，不是精油。我們從不將精油滴入眼睛裡。

小孩專用

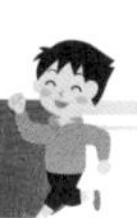

✚ 完整配方

◈ 局部塗抹

建議您請藥局客製。在瓶裡均等調合：

✿ 洋甘菊純露

✿ 矢車菊純露

✿ 月桂純露

✿ 岩玫瑰純露

大量而直接（但非常輕柔地！）倒這個複方純露到孩子的眼睛裡，或準備純露敷料濕敷在眼皮上停留幾分鐘。壓一下敷料，讓眼睛可以泡在純露裡。

⚠ 注意 別搞混了！是純露，不是精油。我們從不將精油滴入眼睛裡。

便秘

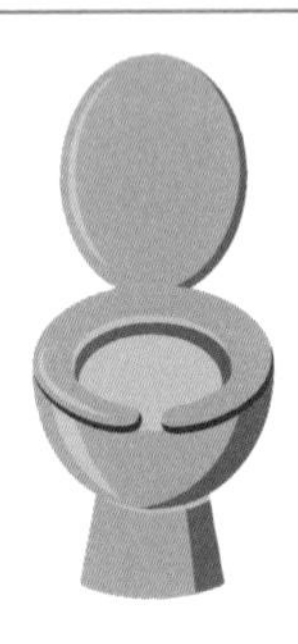

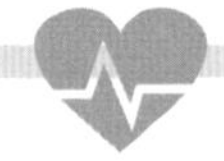

我的精簡配方

塗抹

早上起床前，以 2 滴薑精油稀釋在數滴榛果油裡，再以「腸道按摩手法」：畫大圈的方式按摩肚子。

口服

用餐前加 1 滴薑精油到 1 茶匙橄欖油裡，再放入嘴裡融化吸收，持續數日直到恢復正常。

完整配方

塗抹

調合：

- 薑精油……1 滴
- 熱帶羅勒精油……1 滴
- 甜馬鬱蘭精油……1 滴
- 海松精油……1 滴
- 瓊崖海棠油……1/2 茶匙

按摩肚子和下背，每日施作 3 次連續 1 週。

口服

在 1/2 茶匙橄欖油裡加入：

- 薑精油……………………………………………………1 滴
- 熱帶羅勒精油…………………………………………1 滴

每日服用 2～3 回直到恢復規律的排便。

孕婦專用

我的精簡配方

塗抹

早、晚以 3 滴薑精油稀釋在 3 滴榛果油裡，並按摩下背。

口服（如果需要）

加 1 滴薑精油在中性錠片上，每日服用 1～3 回，持續 2～3 天。若便秘問題再發生，則每日服用 1 回，連續 1 週。

小孩專用

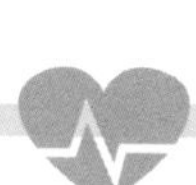

我的精簡配方

口服

加 1 滴薑精油在 1 匙（無糖）的蘋果泥裡，每日餵小孩服用 3 回。

完整配方

塗抹在皮膚上

在 10 ml 瓶裡調合：

- 薑精油…………………………………………… 1 ml
- 龍艾精油…………………………………………… 1 ml
- 芳樟精油…………………………………………… 2 ml
- 甜杏仁油…………………………………………… 6 ml

早、晚取此調合油 5 滴，以順時鐘方向（腸道方向）按摩肚子和脊椎，持續 1～2 週。

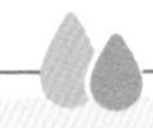

康復期

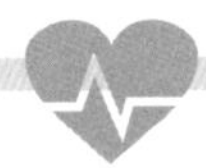

我的精簡配方

口服

早、晚倒 1 滴**胡椒薄荷**精油在 1 茶匙蜂蜜裡或中性錠片上服用，持續 2～3 週。

完整配方

擴香

在擴香儀裡倒入以下精油各 10 滴：

- 胡椒薄荷精油
- 龍腦百里香精油
- 檸檬精油

在活動的空間裡擴香，早上、下午各 1 小時。

塗抹

在 10 ml 瓶裡調合：

- 胡椒薄荷精油…………………………………………… 10 滴

- 黑雲杉精油…………………………………………………… 20 滴
- 歐洲赤松精油………………………………………………… 20 滴
- 桉油醇樟精油………………………………………………… 20 滴
- 佛手柑精油…………………………………………………… 20 滴
- 龍腦百里香精油……………………………………………… 50 滴
- 榛果油……………………………………………………… 裝滿 10 ml

取此調合油 10 滴，按摩手、腳和下背，每日 2 次持續 3 週。

口服

在 1/2 顆方糖上加入：

- 錫蘭肉桂精油………………………………………………… 1 滴
- 胡椒薄荷精油………………………………………………… 1 滴

早、晚飯後將方糖放入嘴裡融化吸收。

百日咳

小孩專用

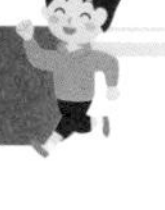

我的精簡配方

擴香

加 10 滴**澳洲尤加利**和 10 滴**檸檬**精油入精油擴香儀裡，如果沒有擴香儀的話就加入茶碟裡，並將茶碟放在適度的熱源上：例如散熱器，但不要放在燈泡上和火焰（蠟燭）上。要一直淨化孩子和他兄弟姐妹的活動空間……甚至他父母的活動範圍。每日擴香數次。

完整配方

塗抹

在 15 ml 瓶裡調合：

- 絲柏精油…… 2 ml
- 桉油醇迷迭香精油…… 2 ml
- 桉油醇樟精油…… 3 ml
- 甜杏仁油…… 8 ml

以此調合油 4～6 滴按摩前胸和上背，每日 3～4 次。

請藥局客製

栓劑

請藥師依下列配方製作 24 顆栓劑：

- 龍艾精油…… 10 mg
- 綠花白千層精油…… 15 mg
- 絲柏精油…… 15 mg
- 澳洲尤加利精油…… 30 mg
- 聖約翰草浸泡油…… 20 mg

以上是 2 g 栓劑的劑量。

每日施用 3 顆，連續 3 天。第 4 天則減為早、晚各 1 顆再持續 5～7 天。

美體

完整配方

塗抹

創造歡悅感

在 50 ml 瓶裡調合：

- 大馬士革玫瑰精油…… 0.5 ml
- 馬鞭草酮迷迭香精油…… 0.5 ml

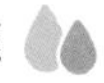

- 芳樟精油…………………………………………………………5 ml
- 昆士蘭堅果油…………………………………………… 裝滿 50 ml

偶爾想要放鬆時，可以在沐浴後或泡澡後用這個調合油按摩全身。

塗抹

緊實用

在 50 ml 瓶裡調合：

- 胡蘿蔔籽精油……………………………………………… 0.2 ml
- 玫瑰天竺葵精油……………………………………………2 ml
- 太平洋檀香精油……………………………………………1 ml
- 甜橙精油……………………………………………………1 ml
- 岩玫瑰精油…………………………………………………1 ml
- 依蘭精油……………………………………………………1 ml
- 琉璃苣油…………………………………………… 裝滿 50 ml

每日早上梳洗後，用這個調合油好好地按摩皮膚鬆垮的部位。

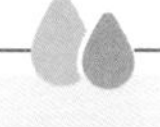

曬傷

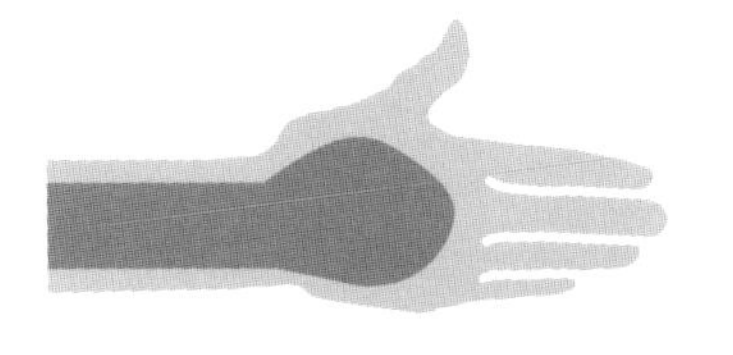

我的精簡配方

塗抹

以數滴**穗花薰衣草**純精油（不稀釋）塗抹在曬傷的部位，若是剛剛曬傷的話，每 15 分鐘塗抹 1 次，並重複 4～5 次。隔天繼續塗抹直到完全不痛為止。

完整配方

塗抹以鎮定肌膚

在 50 ml 深色瓶裡調合：

- 羅馬洋甘菊純露…… 10 ml
- 胡椒薄荷純露…… 10 ml
- 真正薰衣草純露…… 10 ml
- 大馬士革玫瑰純露…… 10 ml

以此複方純露浸泡成超「清涼」的敷料，並濕敷在曬傷的皮膚上。每 15 分鐘更換 1 次敷料，直到完全舒緩為止。

⚠ 注意：別搞混了！是純露，不是精油！

塗抹以治療

調合：

- 穗花薰衣草精油…… 1 ml
- 義大利永久花精油…… 0.5 ml
- 茶樹精油…… 0.5 ml
- 玫瑰天竺葵精油…… 1 ml
- 金盞菊浸泡油…… 5 ml
- 聖約翰草浸泡油…… 5 ml
- 玫瑰果油…… 5 ml
- 小麥胚芽油…… 5 ml

視曬傷的面積大小，以適量的調合油塗抹，每日 3～4 次，持續 2～3 天。

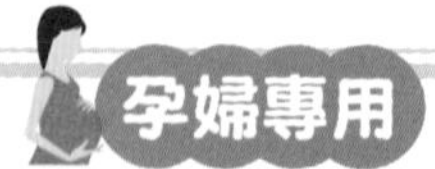

我的精簡配方

塗抹

以 5 滴**真正薰衣草**精油稀釋在 1/2 茶匙聖約翰草浸泡油裡。當天塗抹 5～6 次。越快採取行動用油，越快可以讓曬傷緩和下來而不至於太嚴重，只是會曬得不夠均勻而已。

小孩專用

完整配方

塗抹

1. 以純露緩和

在 50 ml 深色瓶裡調合：

- 羅馬洋甘菊純露 …… 10 ml
- 胡椒薄荷純露 …… 10 ml
- 真正薰衣草純露 …… 10 ml
- 大馬士革玫瑰純露 …… 10 ml

大量地以此複方純露浸泡敷料後再濕敷。每日 2 次。

塗抹

2. 以精油治療

在 10 ml 瓶裡調合：

- 真正薰衣草精油 …… 2 ml
- 聖約翰草浸泡油 …… 4 ml
- 金盞菊浸泡油 …… 4 ml

以此調合油數滴局部塗抹在曬傷處，第一天使用 4～5 次，接下來 2 天只要每日塗抹 2～3 次。

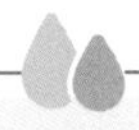

抑制食慾

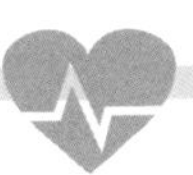

我的精簡配方

口服

加 1 滴**馬鞭草酮迷迭香**或**檸檬**或**紅桔**精油在中性錠片上服用，每日 3～6 回。

完整配方

吸聞

在小瓶裡均等調合：

- 丁香花苞精油
- 錫蘭肉桂精油

簡單地打開精油瓶蓋並直接吸聞。這個複方精油可以幫助抑制食慾。視需求而定，一天可以吸聞多次。

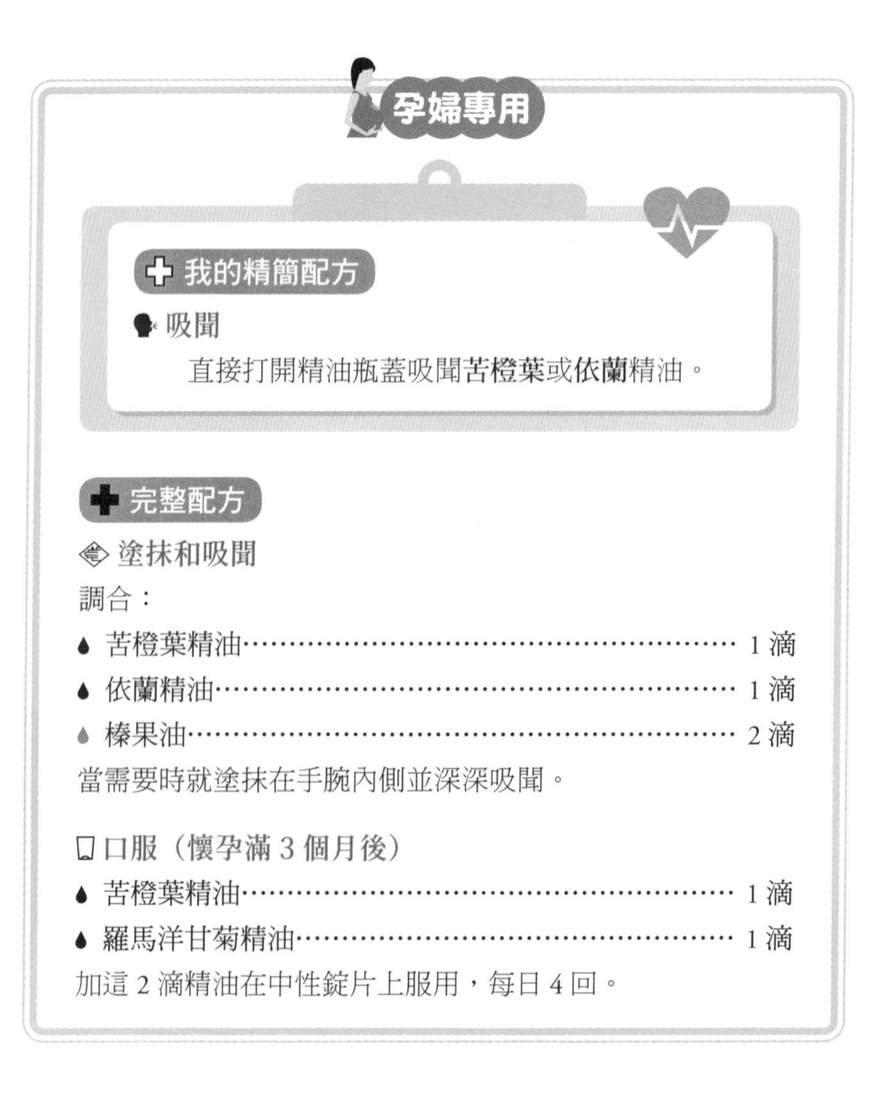

孕婦專用

我的精簡配方

吸聞

直接打開精油瓶蓋吸聞**苦橙葉**或**依蘭**精油。

完整配方

塗抹和吸聞

調合：

- 苦橙葉精油……………………………………1 滴
- 依蘭精油………………………………………1 滴
- 榛果油…………………………………………2 滴

當需要時就塗抹在手腕內側並深深吸聞。

口服（懷孕滿 3 個月後）

- 苦橙葉精油……………………………………1 滴
- 羅馬洋甘菊精油………………………………1 滴

加這 2 滴精油在中性錠片上服用，每日 4 回。

酒糟性皮膚炎

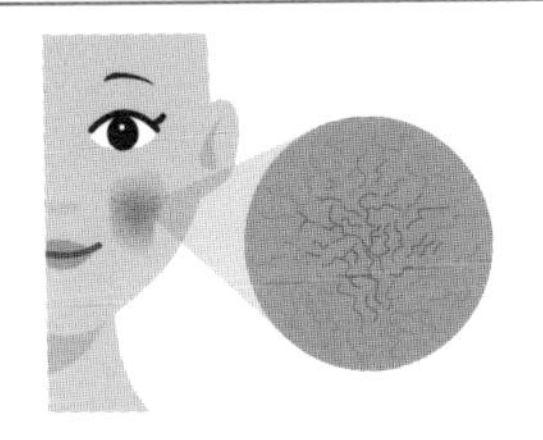

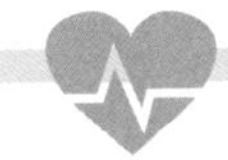

我的精簡配方

塗抹

早、晚用 1 滴**義大利永久花**精油塗抹在明顯的微血管擴張部位，直到改善為止。

＋

加 10 滴**義大利永久花**精油到原來使用的保濕霜（50 g）裡，再充分攪拌均勻。跟平常保養一樣，早、晚塗抹。

完整配方

塗抹

在 10 ml 瓶裡調合：

- 義大利永久花精油……1 滴
- 岩玫瑰精油……1 滴
- 玫瑰天竺葵精油……2 滴
- 絲柏精油……1 滴
- 胡蘿蔔浸泡油……1/2 茶匙
- 小麥胚芽油……1/2 茶匙

早、晚用這個調合油 1 滴塗抹在有酒糟性皮膚炎的部位。

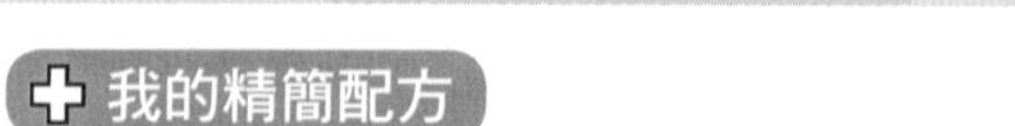

孕婦專用

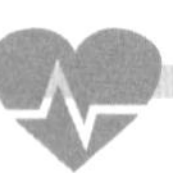

我的精簡配方

塗抹

早、晚以1滴**義大利永久花**精油稀釋在2滴瓊崖海棠油裡，塗抹在微血管擴張的部位，持續4～5天。

＋

日常保養皮膚前，加1滴在一勺日霜裡＋1滴在一勺夜霜裡，再塗抹在臉上。

割傷

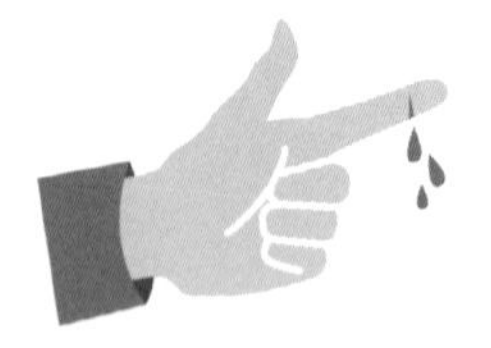

我的精簡配方

塗抹

若是小傷口，就用1～2滴**真正薰衣草**純精油（不稀釋）塗抹在割傷處。

⚠ 若血流不止，可以在傷口上塗抹2滴**岩玫瑰**精油，若手上沒有岩玫瑰就改用**玫瑰天竺葵**精油。

完整配方

塗抹

調合：

- 岩玫瑰精油……………………………………1 滴
- 真正薰衣草精油………………………………1 滴
- 茶樹精油………………………………………1 滴

塗抹在「清創」後的傷口上，每日 4 次，持續 3～4 天。

孕婦專用

完整配方

塗抹

- 玫瑰天竺葵精油………………………………1 滴
- 真正薰衣草精油………………………………1 滴

直接以這 2 滴純精油（不稀釋或稀釋在少量的酒精裡）塗抹在割傷處。24 小時內使用 3 次直到傷口癒合。

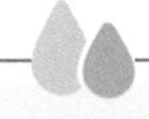

抽筋

完整配方

塗抹

調合：

- 超級醒目薰衣草精油…………………………1 ml
- 龍艾精油………………………………………1 ml
- 樟腦迷迭香精油………………………………1 ml
- 冬青白珠／芳香白珠精油……………………1 ml
- 聖約翰草浸泡油………………………………3 ml
- 山金車浸泡油…………………………………3 ml

每 15 分鐘輕輕按摩 1 次，直到抽筋緩和為止。

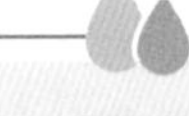

孕婦專用

完整配方

塗抹

- 檸檬尤加利精油……………………………… 1 滴
- 真正薰衣草精油……………………………… 1 滴
- 法國羅勒精油* ……………………………… 1 滴
- 榛果油………………………………………… 3 滴

在受傷的肌肉上做局部深壓直向的按摩，每日做 3～5 次，持續 2～3 天。盡可能地摩擦雙手以熱敷受傷的肌肉。

皮膚龜裂

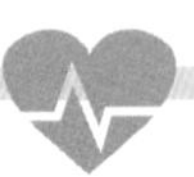

我的精簡配方

塗抹

以 2 滴**真正薰衣草**純精油（不稀釋）塗抹在皮膚龜裂的部位，每日 3 次直到癒合為止。

完整配方

塗抹

調合：

- 真正薰衣草精油……………………………… 1 滴

* 法國羅勒精油又稱**歐洲羅勒**或**甜羅勒**。

- 岩玫瑰精油……………………………………………… 1 滴
- 小麥胚芽油……………………………………………… 3 滴

局部塗抹。若需要則可以重複使用直到改善為止。

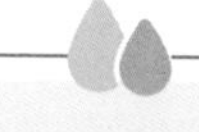

神經問題

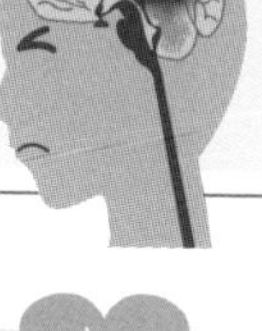

我的精簡配方

塗抹

在茶碟裡，稀釋：

- **橙花、熱帶羅勒或羅馬洋甘菊精油**……………………… 2 滴
- **甜杏仁油**……………………………………………… 10 滴

以此調合油按摩肩膀、後背和腹腔神經叢。

完整配方

擴香

以下列精油數滴做空間擴香：

- 甜馬鬱蘭精油
- 依蘭精油
- 真正薰衣草精油

以此複方精油或輪流用上列單方精油擴香（最好是透過電子擴香儀）。

泡澡

調合：

- 真正薰衣草精油……………………………………… 10 滴
- 泡澡的基質……………………………………………… 1 湯匙

將上列材料加入已放好的熱水裡，再泡澡約 20 分鐘。

吸聞

緊急狀況下，可以用其中一種精油（**甜馬鬱蘭**、**依蘭**或**真正薰衣草**）滴在手帕上或手腕內側，並深深吸聞。

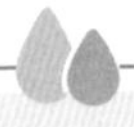

乳痂

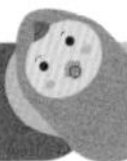

嬰兒專用

完整配方

塗抹在皮膚上（滿 2 個月後）

調合：

- 玫瑰天竺葵精油……2 滴
- 芳樟精油……2 滴
- 茶樹精油……1 滴
- 玫瑰草精油……1 滴
- 甜杏仁油……10 滴

早、晚塗抹在頭皮上，連續 1 週。請不要塗抹到臉部。

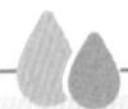

膀胱痛（間質性膀胱炎）

完整配方

塗抹

調合：

- 羅馬洋甘菊精油……1 滴

- 甜馬鬱蘭精油……………………………………………2 滴
- 依蘭精油…………………………………………………1 滴
- 龍艾精油…………………………………………………1 滴
- 聖約翰草浸泡油…………………………………………5 滴

按摩下腹，每日 4 次，連續 5 天。

請藥局客製

口服

請藥師依下列配方製作 30 顆膠囊：

- 月桂精油………………………………………………30 mg
- 龍艾精油………………………………………………20 mg
- 苦橙葉精油……………………………………………20 mg
- 真正薰衣草精油………………………………………10 mg

早、午、晚各服 1 顆，連續 5 天。

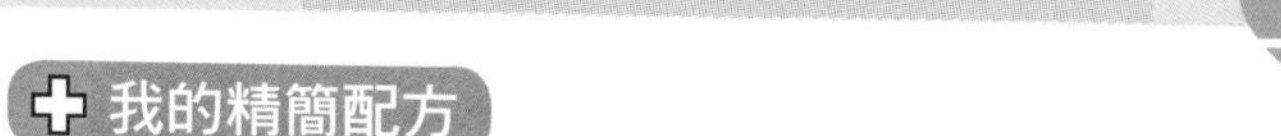

膀胱炎（和其他尿道感染）

我的精簡配方

塗抹

以 2 滴**檀香**精油塗抹下腹，每日 3～5 次，連續 5 天。

口服

加 1 滴**冬季香薄荷**精油在中性錠片上或 1 茶匙橄欖油裡，再放入嘴裡融化吸收，每日服用 4 回，連續 5 天。

完整配方

塗抹

調合：

- 側柏醇百里香精油……………………………………………………1 滴
- 冬季香薄荷精油……………………………………………………1 滴
- 龍艾精油……………………………………………………………1 滴
- 檀香精油……………………………………………………………1 滴
- 瓊崖海棠油…………………………………………………………3 滴

每日按摩下腹 4 次，持續 3～5 天。

口服

倒入：

- 側柏醇百里香精油……………………………………………………1 滴
- 冬季香薄荷精油……………………………………………………1 滴

將這 2 滴精油加入 1 茶匙橄欖油裡，再放入嘴裡融化吸收，每日服用 3 回，連續 5 天。

孕婦專用

完整配方

塗抹

調合：

- 側柏醇百里香精油………………………………………… 2 滴
- 茶樹精油………………………………………………………… 2 滴
- 法國羅勒精油* ………………………………………… 2 滴
- 榛果油…………………………………………………………… 6 滴

每日用這個快速配方按摩下腹 4 次，持續 4～6 天。

口服（懷孕滿 3 個月後）——限短期治療

調合：

* 法國羅勒精油又稱**歐洲羅勒**或**甜羅勒**。

- 冬季香薄荷精油………………………………………… 1滴
- 法國羅勒精油* ……………………………………… 1滴
- 橄欖油……………………………………………… 1/2茶匙

每日服用3回，連續5天。

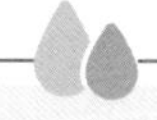

皮膚脫屑

完整配方

塗抹

在2 ml瓶裡調合：

- 玫瑰天竺葵精油………………………………………… 5滴
- 玫瑰果油……………………………………………… 1 ml
- 甜杏仁油……………………………………………… 1 ml

以此調合油2滴塗抹在皮膚脫屑的部位，每日使用3次直到不再脫屑。

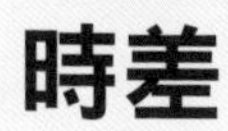

時差

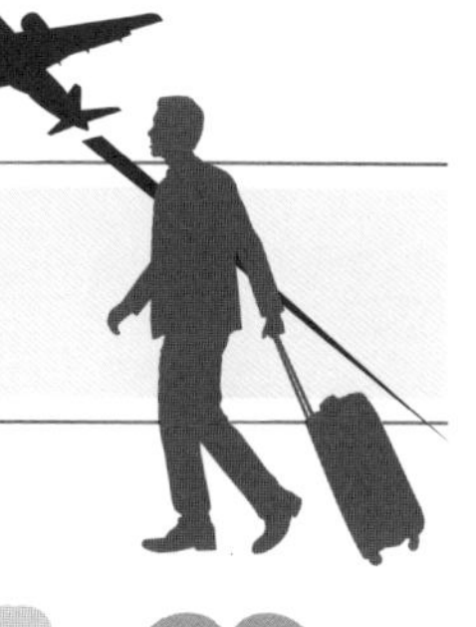

我的精簡配方

口服

加1滴**錫蘭肉桂**精油（若沒有就用**檸檬**、**薑**或**胡椒薄荷**）在中性錠片上，每日服用4回，連續3天。

閃到腰、腿拉傷

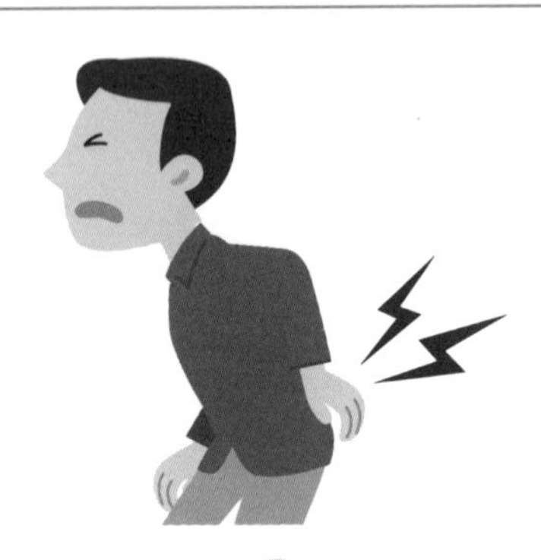

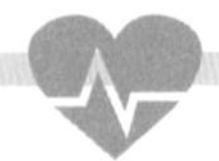

我的精簡配方

塗抹

以 3 滴**月桂**精油塗抹在疼痛的部位，輕輕搓揉久一點（但千萬不要深壓導致疼痛加劇）。每日使用 3 次直到不再疼痛。

完整配方

塗抹

調合：

- 月桂精油……1 滴
- 冬青白珠／芳香白珠精油……1 滴
- 檸檬尤加利精油……1 滴
- 樟腦迷迭香精油……1 滴
- 超級醒目薰衣草精油……1 滴
- 義大利永久花精油……1 滴
- 山金車浸泡油……10 滴

盡量以輕柔的力道按摩受傷的部位，每日 3 次直到不再疼痛。塗抹這個字眼在這個情況是非常適合的，因為別在肌肉受傷的部位按摩。不要急，尤其別再使受傷加劇。手的溫度有助於精油在皮膚裡的吸收。千萬不要受寒，也別待在太涼爽和風太大的環境。

自然抵抗力（強化以抗傳染病）

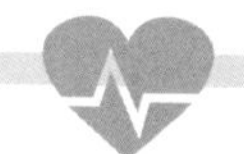

我的精簡配方

吸聞

以 2 滴**莎羅白樟**或**桉油醇樟**精油滴在手帕上或手腕內側，並深深吸聞。每日嗅聞 4～5 次。

完整配方

擴香

在擴香儀裡均等調合：

- 桉油醇樟或莎羅白樟精油
- 澳洲尤加利精油
- 綠花白千層精油

在「有風險」的季節裡，早、晚擴香 30 分鐘。

搔癢

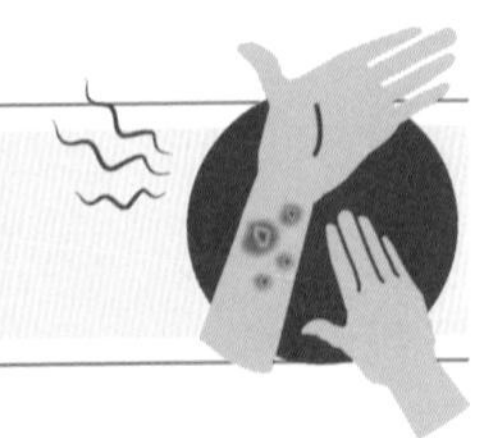

我的精簡配方

塗抹

若是處理小面積的話，以 1～2 滴**真正薰衣草**純精油（不稀釋）塗抹在搔癢處。若皮膚會癢的面積較大的話，請將真正薰衣草精油稀釋 50％在金盞菊浸泡油裡（5 滴薰衣草加入 5 滴金盞菊浸泡油裡）。若需要則可以一直使用。

完整配方

塗抹

在 10 ml 瓶裡調合：

- 真正薰衣草精油…… 0.5 ml
- 羅馬洋甘菊精油…… 0.5 ml
- 玫瑰天竺葵精油…… 0.5 ml
- 胡椒薄荷精油…… 0.5 ml
- 杜松漿果精油…… 0.5 ml
- 琉璃苣油…… 5 ml
- 玫瑰果油…… 2.5 ml

視要處理的搔癢面積大小，取適量塗抹，依實際需求每日塗抹 3～4 次。

請藥局客製

塗抹

請藥師依下列配方製作爽身粉：

- 羅馬洋甘菊精油…… 1 g
- 摩洛哥藍艾菊精油…… 1 g
- 真正薰衣草精油…… 1 g

- 威尼斯滑石粉…… 裝滿 100 g

每天以這個爽身粉輕拍患部 3～4 次，持續數日。

孕婦專用

完整配方

塗抹

1. 以純露舒緩

- 羅馬洋甘菊純露
- 真正薰衣草純露
- 玫瑰天竺葵純露

以化妝棉或紗布沾純露濕敷，可以視需求而敷很多次。

⚠ 注意：是純露，不是精油！

2. 以精油治療

- 真正薰衣草精油…… 3 滴
- 檸檬尤加利精油…… 3 滴
- 玫瑰天竺葵精油…… 3 滴
- 金盞菊浸泡油…… 5 ml
- 琉璃苣油…… 5 ml

取數滴局部塗抹會癢的部位，每日 2～3 次。

3. 以止癢爽身粉繼續照護

請藥局客製

請藥師依下列配方在粉盒裡製作爽身粉：

- 真正薰衣草精油…… 2 g
- 羅馬洋甘菊精油…… 2 g
- 玫瑰天竺葵精油…… 1 g
- 威尼斯滑石粉…… 裝滿 100 g

每天以這個止癢爽身粉在搔癢處輕拍 2～4 次。

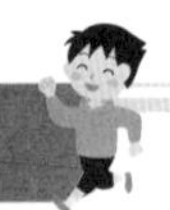

小孩專用

完整配方

塗抹

1. 以純露舒緩

均等調合：

- 真正薰衣草純露
- 玫瑰純露
- 洋甘菊純露

用紗布或拋棄式紙巾充分地浸泡在純露裡，再輕拍會搔癢的部位。

2. 以精油治療

在 10ml 瓶裡調合：

- 德國洋甘菊精油…… 0.5 ml
- 摩洛哥藍艾菊精油…… 0.5 ml
- 檸檬尤加利精油…… 0.5 ml
- 真正薰衣草精油…… 2.5 ml
- 金盞菊浸泡油…… 6 ml

以數滴調合油局部塗抹，每日使用 3～4 次直到不癢為止。

或（若上列配方還不夠）

在 10ml 瓶裡調合：

- 檸檬尤加利精油…… 0.5 ml
- 龍艾精油…… 0.5 ml
- 羅馬洋甘菊精油…… 0.5 ml
- 金盞菊浸泡油…… 裝滿 10 ml

局部塗抹搔癢處（皮膚過敏、濕疹……），若需要則可以每日使用 3～4 次。

或

請藥局客製

請藥師依下列配方，用 100 g 瓶製作的爽身粉：

- 羅馬洋甘菊精油…………………………………………… 1 ml
- 檸檬尤加利精油…………………………………………… 2 ml
- 真正薰衣草精油…………………………………………… 3 ml
- 威尼斯滑石粉…………………………………… 裝滿 100 g

每天在搔癢處撲粉 2～3 次。

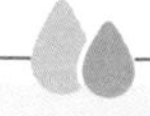

肛門搔癢（寄生蟲）

小孩專用

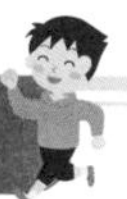

我的精簡配方

塗抹

以 2 滴**羅馬洋甘菊**精油稀釋在 4～5 滴甜杏仁油裡，再用手指塗抹局部。每日 3～4 次，若需要則繼續用到這討厭的搔癢消失。每次塗抹完要徹底洗手。

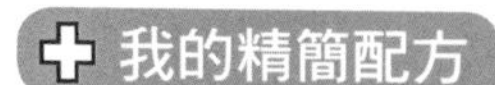

請藥局客製

栓劑

請藥師依下列配方製作 6 顆栓劑：

- 羅馬洋甘菊精油………………………………………… 25 mg
- 龍腦百里香精油………………………………………… 20 mg
- 金盞菊浸泡油…………………………………………… 10 mg
- 栓劑的賦形劑……………………………………………… 1 g

每日施用 1 顆，在每個月相變化時連續施用 3 個晚上。
也就是下次滿月時用 3 顆，新月時再用 3 顆。

陰道瘙癢（非真菌引起的）

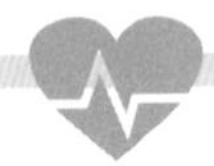

我的精簡配方

塗抹

以 1 滴**真正薰衣草**稀釋在 3 滴任何一種植物油裡，每日局部塗抹 3～5 次，若需要則可塗抹更多次。

完整配方

塗抹

在 10ml 瓶裡調合：

- 真正薰衣草精油……1 ml
- 超級醒目薰衣草精油……1 ml
- 羅馬洋甘菊精油……2 ml
- 金盞菊浸泡油……6 ml

以此調合油 2～3 滴做局部塗抹，每日 3～5 次，或需要可以更多次。

清洗

輕輕沖洗陰道，可立即獲得舒緩：

- 真正薰衣草純露……50 ml
- 羅馬洋甘菊純露……50 ml

以陰道沖洗器將這個複方純露輕輕地灌入陰道，每日沖洗 2～3 次。這不是日常清潔保養的方法，只有在瘙癢時才使用。

⚠ 注意：是純露，不是精油！

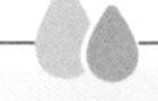

陰道瘙癢（真菌引起的）

請藥局客製

口服

請藥師依下列配方製作 60 顆膠囊：

- 茶樹精油…… 20 mg
- 丁香花苞精油…… 20 mg
- 沉香醇百里香精油…… 20 mg

照三餐服用，持續 20 天。

用陰道栓劑

請藥師依下列配方製作 6 顆陰道栓劑：

- 真正薰衣草精油…… 50 mg
- 丁香花苞精油…… 50 mg
- 茶樹精油…… 50 mg
- 沉香醇百里香精油…… 50 mg
- 玫瑰草精油…… 50 mg
- 金盞菊浸泡油…… 20 mg

晚上睡前塞入 1 顆入陰道裡，連續 6 晚。

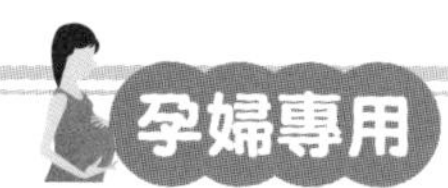

完整配方

塗抹

調合：

- 玫瑰天竺葵精油…… 1 滴
- 月桂精油…… 1 滴
- 茶樹精油…… 1 滴
- 荷荷芭油…… 5 滴

早、晚梳洗後，塗抹在陰唇上，持續 10 天。

口服（懷孕滿 3 個月後）

- 月桂精油……………………………………………… 1 滴
- 茶樹精油……………………………………………… 1 滴

加入中性錠片上，每日服用 3 回，持續 10 天。

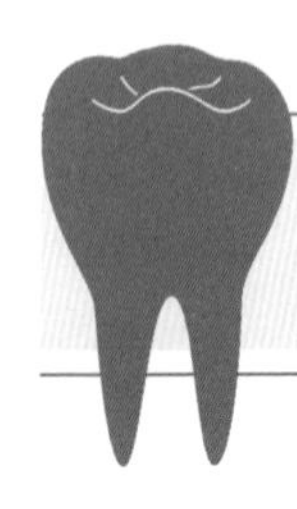
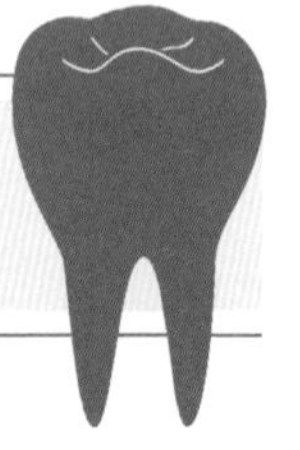

牙齒（長牙）

嬰兒專用

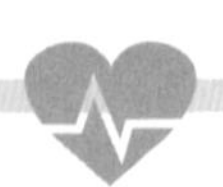

我的精簡配方

塗抹

直接以 1 滴**羅馬洋甘菊**純精油（不稀釋）塗抹在牙齒或疼痛的牙齦上。

完整配方

塗抹

調合：

- 真正薰衣草精油………………………………………… 1 滴
- 羅馬洋甘菊精油………………………………………… 1 滴
- 聖約翰草浸泡油………………………………………… 2 滴

當嬰兒牙疼時，用手指（要非常乾淨！）沾 2 滴調合油，並直接塗抹在疼痛的牙齦上，每日使用 4～5 次。

牙醫（害怕看牙醫）

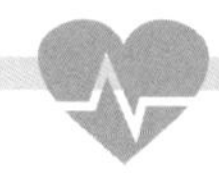

我的精簡配方

吸聞

去牙醫前和看牙後，讓孩子直接吸聞打開的**羅馬洋甘菊**精油瓶。

看牙前，倒 1 滴**羅馬洋甘菊**精油在手腕內側，讓孩子在看牙時可以繼續嗅聞到超級令人放鬆的氣味。

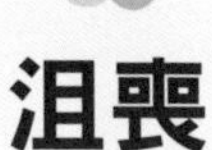

沮喪

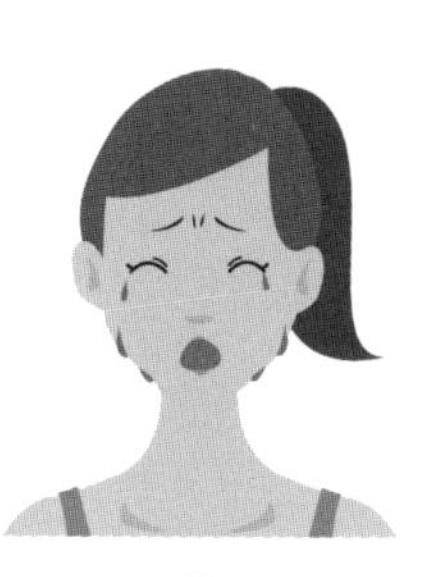

我的精簡配方

口服

倒 1 滴**檸檬馬鞭草**精油在方糖上，再放入嘴裡融化吸收或加入熱的花草茶裡，每日服用 3 回，持續 3 週。

完整配方

塗抹

調合：

- 檸檬馬鞭草精油……1 滴
- 馬鞭草酮迷迭香精油……1 滴
- 橙花精油……1 滴
- 芳樟精油……1 滴
- 榛果油……1/2 茶匙

以此調合油塗抹腹腔神經叢、足弓、手腕內側和整條脊椎，並深深地吸聞手腕。每日使用 2 次，持續 3 週。別急！請延長塗抹的時間，因為「皮膚貼皮膚」的按摩會分泌舒緩和抗憂鬱的化學物質。

擴香

在 30 ml 瓶裡調合：

- 檸檬馬鞭草精油……2 ml
- 桉油醇樟精油……5 ml
- 檸檬精油……5 ml
- 胡椒薄荷精油……3 ml
- 乳香精油……5 ml
- 歐洲赤松精油……10 ml

早、晚在活動的空間擴香 30 分鐘，持續 3 週。在白天則可以打開精油瓶嗅聞。

口服

請藥師依下列配方製作 60 顆膠囊（可重複療程）：

- 檸檬馬鞭草精油……5 mg
- 山雞椒精油……10 mg
- 甜馬鬱蘭精油……20 mg
- 依蘭精油……5 mg
- 月桂精油……10 mg
- 胡椒薄荷精油……20 mg

照三餐服用，持續 20 天。休息 10 天後，再服用 10 天，以此類推。

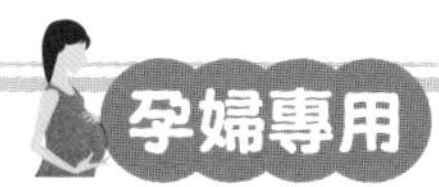

我的精簡配方

塗抹

早、午以 2 滴**歐洲赤松**精油塗抹腎臟的部位，持續 3 週。

擴香

早、晚以**山雞椒**精油擴香 30 分鐘。

口服

加 2 滴**桉油醇樟**精油在中性錠片、方糖上或 1 茶匙迷迭香蜂蜜裡，再放入嘴裡融化吸收，每日服用 3 回，持續 12 天。

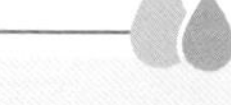

產後憂鬱症

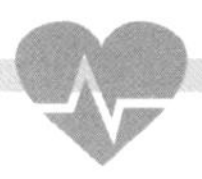

我的精簡配方

塗抹和吸聞

以 1 滴**大馬士革玫瑰**精油塗抹在腹腔神經叢和手腕內側，並深深吸聞，每日 3 次，持續 15 天。

塗抹

以 4 滴**橙花**精油稀釋在 1/2 茶匙榛果油裡，（由腳到心臟的方向）按摩身體，每日按摩 2 次。

口服（口腔黏膜吸收／含服）

加 1 滴**檸檬馬鞭草**或**山雞椒**精油在中性錠片上或 1 茶匙蜂蜜裡，再放入嘴裡融化吸收，每日服用 2 回。

完整配方

擴香

在擴香儀裡倒入：

- 山雞椒精油……………………………………………… 10 滴
- 真正薰衣草精油………………………………………… 10 滴
- 乳香精油………………………………………………… 10 滴
- 佛手柑精油……………………………………………… 10 滴

上午擴香 10 分鐘＋晚間擴香 10 分鐘。

消脂

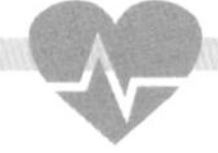

我的精簡配方

口服

加 1 滴**檸檬**精油入中性錠片上服用，每日 3 回持續 3 週。

加 3 滴**胡椒薄荷**精油入 1 公升的水裡，最好是氣泡水。並在白天喝完。

塗抹

以 6 滴**大西洋雪松**精油稀釋在 1 湯匙的瓊崖海棠油裡，每日按摩脂肪堆積的部位 2 次。

⚠ 注意：大西洋雪松精油禁用在孕婦或哺乳媽媽的身上。

完整配方

塗抹

在 30 ml 深色滴管瓶裡調合：

- 大西洋雪松精油…… 2 ml
- 葡萄柚精油…… 1 ml
- 義大利永久花精油…… 0.5 ml
- 薰陸香精油…… 0.5 ml
- 馬鞭草酮迷迭香精油…… 2 ml
- 瓊崖海棠油…… 裝滿 30 ml

早上沖澡後，按摩脂肪堆積處，再以 3～5 分鐘的滾動按摩手法加強。

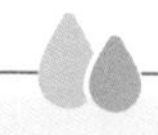

肝排毒

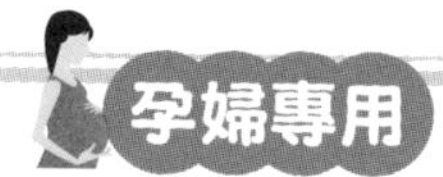

完整配方

口服

懷孕前的治療

將下列精油調合在 1 ml 瓶裡：

- 胡椒薄荷精油…… 10 滴
- 馬鞭草酮迷迭香精油…… 5 滴
- 側柏醇百里香精油…… 10 滴
- 圓葉當歸精油…… 5 滴

複方精油 2 滴＋加 2 茶匙蜂蜜到 1/2 公升的「迷迭香和波爾多葉」花草茶裡。24 小時內喝完，持續 8 天的療程。

懷孕中的治療

調合：

- 檸檬精油…… 2 滴
- 橄欖油…… 1/2 茶匙

每日 3 回放入嘴裡融化吸收，持續 8 天。若要替代橄欖油，您可以用中性錠片或 1/2 蜂蜜加入茶裡攪拌。

糖尿病（補充療法）

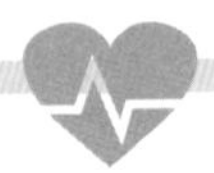

我的精簡配方

口服

三餐飯後，直接點 1 滴波旁天竺葵精油到中性錠片上服用。

完整配方

口服

在 5 ml 瓶裡調合：

- 胡蘿蔔籽精油…… 1 ml
- 義大利永久花精油…… 0.5 ml
- 波旁天竺葵精油…… 1 ml
- 馬鞭草酮迷迭香精油…… 1 ml
- 檸檬精油…… 1.5 ml

三餐飯前或飯後，以此複方精油 2 滴加在 1 茶匙橄欖油或亞麻薺油裡，再放入嘴裡融化吸收。持續 3 週後停 1 週，再重新開始 3 週，以此類推。這是可以長期進行的療程，若您想的話，可以一直持續下去，只要按照每服用 3 週「停」1 週的規則即可。

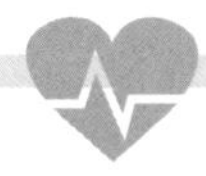

孕婦專用

我的精簡配方

塗抹

早、午以 1 滴**歐洲赤松**精油塗抹腎臟的部位，持續 10 天。

口服（口腔黏膜吸收／含服）（懷孕滿 3 個月後）

倒 1 滴**波旁天竺葵**精油在中性錠片上口服，早、晚服用持續 10 天。

倒 1 滴**依蘭**精油在中性錠片上口服，在每個月最後 10 天的早、晚服用，這個補充療程可一直持續到分娩為止。

感染性腹瀉、腸胃炎和神經性腹瀉

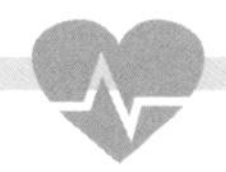

我的精簡配方

若與壓力有關

口服

直接倒 1 滴**甜馬鬱蘭**精油在中性錠片上服用。

塗抹

以 1 滴**甜馬鬱蘭**精油塗抹腹腔神經叢的部位，每 3 小時使用 1 次。

若是感染造成

口服

三餐飯前或飯後，加 1 滴**冬季香薄荷**精油入 1 茶匙蜂蜜或橄欖油裡，再放入嘴裡融化吸收，持續 3～5 天。

完整配方

口服

在 2 ml 深色滴管瓶裡調合：

- 冬季香薄荷精油…… 10 滴
- 丁香花苞精油…… 10 滴
- 中國肉桂精油…… 10 滴
- 側柏醇百里香精油…… 10 滴
- 熱帶羅勒精油…… 10 滴

以此複方精油 2 滴加到方糖上或 1 茶匙橄欖油裡，再放入嘴裡融化吸收，每日服用 4 回。

請藥局客製

口服

若您擔心在服用這些刺激性較高的精油時，會刺激嘴巴、舌頭和消化道，則可以服用客製化的膠囊。請藥師依下列配方製作 30 顆（或更多）膠囊：

- 丁香花苞精油…… 10 mg
- 龍艾精油…… 10 mg
- 中國肉桂精油…… 10 mg
- 甜茴香精油…… 10 mg
- 檸檬薄荷精油…… 10 mg

每日服用 3～4 回（每餐各服 1 顆），持續 10 天。

孕婦專用

完整配方

口服（懷孕滿3個月後）

若腹瀉跟壓力有關

- 苦橙葉精油……………………………………1滴
- 羅馬洋甘菊精油………………………………1滴

加這2滴精油在中性錠片上口服，24小時內服用2～3回。

若是胃腸炎型流感（病毒）

- 桉油醇樟精油…………………………………1滴
- 月桂精油………………………………………1滴

加這2滴精油在中性錠片上服用，每日3～4回，持續3～5天。

若是感染型腹瀉（可疑的食物、可疑的菜、急性感染性腹瀉……）

- 茶樹精油………………………………………1滴
- 側柏醇百里香精油……………………………1滴

加這2滴精油在中性錠片上服用，每日3回，持續3～5天。

若很嚴重的腹瀉和被感染

- 野馬鬱蘭精油（或錫蘭肉桂精油）1滴

加入1茶匙蜂蜜或一點點橄欖油裡，再放入嘴裡融化吸收，每日4回，持續3～5天。

⚠注意：作用力很強！

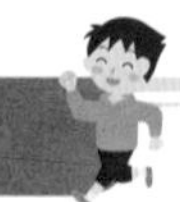

小孩專用

完整配方

◈ 塗抹

在 10 ml 瓶裡調合：

- 茶樹精油………………………………………………… 1 ml
- 龍艾精油………………………………………………… 1 ml
- 桉油醇迷迭香精油……………………………………… 1 ml
- 甜杏仁油………………………………………………… 7 ml

以此調合油 6～8 滴塗抹肚子，每日 4～5 次，持續 3～5 天。

口服

在瓶裡均等調合：

- 冬季香薄荷純露
- 錫蘭肉桂純露
- 百里酚百里香純露

讓孩子服用此複方純露 1 茶匙，每日 3 回，持續 2～3 天。

⚠ 注意：是純露，不是精油！

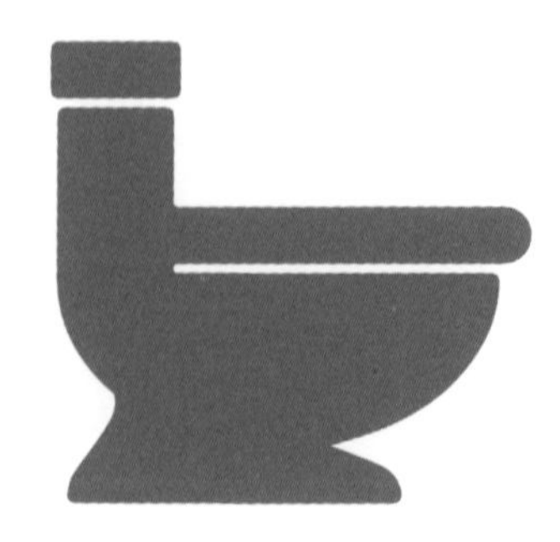

不易受孕

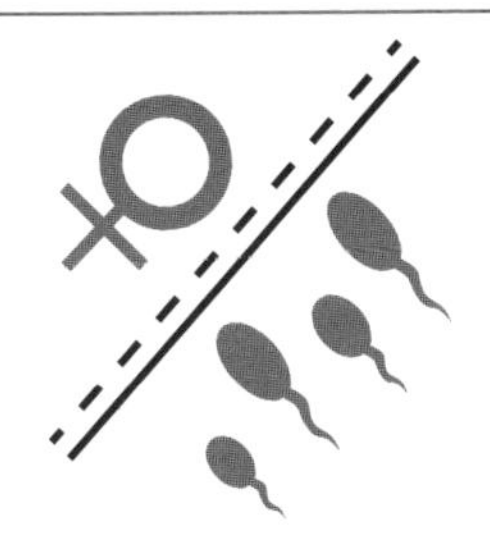

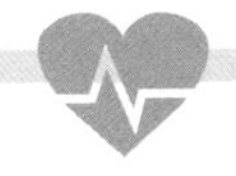

我的精簡配方

心理障礙（男女皆可）

吸聞

直接打開**大馬士革玫瑰**精油瓶吸聞，每日 3～5 次。

塗抹和吸聞

以 1 滴**大馬士革玫瑰**純精油（不稀釋）塗抹在手腕內側並吸聞，每日 3～4 次，直到受孕成功。

塗抹

以 3 滴**大馬士革玫瑰**精油稀釋在 1 茶匙瓊崖海棠油裡，按摩腹腔神經叢和整條脊椎（男女皆可）。最好的按摩時刻是晚上，可以讓身體完全放鬆及促進和諧的性愛。若需要則持續使用數週。

卵巢失調

吸聞

直接打開**快樂鼠尾草**精油瓶嗅聞，在排卵期的 5 天裡（月經週期的第 8 天到第 13 天）每日吸聞 2～3 次。

消化不良

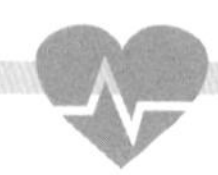

我的精簡配方

口服

直接倒 1～2 滴**胡椒薄荷**精油在中性錠片上或 1 茶匙橄欖油裡服用，或加入蜂蜜裡再與花草茶（有薄荷或迷迭香更好）攪拌均勻。感覺需要時就可以服用。

完整配方

塗抹

調合：

- 薑精油……1 滴
- 熱帶羅勒精油……1 滴
- 芫荽籽精油……1 滴
- 紅桔精油……1 滴
- 榛果油……3 滴

飯後以此調合油按摩肚子，持續 4～5 天。

口服

調合：

- 胡椒薄荷精油……1 滴
- 檸檬精油……1 滴

飯前或飯後當甜點服用，將這 2 滴精油加入 1/2 顆方糖或一點點蜂蜜裡，再放入嘴裡融化吸收（或加入 1 杯迷迭香花草茶裡），持續 8～10 天。

助消化的蜂蜜

將 1 滴薑精油加入 1 茶匙迷迭香蜂蜜裡，三餐飯後服用。

孕婦專用

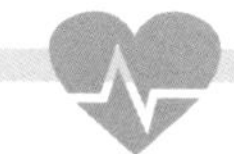

我的精簡配方

口服

三餐飯後，加 1 滴**檸檬**精油在中性錠片（或方糖上）服用，再放入嘴裡融化吸收。

小孩專用

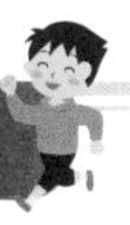

我的精簡配方

口服

加 1 滴**檸檬**精油入 1 茶匙橄欖油裡或小方糖、或 1 小匙蜂蜜、或中性錠片上（藥局買的），每日讓孩子服用 2～3 回。

完整配方 ⚠注意：是純露，不是精油！

（若一直消化不良）

口服

在瓶裡均等裝入以下 4 種純露：

- 胡椒薄荷純露
- 馬鞭草酮迷迭香純露
- 側柏醇百里香純露
- 檸檬馬鞭草純露

早、晚讓孩子服用 2 茶匙的量，直到孩子感覺完全恢復為止。這是排毒的方法。

手指挫傷

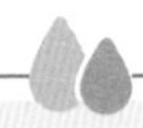

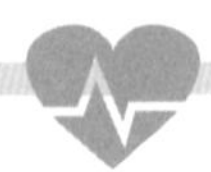

我的精簡配方

塗抹

以 2 滴**義大利永久花**純精油（不稀釋）塗抹在手指挫傷處，並按摩 5 分鐘。15 分鐘後再重複 1 次。

若瘀青很嚴重，當天用**義大利永久花**再塗抹 4～5 次，第二天開始每日使用 2 次，持續 2～3 天。這隻精油可以取代山金車凝露。

吸聞

打開**羅馬洋甘菊**精油瓶吸聞：可使心情較快回復。

兒童生長痛

小孩專用

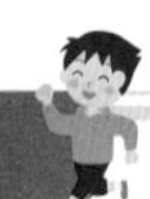

完整配方

塗抹

在 10 ml 瓶裡調合：

- 樟腦迷迭香精油……………………………………………… 1 ml
- 龍艾精油………………………………………………………… 0.5 ml
- 檸檬尤加利精油…………………………………………… 1.5 ml

- 山金車浸泡油…………………………………… 裝滿 10 ml

以此調合油 5～6 滴按摩會疼痛的部位，輕輕按摩以幫助精油透過皮膚吸收。按摩本身也可以舒緩發炎的狀況。

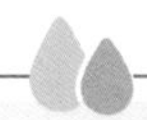

藥物（戒斷輔助）

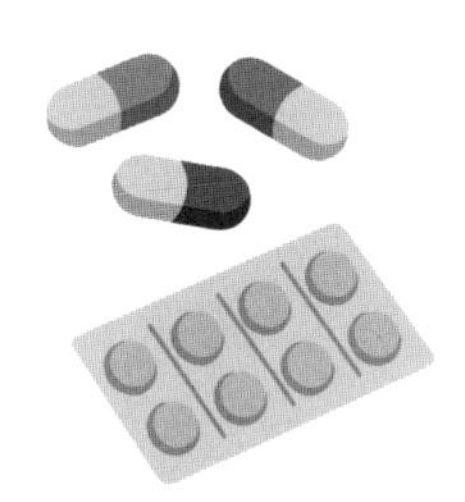

請藥局客製

塗抹和吸聞

請藥師依照下列配方準備 1 瓶 5ml 的複方精油：

- 肉豆蔻精油………………………………………………… 0.5 ml
- 馬鞭草酮迷迭香精油……………………………………… 1 ml
- 熱帶羅勒精油……………………………………………… 1 ml
- 野地薄荷精油……………………………………………… 0.5 ml
- 月桂精油…………………………………………………… 1 ml
- 歐白芷根精油……………………………………………… 1 ml

以此複方精油 2 滴塗抹在額頭中間及手腕內側，無論是白天或晚上（沒有限制）都可以常常這樣嗅聞。您將會觀察到自己對藥物的需求越來越少，例如：想要用藥的慾望漸漸地降低了。

口服

倒 1 滴這個複方精油在 1 茶匙蜂蜜上服用，每日 3～5 回。

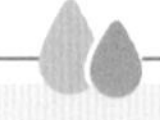

障礙（閱讀障礙、運動障礙）

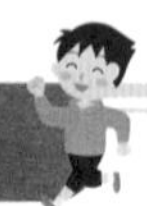

小孩專用

我的精簡配方

擴香

早、晚用**真正薰衣草**精油擴香 30 分鐘。

＋

讓孩子直接嗅聞打開的**大馬士革玫瑰**精油瓶，每日吸聞 3～4 次，持續數天。觀察看看症狀有沒有稍微減輕。若有的話，接著繼續每日嗅聞 2～3 次，要持續一段很長的時間。相反地，若沒有看到改善的話，請改用**香草**精油測試。使用方法如前述一樣（外加幾滴一起泡澡）。

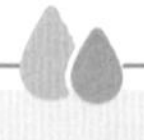

扎傷

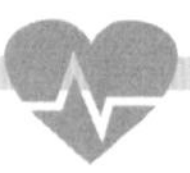

我的精簡配方

塗抹

取出異物後，馬上在傷口處用 1 滴**真正薰衣草**或 1 滴**茶樹**精油消毒。當天後續再塗抹數次。

濕疹（乾性／脂溢性）

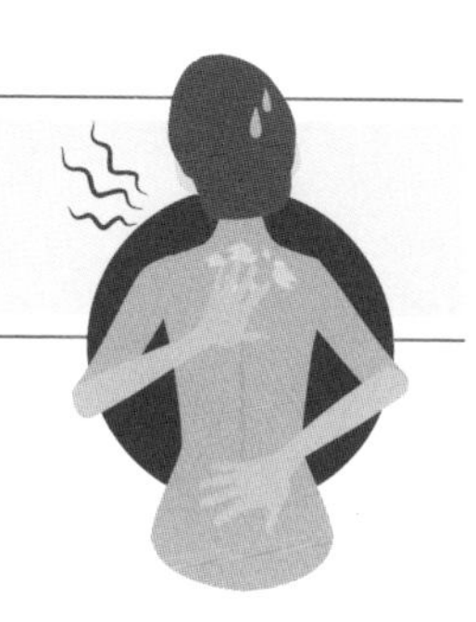

乾性濕疹

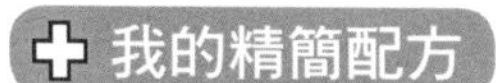

塗抹

直接用 2 滴**穗花薰衣草**精油塗抹在濕疹患部，每日 2～3 次。

完整配方

塗抹：舒緩潤膚露

在 100 ml 瓶裡均等調合以下 3 種純露，以做溫和的清洗：

- 真正薰衣草純露
- 快樂鼠尾草純露
- 大馬士革玫瑰純露

以此複方純露加入滅菌敷料裡，早、晚敷在濕疹患部，持續 20 天或更久。

⚠ 注意：是純露，不是精油！

然後

塗抹：護理潤膚油

調合：

- 芳樟精油……………………………………………1 滴
- 摩洛哥藍艾菊精油…………………………………1 滴
- 真正薰衣草精油……………………………………1 滴

- 玫瑰天竺葵精油……………………………………………………1 滴
- 月見草油……………………………………………………………1 茶匙

以純露清洗後，再以此護理潤膚油輕柔地塗抹濕疹患部。持續 20 天後，停用 10 天，再繼續使用。

脂溢性濕疹

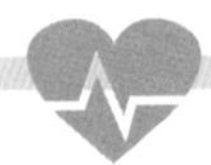

我的精簡配方

塗抹

直接以 2 滴**穗花薰衣草**精油塗抹在濕疹患部，每日 2～3 次。

完整配方

塗抹

在 100 ml 瓶裡均等調合以下 3 種純露，以做溫和的清洗：

- 薰衣草純露
- 鼠尾草純露
- 玫瑰純露

以此複方純露加入滅菌敷料裡，早、晚敷在濕疹患部，或每日使用 2 次，持續 20 天。停用 1 週後再重新開始。

⚠ 注意：是純露，不是精油！

然後

請藥局客製

塗抹

請藥師製作無油凝露：

- 真正薰衣草精油…………………………………………………1 ml

- 玫瑰天竺葵精油……………………………………………… 1 ml
- 玫瑰草精油……………………………………………………… 1 ml
- 摩洛哥藍艾菊精油…………………………………………… 1 ml
- 中性凝露……………………………………………………裝滿 30 g

先以純露清洗後（請參考上述方法），再以此無油凝露塗抹濕疹患部。每日 2～3 次，直到完全改善。若要持續長期的護理則每日 1 次。

孕婦專用

完整配方

塗抹

調合：

- 真正薰衣草精油………………………………………… 1 滴
- 玫瑰天竺葵精油………………………………………… 1 滴
- 羅馬洋甘菊精油………………………………………… 1 滴
- 月見草油………………………………………………… 5 滴

每日局部塗抹 2 次。

小孩專用

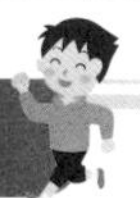

完整配方

1. 以純露舒緩

塗抹

在 100 ml 瓶裡均等調合：

- 真正薰衣草純露
- 大馬士革玫瑰純露
- 羅馬洋甘菊純露

以紗布或拋棄式紙巾充分地浸泡在純露裡，再大範圍的輕拍有濕疹的部位（超過濕疹患部的邊邊），每日 3 次。

⚠ 注意：是純露，不是精油！

2. 以精油護理

在 30 ml 瓶裡調合：

- 玫瑰天竺葵精油…… 2 ml
- 玫瑰草精油…… 1 ml
- 羅馬洋甘菊精油…… 1 ml
- 真正薰衣草精油…… 2 ml
- 金盞菊浸泡油…… 8 ml
- 玫瑰果油…… 8 ml
- 月見草油…… 8 ml

視要處理的表面積大小，再決定用多少劑量來塗抹濕疹患部。每日 3 次，您可以繼續用調合油護理直到痊癒為止。

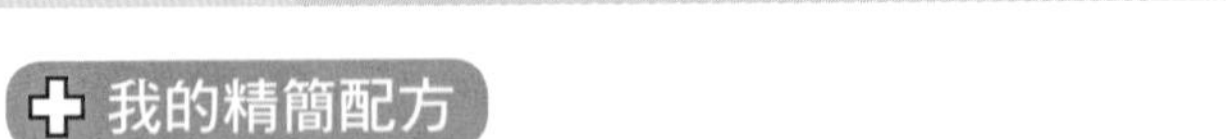

凍瘡、龜裂、水泡

我的精簡配方

塗抹

若凍瘡的部位很小又清楚的話（例如：在腳尖），可以直接用 2 滴**真正薰衣草**純精油（不稀釋）做局部塗抹，每日 3 次。

若凍瘡的部位比較大：超過手指頭的寬度，可用 2 滴**真正薰衣草**精油稀釋在 2 滴玫瑰果油裡，再塗抹局部。

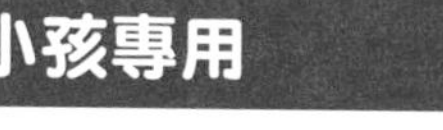

完整配方

塗抹

在 20 ml 瓶裡調合：

- 真正薰衣草精油……………………………… 20 滴
- 芳樟精油……………………………………… 20 滴
- 岩玫瑰精油…………………………………… 10 滴
- 聖約翰草浸泡油……………………………… 5 ml
- 金盞菊浸泡油………………………………… 5 ml
- 小麥胚芽油…………………………………… 5 ml

依據要處理的表面積大小，再決定用多少劑量塗抹在凍瘡患部。每日使用 3～4 次，連續 2 天。第 3 天則減為每日早、晚塗抹，直到傷口完全癒合。若凍瘡長在腳上，則可以用一層親水性紗布覆蓋以保護傷口。

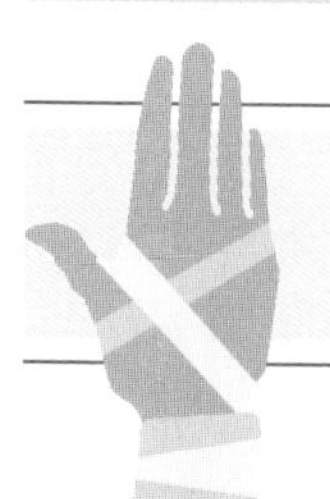

扭傷

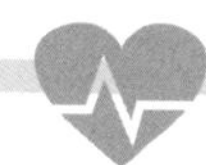

我的精簡配方

塗抹

若可以的話，請馬上冷敷：用冷敷凝膠（藥局賣的商品）或簡單地用冰塊。盡量冷敷久一點以縮小發炎的範圍。

然後

以 3 滴**義大利永久花**純精油（不稀釋）塗抹在扭傷處，簡單地用手指將精油塗抹在皮膚上以避免加重疼痛感。

完整配方

塗抹

調合：

- 義大利永久花精油…………………………………………1 滴
- 胡椒薄荷精油……………………………………………1 滴
- 檸檬尤加利精油…………………………………………1 滴
- 月桂精油…………………………………………………1 滴
- 冬青白珠／芳香白珠精油………………………………1 滴
- 山金車浸泡油……………………………………………5 滴

非常輕柔地塗抹在疼痛的部位，再用繃帶將關節綁緊（會有點不舒服但不至於更痛）。每日塗抹 2 次。

孕婦專用

完整配方

塗抹

調合：

- 義大利永久花精油…………………………………1 滴
- 月桂精油…………………………………………1 滴
- 檸檬尤加利精油…………………………………1 滴
- 山金車浸泡油……………………………………5 滴

每日局部塗抹 4～6 次連續 2 天，第 3 天則減為每日 2 次直到完全復原。輕輕按摩就好，千萬不要用「肌肉式」的按摩法。只要溫和地讓扭傷的部位加溫，以讓調合油更容易滲透到皮膚裡並吸收精油的活性成分。

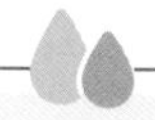

夜尿（尿床）

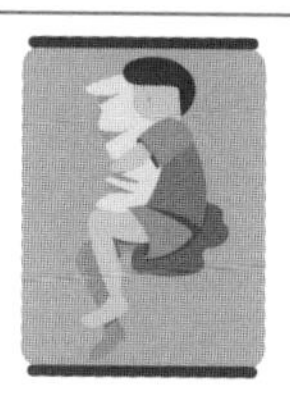

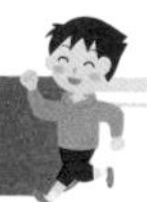

小孩專用

完整配方

塗抹

在 15 ml 瓶裡調合：

- 絲柏精油…… 4 ml
- 紅桔精油…… 2 ml
- 月桂精油…… 1 ml
- 甜杏仁油…… 8 ml

晚上睡覺前，以此調合油 6～8 滴幫孩子按摩腹腔神經叢、下背和足弓。最好幫孩子按摩久一點。當父母跟孩子的對話不順暢時，或有弟弟妹妹出生時孩子會覺得被「冷落」了，這時按摩是父母與孩子「溝通」的好方法，以表達關心。

請藥局客製

塗抹

請藥師依照下列配方製作：

- 絲柏精油…… 5 ml
- 甜馬鬱蘭精油…… 2 ml
- 沒藥精油…… 1 ml
- 榛果油…… 7 ml

早、晚以 3～4 滴調合油塗抹腹腔神經叢、足弓、手腕內側和整條脊椎，持續 20 天左右。

病毒流行病（流感、腸胃炎、感冒、單核球增多症）

完整配方

擴香

在擴香儀裡均等調合：

- 澳洲尤加利精油
- 檸檬精油
- 桉油醇樟精油

在家裡、辦公室或商店裡，以此複方精油或輪流用每隻單方精油來擴香，每 2 小時擴香 10 分鐘。

塗抹

調合：

- 澳洲尤加利精油……2 滴
- 桉油醇樟精油……2 滴
- 榛果油……5 滴

塗抹前胸、後背、喉嚨和耳朵周圍，每日 3 次連續 5 天。

請藥局客製

口服

請藥師依下列配方製作 30 顆膠囊：

- 桉油醇樟精油……25 mg
- 側柏醇百里香精油……25 mg
- 月桂精油……10 mg
- 澳洲尤加利精油……25 mg

感覺有症狀時就可開始服用 1 顆，每日口服 4 回，連續 5 天。

孕婦專用

口服（懷孕滿 3 個月後）

- 桉油醇樟精油 ……………………………………………… 1 滴
- 月桂精油 …………………………………………………… 1 滴

加在中性錠片上、小方糖或 1 茶匙蜂蜜裡，再放入嘴裡融化吸收，每日服用 3～5 回，連續 5 天。

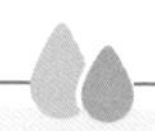

會陰側切

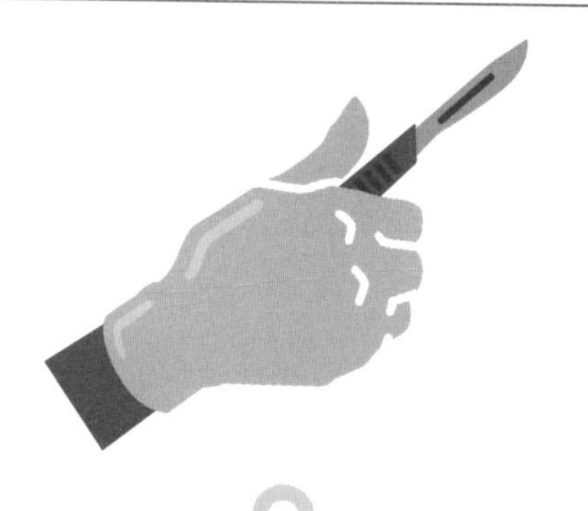

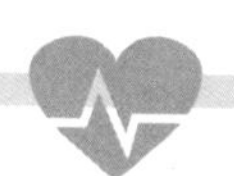

我的精簡配方

塗抹

以 2 滴**真正薰衣草**精油稀釋在 2 滴玫瑰果油裡，每日塗抹在切口處 3 次，直到完全復原為止或塗抹 15 天左右。

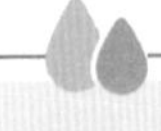

擦傷

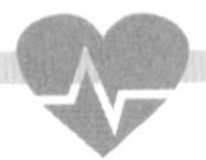

我的精簡配方

塗抹

視擦傷的表面積大小，發生「意外」的當天用 2～5 滴**茶樹**或**真正薰衣草**純精油（不稀釋）塗抹 2～3 次，第 2 天則早、晚使用再持續 2～3 天。

後續若為了讓疤痕比較不明顯的話，可以每日用玫瑰果油按摩 2 次，直到疤痕消失。

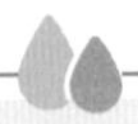

嬰兒尿布疹（紅屁屁）

嬰兒專用

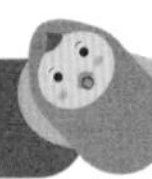

完整配方

塗抹

在 10 ml 瓶裡調合：

- 芳樟精油…… 10 滴
- 穗花薰衣草精油…… 10 滴
- 羅馬洋甘菊精油…… 10 滴
- 玫瑰天竺葵精油…… 10 滴
- 金盞菊浸泡油…… 3 ml
- 玫瑰果油…… 裝滿 10 ml

每次換尿布後，取數滴局部塗抹在有紅疹的部位（或容易長疹的部位以預防）。

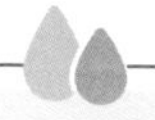

褥瘡（壓傷）

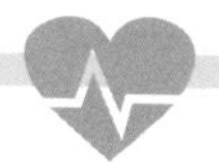

我的精簡配方

塗抹

以 1 滴**真正薰衣草**純精油（不稀釋）塗抹局部，每日 3 次。

完整配方

塗抹：以溫和的清洗

在 100 ml 瓶裡均等調合以下 3 種純露：

- 真正薰衣草純露
- 百里酚百里香純露
- 薰陸香純露

以此複方純露加入滅菌敷料裡，再濕敷褥瘡患部並輕壓 2～3 分鐘。

⚠ 注意：是純露，不是精油！

然後

塗抹：治療潤膚泥

調合：

- 真正薰衣草精油……2 滴
- 月桂精油……2 滴
- 絲柏精油……2 滴
- 義大利永久花精油……1 滴
- 玫瑰果油……1/2 茶匙
- 小麥胚芽油……1/2 茶匙
- 高嶺土或綠礦泥粉……1/2 茶匙

攪拌成泥糊狀後，早、晚在褥瘡患部塗抹厚厚的一層，靜置 15 分鐘後再用上面的複方純露清洗。可持續使用一直到痊癒。

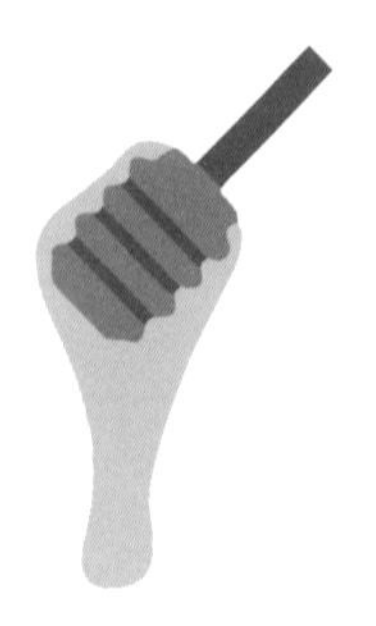

促癒合的蜂蜜

調合：

- 真正薰衣草精油……………………………… 1 滴
- 茶樹精油…………………………………… 1 滴
- 麥盧卡蜂蜜……………………………… 1 茶匙

早、晚塗抹傷口直到完全復原。

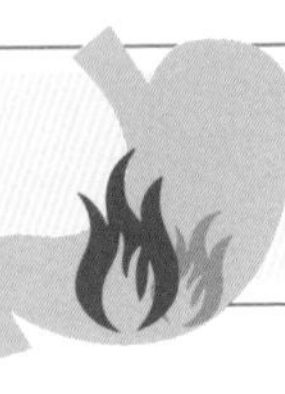

胃病（胃痛、胃酸過多、胃食道逆流）

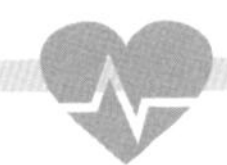

我的精簡配方

口服

加 1 滴**熱帶羅勒**或**龍艾**精油入 1 茶匙蜂蜜裡，再放入一杯甘草茶或馬鞭草茶裡攪拌後飲用，每日喝 2～3 回，持續 10 天。

塗抹

以 2～3 滴**龍艾**精油稀釋在數滴榛果油裡，做局部按摩。

完整配方

口服

調合：

- 胡椒薄荷精油…………………………………… 1 滴
- 芫荽籽精油…………………………………… 1 滴

將這 2 滴精油加在中性錠片上、1/2 顆方糖或 1 茶匙橄欖油裡，飯後服用，每日口服 2～3 回，直到灼熱感完全消失。

塗抹：

若您經常會胃痙攣的話，請在 10 ml 深色瓶裡調合：

- 龍艾精油……………………………………………… 10 滴
- 胡椒薄荷精油………………………………………… 10 滴
- 甜馬鬱蘭精油………………………………………… 10 滴
- 榛果油…………………………………………… 裝滿 10 ml

每日緩慢地按摩胃及會疼痛的部位。

請藥局客製

口服

請藥師依照下列配方製作 30 顆膠囊：

- 芫荽籽精油…………………………………………… 20 mg
- 羅馬洋甘菊精油……………………………………… 10 mg
- 熱帶羅勒精油………………………………………… 10 mg
- 胡椒薄荷精油………………………………………… 10 mg

飯後服用 1 顆，每日 2～3 回，連續 1 週。

興奮、緊張、躁動

我的精簡配方

口服和吸聞

直接倒 1 滴**羅馬洋甘菊**精油在 1 茶匙蜂蜜裡或中性錠片上服用，每日 3 回，持續 5～10 天。外加直接嗅聞打開的精油瓶。

完整配方

塗抹：

調合：

- 真正薰衣草精油……1 滴
- 羅馬洋甘菊精油……1 滴
- 紅桔精油……1 滴
- 瓊崖海棠油……3 滴

以此調合油塗抹腹腔神經叢、足弓、手腕內側，以及放 1 滴在 1 茶匙蜂蜜裡服用，每日 3 次。

孕婦專用

完整配方

躁動（若平常不會煩躁不安）

塗抹

調合：

- 羅馬洋甘菊精油……1 滴
- 真正薰衣草精油……1 滴
- 苦橙葉精油……1 滴
- 瓊崖海棠油……3 滴

當有需要時，隨時可以此調合油緩慢地塗抹腹腔神經叢和腳底。

泡澡放鬆

調合：

- 依蘭精油……3 滴
- 真正薰衣草精油……5 滴
- 苦橙葉精油……5 滴
- 泡澡的基質……1 湯匙

將上列材料放入已放好熱水（37°C）的浴缸裡。晚上泡澡至少 20 分鐘，泡澡後不用再沖水而直接披上浴袍上床睡覺。

過動症（若一直「不斷的動來動去」）

泡澡放鬆

調合：

- 真正薰衣草精油………………………………… 15 滴
- 泡澡的基質……………………………………… 1 湯匙

將上列材料放入已放好熱水（37°C）的浴缸裡。晚上泡澡至少 20 分鐘，泡澡後不用再沖水而直接披上浴袍上床睡覺。

擴香

在擴香儀裡均等倒入以下精油數滴：

- 苦橙葉精油
- 真正薰衣草精油

每日擴香 3～4 次，每次 15 分鐘。

塗抹

調合：

- 真正薰衣草精油………………………………… 1 滴
- 依蘭精油………………………………………… 1 滴
- 榛果油…………………………………………… 2 滴

塗抹在腹腔神經叢和手腕內側（並深深吸聞），若有需要則每 15 分鐘塗抹 1 次，直到恢復「正常」。

口服（懷孕滿 3 個月後）

- 苦橙葉精油……………………………………… 1 滴

加在中性錠片上、小方糖上或 1 茶匙蜂蜜裡，再放入嘴裡融化吸收，每日服用 3～4 回，進行 10 天的療程。

小孩專用

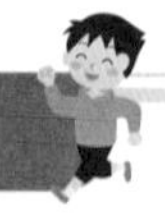

我的精簡配方

口服

每日給孩子服用 1 茶匙**橙花純露** 2～3 回。也可以稀釋在菩提茶裡飲用。

吸聞

在「發作」時，讓孩子直接吸聞打開的**羅馬洋甘菊**精油瓶。若需要則讓他重複嗅聞（一般是吸聞 1 次就夠了）。

完整配方

⚠（以下所有的方法，視情況而定，可以一起或分開使用）

若是有讓孩子上床或睡著的困擾

擴香

在擴香儀裡倒入：

- 苦橙葉精油……………………………………………… 10 滴
- 紅桔精油…………………………………………………… 10 滴
- 真正薰衣草精油………………………………………… 10 滴

就寢前，在孩子的臥室擴香 1 小時。

若在白天有躁動的情況

塗抹

調合：

- 甜馬鬱蘭精油……………………………………………… 1 滴
- 甜橙精油……………………………………………………… 1 滴

- 真正薰衣草精油……………………………… 1 滴
- 甜杏仁油………………………………………… 5 滴

幫孩子塗抹在手腕內側、腹腔神經叢、足弓和整條脊椎上，每日 2～3 次，再加晚上睡前塗抹 1 次。

泡澡

調合：

- 甜橙精油………………………………………… 5 滴
- 真正薰衣草精油……………………………… 5 滴
- 泡澡的基質……………………………………… 1 湯匙

將這些芳香材料放入已放好熱水（最高 38°C）的浴缸裡，並用手攪拌一下。讓孩子安靜的泡在水裡 15～20 分鐘，可能的話，可以搭配一點柔和的音樂一起泡澡。

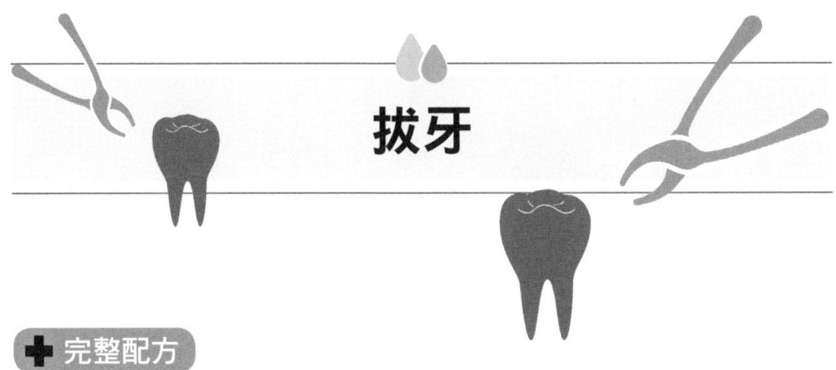

拔牙

完整配方

塗抹

在 2 ml 瓶裡調合：

- 月桂精油…………………………………………………… 3 滴
- 胡椒薄荷精油……………………………………………… 2 滴
- 羅馬洋甘菊精油…………………………………………… 3 滴
- 岩玫瑰精油………………………………………………… 3 滴
- 山金車浸泡油……………………………………… 裝滿 2 ml

以此調合油 2 滴塗抹在將要被拔牙的臉頰，拔牙前 15～30 分鐘塗抹及當天拔牙後每小時塗抹 1 次。

肌肉無力

完整配方

塗抹

調合：

- 樟腦迷迭香精油……1滴
- 超級醒目薰衣草精油……1滴
- 義大利永久花精油……1滴
- 冬青白珠／芳香白珠精油……1滴
- 檸檬尤加利精油……1滴
- 月桂精油……1滴
- 山金車浸泡油……5滴

早、午、晚以此調合油塗抹下背（「腎臟」處），持續1週。

持續性疲勞（過勞）

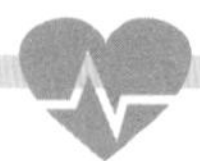

我的精簡配方

口服

早、午、晚直接倒2滴**胡椒薄荷**純精油（不稀釋）在半顆方糖上服用。

完整配方

擴香

在擴香儀裡均等倒入數滴以下的精油：

- 檸檬精油
- 胡椒薄荷精油

- 熱帶羅勒精油
- 歐洲赤松精油

早上和下午，用擴香儀在活動的空間擴香 1 小時。

塗抹

調合：

- 芳樟精油…… 1 滴
- 沉香醇百里香精油…… 1 滴
- 熱帶羅勒精油…… 1 滴
- 歐洲赤松精油…… 1 滴
- 黑雲杉精油…… 1 滴
- 山金車浸泡油…… 5 滴

每日沿著脊椎塗抹 3 次，持續 10 天。

請藥局客製

口服

請藥師依照下列配方製作 60 顆膠囊：

- 中國肉桂精油…… 10 mg
- 熱帶羅勒精油…… 10 mg
- 百里酚百里香精油…… 10 mg
- 胡椒薄荷精油…… 10 mg
- 丁香花苞精油…… 10 mg

用餐時服用 1 顆，每日 2 顆，持續 3 週。

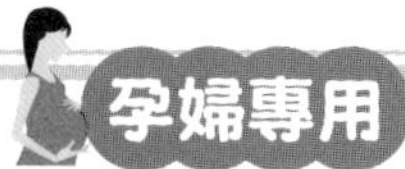

我的精簡配方

塗抹（白天）

早上和中午時，以 2 滴**黑雲杉**精油塗抹腎臟的部位，持續 10 天。若需要則可以繼續保養。

心理疲勞

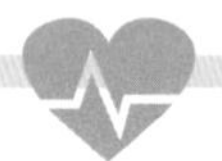

我的精簡配方

口服

倒 1 滴**苦橙葉**精油在中性錠片上服用，每日 3 回。

吸聞

倒 1 滴**月桂**精油在手腕內側並深深吸聞，每日 3～4 次。

完整配方

塗抹

調合：

- 芳樟精油……………………………………………………… 1 滴
- 橙花精油……………………………………………………… 1 滴
- 苦橙葉精油…………………………………………………… 1 滴
- 月桂精油……………………………………………………… 1 滴
- 山金車浸泡油………………………………………………… 3 滴

塗抹在整條脊椎及手腕內側，每日 3 次持續 20 天。並將手腕放在鼻孔前深深吸聞。

請藥局客製

口服

請藥師依照下列配方製作 60 顆膠囊：

- 熱帶羅勒精油…………………………………………… 10 mg
- 錫蘭肉桂精油…………………………………………… 10 mg
- 檸檬馬鞭草精油…………………………………………5 mg
- 苦橙葉精油……………………………………………… 10 mg
- 桉油醇樟精油…………………………………………… 10 mg

每日服用 3 回，持續 20 天。

性疲勞（性無能）

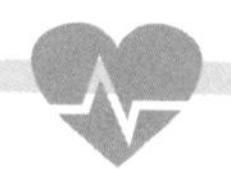

我的精簡配方

塗抹

以 2 滴**依蘭**或**檸檬薄荷**精油塗抹尾椎，每日 2 次，連續 10 天。

口服

- 檸檬薄荷精油 1 滴
- 錫蘭肉桂精油 1 滴

放在方糖上或 1 茶匙蜂蜜裡，再放入嘴裡融化吸收。每日服用 3 回，持續 2～3 週。

完整配方

塗抹

調合：

- 依蘭精油……………………………………… 1 滴
- 檸檬薄荷精油………………………………… 1 滴
- 黑雲杉精油…………………………………… 1 滴
- 瓊崖海棠油…………………………………… 6 滴

早、晚按摩下背及薦神經叢，持續 3 週。

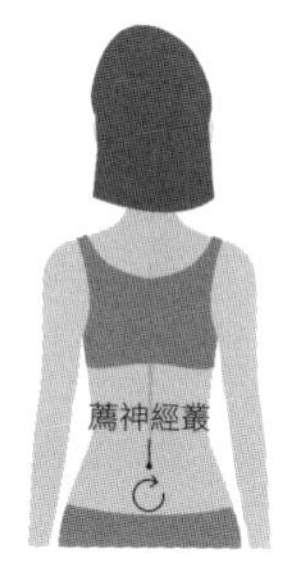

請藥局客製

口服

請藥師依照下列配方製作 60 顆膠囊：

- 薑精油……………………………………………… 30 mg
- 錫蘭肉桂精油……………………………………… 20 mg

傍晚和行房前各服 1 顆，持續 20 天。

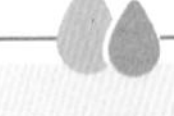

孕期假宮縮

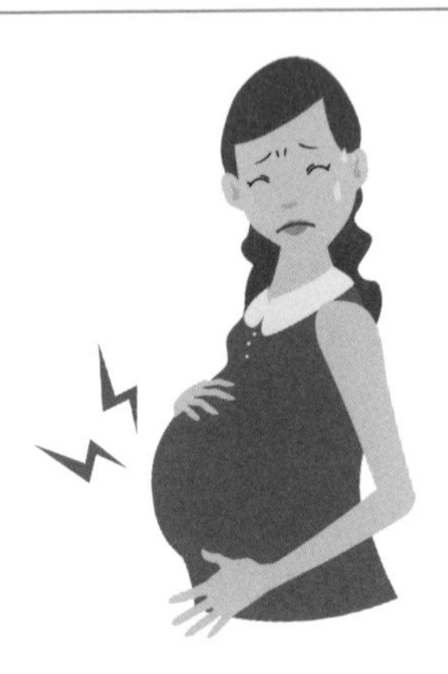

孕婦專用

完整配方

塗抹

調合：

- 羅馬洋甘菊精油……………………………………1滴
- 法國羅勒精油* ……………………………………1滴
- 瓊崖海棠油…………………………………………3滴

塗抹下腹及下背，1～2小時內每15分鐘使用1次（若宮縮停了就停用）。這是其中一種可以局部塗抹肚子的建議。

口服（口腔黏膜吸收／含服）（懷孕滿3個月後）

- 羅馬洋甘菊精油……………………………………1滴
- 法國羅勒精油* ……………………………………1滴

點在舌上或中性錠片上服用。若需要則一天服用1～2回。

* 法國羅勒精油又稱**歐洲羅勒**或**甜羅勒**。

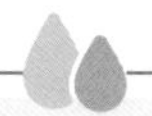

發燒

完整配方

泡腳

調合：

- 澳洲尤加利精油………………………………………………… 10 滴
- 泡澡的基質……………………………………………………… 1 茶匙

將腳泡在熱一點的水裏（38 / 39°C）15 分鐘（若水變涼就再加熱水進去）。泡完腳無需沖洗，直接把腳徹底擦乾再繼續保暖（穿襪子、上床……）。

塗抹

調合：

- 澳洲尤加利精油………………………………………………… 3 滴
- 桉油醇樟精油…………………………………………………… 5 滴
- 榛果油…………………………………………………………… 10 滴

以此調合油按摩前胸及後背，每日 3 次。

請藥局客製

栓劑

請藥師依下列配方製作 6 顆栓劑：

- 澳洲尤加利精油………………………………………………… 60 mg
- 桉油醇樟精油…………………………………………………… 50 mg
- 綠花白千層精油………………………………………………… 30 mg
- 聖約翰草浸泡油………………………………………………… 20 mg

48 小時內，每日施用 3 顆。

孕婦專用

完整配方

泡澡

調合：

- 澳洲尤加利精油…………………………………………… 10滴
- 桉油醇樟精油……………………………………………… 10滴
- 泡澡的基質………………………………………………… 1湯匙

將精油與泡澡的基質攪拌後，倒入已放熱水的浴缸裡（熱水溫度要跟當時的體溫一樣），泡到浴缸裡讓身體溫度慢慢降下來。泡澡時不需要再加熱水進去。24小時內可以用這種退燒的方式2～3次，持續2天。

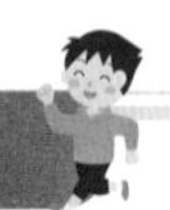

小孩專用

完整配方

塗抹

在5 ml瓶裡調合：

- 芳樟精油…………………………………………………… 10滴
- 桉油醇樟精油……………………………………………… 10滴
- 澳洲尤加利精油…………………………………………… 20滴
- 甜杏仁油……………………………………………… 裝滿5 ml

取5～6滴調合油按摩前胸及後背，每日5～6次，持續2天。

泡澡

調合：

- 芳樟精油…………………………………………………… 5滴
- 桉油醇樟精油……………………………………………… 5滴
- 泡澡的基質………………………………………………… 1湯匙

將上列材料倒入浴缸裡，熱水溫度與孩子體溫一樣，讓孩子在浴缸裡玩水約20分鐘，再幫他擦乾、穿衣服後送他上床睡覺。

請藥局客製

栓劑

請藥師依下列配方製作 6 顆栓劑：

	嬰兒	小孩
桉油醇樟精油	20 mg	30 mg
茶樹精油	20 mg	30 mg
澳洲尤加利精油	20 mg	30 mg
金盞菊浸泡油	10 mg	10 mg
栓劑的賦形劑	1 g	1 g

每日施用 2～3 次，持續 2 天。

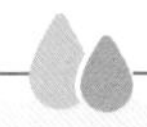

肛裂

完整配方

塗抹

調合：

- 岩玫瑰精油……1 滴
- 真正薰衣草精油……1 滴
- 金盞菊浸泡油……8 滴

用手指頭輕輕塗抹受傷的部位，每日塗抹 3 次直到癒合。

肝臟疲勞

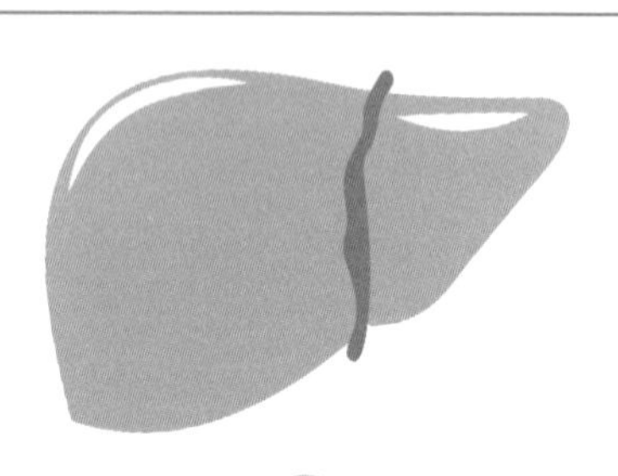

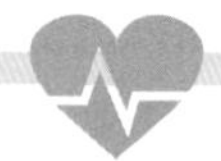

我的精簡配方

口服

加 2 滴**胡椒薄荷**精油入 1 茶匙蜂蜜或橄欖油裡，再放入嘴裡融化吸收。每日服用 2 回。

完整配方

塗抹

調合：

- 馬鞭草酮迷迭香精油……1 滴
- 格陵蘭喇叭茶精油……1 滴
- 龍艾精油……1 滴
- 榛果油……3 滴

以此調合油按摩肝臟位置，每日使用 2 次。

請藥局客製

口服

請藥師依照下列配方製作 30 顆膠囊（可重複療程）：

- 圓葉當歸精油……15 mg

- 馬鞭草酮迷迭香精油……………………………… 15 mg
- 胡椒薄荷精油……………………………………5 mg
- 熱帶羅勒精油……………………………………… 10 mg
- 檸檬精油……………………………………………5 mg

每日服用 3 顆，連續 10 天，休息 10 天後再重複療程 10 天。

孕婦專用

我的精簡配方

口服

加 2 滴**檸檬**精油在中性錠片上服用，每日 2 回。或加在 1 茶匙百里香蜂蜜裡，再放入迷迭香花草茶裡攪拌，每日飲用 2 杯。

小孩專用

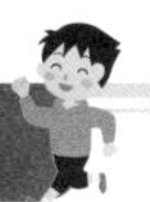

完整配方

口服

均等調合：

- 檸檬純露
- 胡椒薄荷純露
- 馬鞭草酮迷迭香純露
- 胡蘿蔔籽純露

一次 2 茶匙複方純露稀釋在 1 杯水裡讓孩子喝，在兩餐之間飲用，每日 2 回。這樣可以讓孩子開胃、強化免疫力、排肝臟的毒並淨化口氣。

注意：是純露，不是精油！

腳踝扭傷

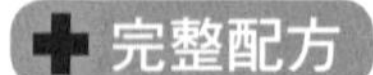

完整配方

塗抹

1. 用冷水敷料，或最好是用冷敷墊（藥局買的）冷敷 10 分鐘。15 分鐘後再敷 1 次。

然後

2. 在 5 ml 瓶裡調合：

- 義大利永久花精油……………………………… 10 滴
- 檸檬尤加利精油………………………………… 20 滴
- 月桂精油………………………………………… 20 滴
- 山金車浸泡油…………………………………… 裝滿 5 ml

取 5～6 滴調合油在局部輕輕按摩，每日 3～4 次，持續 2～3 天。

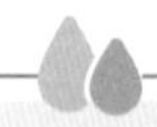

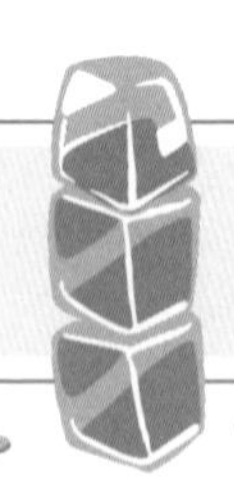

畏寒

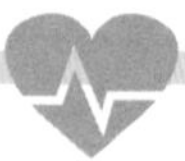

我的精簡配方

口服

加 1 滴**側柏醇百里香**精油在小方糖上，再放入嘴裡融化吸收，每日服用 2～3 回。

✚ 完整配方

塗抹

調合：

- 側柏醇百里香精油……5 滴
- 甜杏仁油……10 滴

每日按摩 2 次前胸和後背。

泡澡

在放好熱水（38°C）的浴缸裡，倒入：

- 側柏醇百里香精油……20 滴
- 泡澡的基質……1 茶匙

讓自己泡入浴缸裡，好好把握這個時刻至少放鬆 20 分鐘。泡澡後無需沖洗，將自己包在暖烘烘的浴袍裡再上床睡覺。

孕婦專用

✚ 我的精簡配方

塗抹

以 5 滴**側柏醇百里香**精油稀釋在 1 茶匙榛果油裡，再多按摩手腳久一點以促進血液循環，每日這樣按摩手腳 2～3 次。按摩的方向往心臟走（從腳趾到腳踝，從手指到手腕，以此類推）。

口服（口腔黏膜吸收／含服）（懷孕滿 3 個月）

加 1 滴**側柏醇百里香**精油在中性錠片上、1 茶匙蜂蜜裡或方糖上，再放入嘴裡融化吸收，每日服用 2 回。

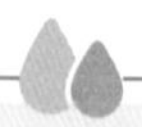

疔瘡

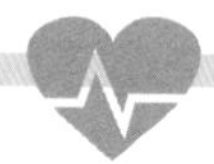

我的精簡配方

塗抹

以 1 或 2 滴**茶樹**精油塗抹局部，每日數次。

完整配方

塗抹

在 1 ml 深色滴管瓶裡調合：

- 茶樹精油……1 滴
- 印度藏茴香精油……1 滴
- 中國肉桂精油……1 滴
- 真正薰衣草精油……1 滴
- 玫瑰天竺葵精油……1 滴
- 60%酒精……裝滿 1 ml

以此配方 1 滴塗抹在長疔瘡的部位，每日使用 2 次。

請藥局客製

口服，若疔瘡變大或已有多處患部

請藥師依照下列配方製作 60 顆膠囊：

- 圓葉當歸精油……20 mg
- 錫蘭肉桂精油……20 mg
- 胡蘿蔔籽精油……20 mg
- 檸檬精油……20 mg

早、晚各服 1 顆，持續 3 週。

孕婦專用

完整配方

塗抹

調合：

- 月桂精油……………………………………………… 2滴
- 茶樹精油……………………………………………… 1滴
- 90%酒精……………………………………………… 3滴

每日局部塗抹4～5次，持續4～5天。

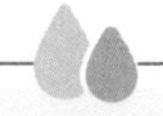

疥瘡

請藥局客製

塗抹

請藥師依下列配方製作調理霜：

- 山雞椒精油………………………………………………… 3 ml
- 丁香花苞精油……………………………………………… 3 ml
- 胡椒薄荷精油……………………………………………… 3 ml
- 摩洛哥藍艾菊精油………………………………………… 1 ml
- 濃稠的氧化鋅霜…………………………………………… 300 ml

晚上塗抹在有疥瘡的皮膚上，再包紮起來以確保這個調理霜可以跟皮膚接觸10個小時。連續使用3天。務必遵守以上的劑量及調理的時間。

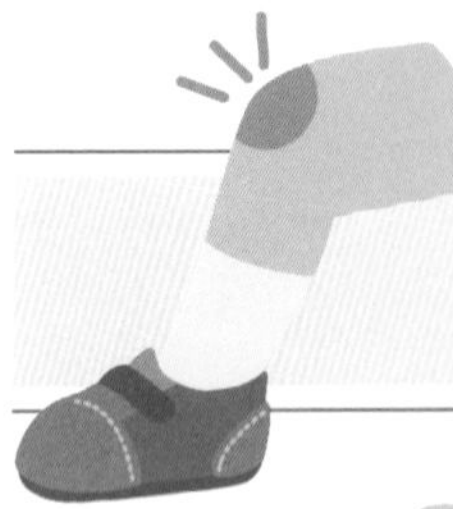

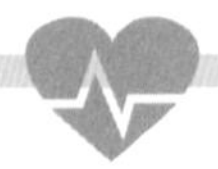

膝蓋疼痛

我的精簡配方

塗抹

以 2 滴**冬青白珠／芳香白珠**精油用打圈的方式按摩，每日 3 次直到完全改善為止。

完整配方

塗抹

調合：

- 冬青白珠／白珠精油……1 滴
- 檸檬尤加利精油……1 滴
- 胡椒薄荷精油……1 滴
- 山金車浸泡油……3 滴

塗抹並按摩久一點，每日 3 次直到完全改善為止。

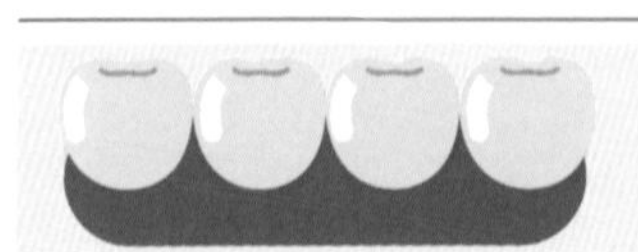

牙齦發炎

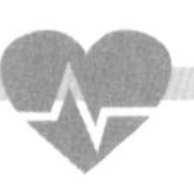

我的精簡配方

塗抹

以 2 滴**月桂**純精油（不稀釋）或稀釋在 2 滴金盞菊浸泡油裡，每日塗抹 2～3 次發炎的部位。

完整配方

漱口

在 100 ml 瓶裡均等調合：

- 岩玫瑰純露
- 月桂純露
- 胡椒薄荷純露
- 沉香醇百里香純露

注意：純露（Hydrosol）別跟精油（Essential oil）搞混了。以此複方純露（不要加水）1 湯匙的量漱口，每日 3～4 次。

塗抹

調合：

- 月桂精油……1 滴
- 丁香花苞精油……1 滴
- 穗花薰衣草精油……1 滴
- 岩玫瑰精油……1 滴
- 金盞菊浸泡油……3 滴
- 聖約翰草浸泡油……3 滴

用手指頭沾這個調合油以按摩牙齦發炎及嘴裡受傷的部位，每日 3～4 次，直到完全復原。若是「單純的」牙齦發炎的話，大約調理 3～4 天即可。

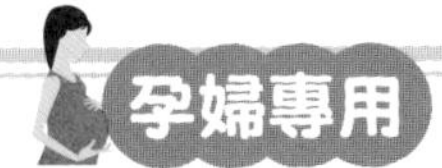

完整配方

漱口

調合：

- 洋甘菊純露
- 月桂純露

每日以此複方純露漱口 2～3 次。

注意：是純露，不是精油！

塗抹

牙齦痛

調合：

- 月桂精油…… 1 滴
- 穗花薰衣草精油…… 1 滴
- 聖約翰草浸泡油…… 2 滴

用（很乾淨）的手指頭沾這個調合油以按摩牙齦，每日使用 3～5 次。

牙齦流血

調合：

- 穗花薰衣草精油 1 滴
- 波旁天竺葵精油 1 滴

每日用這 2 滴純精油（不稀釋）以手指頭按摩牙齦 3 次。

牙周病

調合：

- 羅馬洋甘菊精油…… 1 滴
- 月桂精油…… 1 滴
- 穗花薰衣草精油…… 1 滴
- 金盞菊浸泡油…… 3 滴

每次刷牙後，或每日最少 3 次（提醒：理想中應該是吃完東西就要刷牙，所以若您每日小食 5 回，就要塗抹 5 次）以這個配方用手指頭按摩牙齦，持續 3～4 天。這是止痛、癒合及抗發炎的配方。

小孩專用

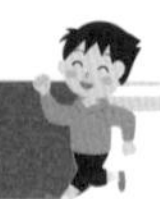

完整配方

塗抹

在 5 ml 深色滴管瓶裡調合：

- 月桂精油…… 1 滴
- 穗花薰衣草精油…… 1 滴

- 羅馬洋甘菊精油……………………………………… 1 滴
- 金盞菊浸泡油…………………………………… 1/2 茶匙

取 2 滴調合油，每日用手指頭按摩牙齦 4～5 次，持續 3～4 天。

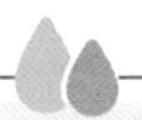

痛風

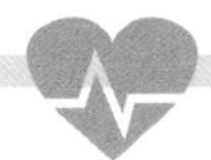

我的精簡配方

塗抹

以 2 滴**冬青白珠／芳香白珠**精油輕輕按摩會痛的關節，每日 3 次，持續 5～7 天。

完整配方

塗抹

調合：

- 冬青白珠／芳香白珠精油……………………………… 1 滴
- 杜松漿果精油……………………………………… 1 滴
- 樟腦迷迭香精油…………………………………… 1 滴
- 胡椒薄荷精油……………………………………… 1 滴
- 義大利永久花精油………………………………… 1 滴
- 聖約翰草浸泡油…………………………………… 5 滴

輕輕按摩會痛的關節，每日 3 次，持續 5～7 天。

泡腳

調合：

- 檸檬尤加利精油…………………………………… 2 滴
- 樟腦迷迭香精油…………………………………… 2 滴

- 冬青白珠／芳香白珠精油……………………………………………2 滴
- 泡澡的基質……………………………………………………1 茶匙

每日 2 次將腳泡入很熱（38°C）的水裡 10 分鐘。

口服

調合：

- 杜松漿果精油…………………………………………………1 滴
- 檸檬精油……………………………………………………1 滴

加這 2 滴精油入 1 茶匙蜂蜜裡、半顆方糖或 1 湯匙橄欖油裡，每日服用 3 回，持續 1 週。

流感

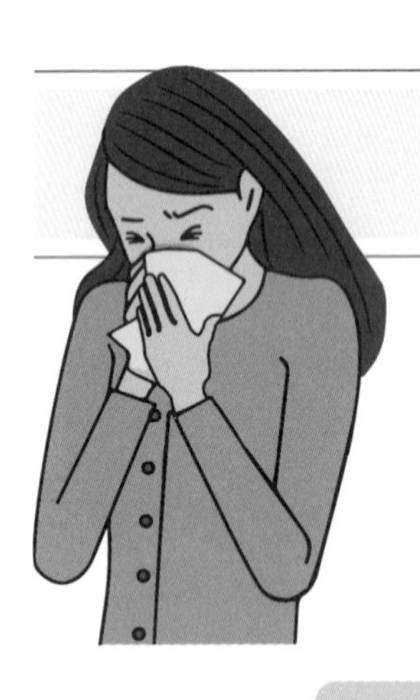

我的精簡配方

塗抹

以 3 滴**桉油醇樟**精油塗抹下背、整條脊椎和前胸，每日 4～5 次。

口服

加 1 滴**桉油醇樟**精油入 1 小匙蜂蜜裡、橄欖油裡或半顆方糖上服用，每日 4 回。

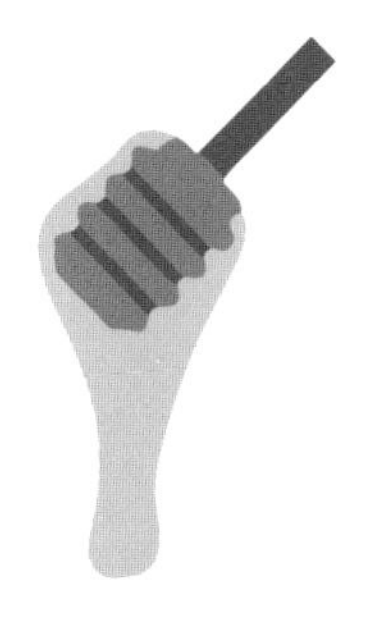

使呼吸道暢通的蜂蜜

加 1 滴**錫蘭肉桂**精油入 1 茶匙百里香蜂蜜裡，再含入嘴裡融化吸收。也可以稀釋在迷迭香茶或百里香茶裡飲用，每日 3 回。

完整配方

塗抹

在 5 ml 深色滴管瓶裡調合：

- 桉油醇樟精油……………………………………… 10 滴
- 澳洲尤加利精油…………………………………… 10 滴
- 月桂精油…………………………………………… 10 滴
- 茶樹精油…………………………………………… 10 滴
- 榛果油…………………………………………… 裝滿 5 ml

以此調合油數滴輕輕按摩下背、整條脊椎及前胸，每日 4～6 次，連續 2 天。這個配方也可以每日塗抹 1 次以預防流感（會明顯地提升免疫抵抗力）。

擴香

均等調合入 10 ml 瓶裡：

- 檸檬精油
- 桉油醇樟精油
- 澳洲尤加利精油

早、晚各擴香 1 小時。非常建議在流感期間以這個配方擴香作預防用：在辦公室、托兒所或養老院裡擴香。簡而言之，可以用在人多的場所。

請藥局客製

口服：超活力配方以快速擊退病菌和病毒

請藥師依照下列配方製作 30 顆膠囊：

- 百里酚百里香精油………………………………… 25 mg
- 錫蘭肉桂精油……………………………………… 25 mg
- 野馬鬱蘭精油……………………………………… 25 mg

每次服用 2 顆，每日 3 回，持續 5 天。

栓劑：以避免口服

請藥師依下列配方製作 12 顆栓劑：

- 澳洲尤加利精油……60 mg
- 月桂精油……20 mg
- 側柏醇百里香精油……50 mg
- 桉油醇樟精油……20 mg
- 聖約翰草浸泡油……20 mg

每日施用 3 次、連續 2 天，第 3 天則早、晚各 1 顆再持續 3 天。

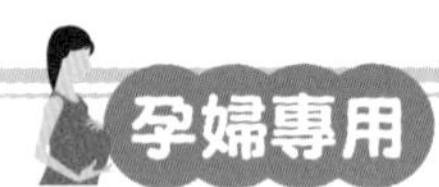

完整配方

預防流感（流感或非流感季節）

擴香

均等倒入擴香儀：

- 檸檬精油
- 桉油醇樟精油

在家裡、辦公室或車上……擴香，早、晚擴香 10 分鐘。

塗抹（第一孕期）

調合：

- 澳洲尤加利精油……1 滴
- 桉油醇樟精油……1 滴
- 榛果油……3 滴

每日塗抹前胸及後背 2 次。

治療

塗抹

- 月桂精油……2 滴
- 澳洲尤加利精油……2 滴
- 桉油醇樟精油……2 滴

- 榛果油……………………………………………… 5滴

每日塗抹6次前胸、後背及足弓，連續3天。第四天則減為每日塗抹3次再繼續3天。

口服（懷孕滿3個月後）

調合：

- 桉油醇樟精油…………………………………… 1滴
- 側柏醇百里香精油……………………………… 1滴

加入半茶匙蜂蜜裡，可能的話就用百里香蜂蜜，再放入嘴裡融化吸收，每日4回，連續5天。

小孩專用

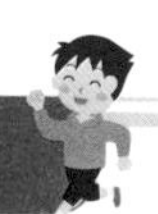

完整配方

塗抹（3個月以上的嬰兒）

在5 ml瓶裡調合：

- 桉油醇樟精油…………………………………… 1 ml
- 芳樟精油………………………………………… 1 ml
- 甜杏仁油………………………………………… 3 ml

取10滴調合油幫嬰兒按摩前胸及後背，每日2次，持續2～3天。

塗抹（3歲以上的小孩）

在5 ml瓶裡調合：

- 月桂精油………………………………………… 1 ml
- 茶樹精油………………………………………… 1 ml
- 桉油醇樟精油…………………………………… 1 ml
- 甜杏仁油………………………………………… 2 ml

取10滴調合油幫孩子按摩前胸及上背，每日3次，持續2～3天。

請藥局客製

栓劑

請藥師依下列配方製作 12 顆栓劑：

	嬰兒	小孩
桉油醇樟精油	20 mg	30 mg
芳樟精油	10 mg	15 mg
澳洲尤加利精油	10 mg	15 mg
金盞菊浸泡油	10 mg	10 mg
栓劑的賦形劑	1 g	1 g

每日施用 3 顆，連續 2 天。第 3 天則減為早、晚各 1 顆，再繼續 3 天。

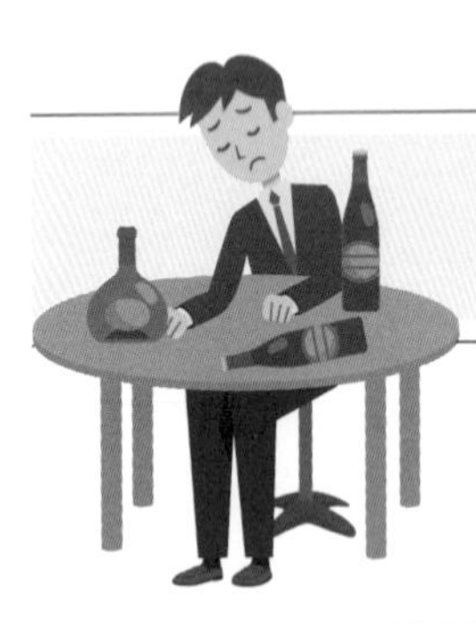

宿醉

我的精簡配方

口服

直接倒 1 滴**胡椒薄荷**純精油（不稀釋）在半顆方糖上服用。

塗抹

以 1 滴**胡椒薄荷**精油塗抹在不舒服的太陽穴上，緩慢地按摩。若需要則一天可以使用到 3 次。

完整配方

口服

調合：

- 檸檬精油……1 滴
- 胡椒薄荷精油……1 滴

將這 2 滴精油加入 1 小匙蜂蜜裡、半顆方糖上或 1 茶匙橄欖油裡服用，一日 3 回。

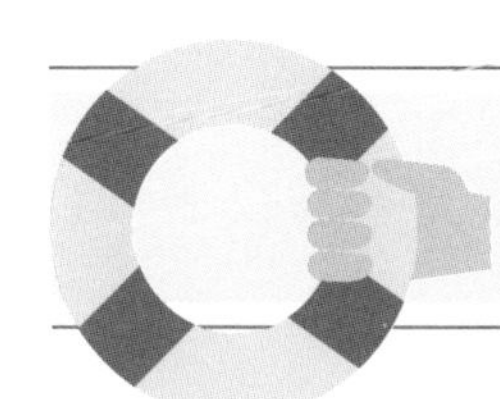

痔瘡

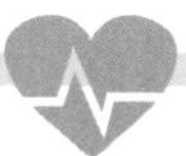

我的精簡配方

塗抹

以 1 滴**薰陸香**精油稀釋在 3～4 滴瓊崖海棠油裡，梳洗後及如廁後用手指頭沾調合油以塗抹痔瘡患部。

完整配方

塗抹

調合：

- 薰陸香精油……1 ml
- 義大利永久花精油……1 ml
- 絲柏精油……0.5 ml
- 岩玫瑰精油……0.5 ml
- 穗花薰衣草精油……1 ml
- 胡椒薄荷精油……0.5 ml
- 聖約翰草浸泡油……10 ml

早、晚梳洗後局部塗抹，加上每次如廁後塗抹。或每日使用 3～5 次。

請藥局客製

栓劑

請藥師依下列配方製作 12 顆栓劑：

- 薰陸香精油…… 40 mg
- 義大利永久花精油…… 10 mg
- 絲柏精油…… 30 mg
- 穗花薰衣草精油…… 40 mg
- 聖約翰草浸泡油…… 20 mg

使用 1 小時前，先將 1 顆栓劑拿進冷藏或冷凍庫存放（以製造冷麻醉效果）。早、晚施用 1 顆，持續 3～7 天。

口服

請藥師依照下列配方製作 60 顆膠囊：

- 馬鞭草酮迷迭香精油…… 25 mg
- 絲柏精油…… 30 mg
- 薰陸香精油…… 20 mg

預防和保養：每次服用 2 顆，每日 1 或 2 回，每個月口服 10 天。

治療：每次服用 2 顆，每日 3 回連續 5 天，第 6 天則減為每次服用 1 顆，每日 3 回再繼續 5 天。

孕婦專用

完整配方

塗抹

在 2 ml 瓶裡調合：

- 薰陸香精油…… 5 滴
- 義大利永久花精油…… 5 滴
- 金盞菊浸泡油……裝滿 2 ml

以此調合油 2 滴，梳洗後及如廁後塗抹痔瘡患部，每日使用 4～6 次。

請藥局客製

栓劑

請藥師依下列配方製作 12 顆栓劑：

- 義大利永久花精油………………………… 20 mg
- 薰陸香精油………………………………… 15 mg
- 穗花薰衣草精油…………………………… 40 mg
- 羅馬洋甘菊精油…………………………… 10 mg
- 金盞菊浸泡油……………………………… 20 mg

每日施用 3 顆連續 2 天，第 3 天則減為每日施用 2 顆再繼續 3 天。這樣不僅可以緩和痔瘡的不適，還可以對抗雪上加霜的便秘。

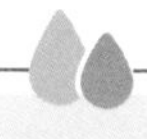

肝炎

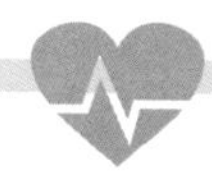

我的精簡配方

口服

加 1 滴**馬鞭草酮迷迭香**精油在 1 茶匙蜂蜜裡，再放入嘴裡融化吸收。每日 3 回。

塗抹

以 1 滴**格陵蘭喇叭茶**純精油（不稀釋）塗抹肝臟部位，每日 2～3 次。

完整配方

塗抹

調合：

- 熱帶羅勒精油……1 滴
- 格陵蘭喇叭茶精油……1 滴
- 側柏醇百里香精油……1 滴

每日塗抹肝臟部位 2～3 次。

請藥局客製

口服

請藥師依照下列配方製作 60 顆膠囊（可重複療程）：

- 圓葉當歸精油……15 mg
- 馬鞭草酮迷迭香精油……5 mg
- 熱帶羅勒精油……5 mg
- 格陵蘭喇叭茶精油……5 mg
- 綠花白千層精油……5 mg
- 沒藥精油……10 mg

早、午、晚各服 1 顆，連續 20 天，停 10 天後再重複療程。

孕婦專用

完整配方

塗抹

- 格陵蘭喇叭茶精油……1 滴
- 桉油醇樟精油……1 滴
- 側柏醇百里香精油……1 滴
- 榛果油……3 滴

早、晚塗抹肝臟部位，最少持續 2 個月。

口服（懷孕滿 3 個月後）

- 桉油醇樟精油……1 滴
- 側柏醇百里香精油……1 滴

將這 2 滴精油加在中性錠片上服用，每日 3 回連續 10 天。停 10 天後再服用 10 天，以這樣的方式持續 2 個月。

口腔疱疹（唇疱疹）

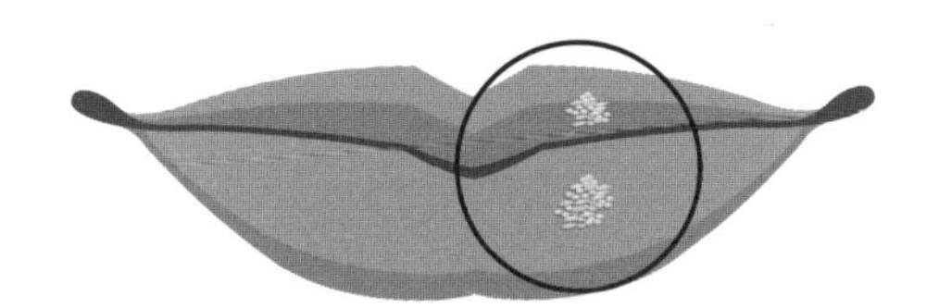

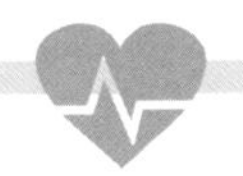

我的精簡配方

塗抹

每 2 小時以 2 滴**綠花白千層**純精油（不稀釋）塗抹疱疹患部。若長在很敏感的部位，可以稀釋在等量的聖約翰草浸泡油或金盞菊浸泡油裡（2 滴精油稀釋在 2 滴植物油裡）。

完整配方

塗抹

在 2 ml 深色瓶裡調合：

- 綠花白千層精油……………………………………………… 10 滴
- 穗花薰衣草精油………………………………………………… 5 滴
- 桉油醇樟精油…………………………………………………… 10 滴
- 胡椒薄荷精油……………………………………………………… 5 滴
- 金盞菊浸泡油…………………………………………… 裝滿 2 ml

覺得癢癢時，就可開始用調合油 1 滴塗抹，每日 10 次。

若太慢察覺，已經長出來了，則用調合油 2 滴塗抹在長疱疹的部位，每日 5～6 次，持續 2 或 3 天。

孕婦專用

完整配方

塗抹

- 茶樹精油…………………………………………… 1 滴
- 桉油醇樟精油……………………………………… 1 滴
- 穗花薰衣草精油…………………………………… 1 滴

覺得刺痛時，就可以開始每日局部塗抹 8～10 次。別等到疱疹「冒出來」作亂才行動。

小孩專用

我的精簡配方

塗抹

直接用手指頭沾 1 滴**綠花白千層**純精油（不稀釋）塗抹疱疹患部。每日 3 次。

完整配方

塗抹（復發的狀況）

在 2ml 瓶裡調合：

- 綠花白千層精油…………………………………… 3 滴
- 莎羅白樟精油……………………………………… 3 滴
- 穗花薰衣草精油…………………………………… 3 滴
- 金盞菊浸泡油…………………………………裝滿 2 ml

每小時用 2 滴塗抹疱疹患部，連續 2 天。第三天則減為每日 3 次直到痊癒。

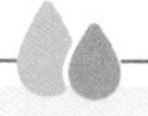

生殖器疱疹

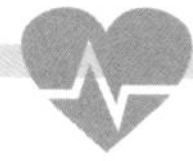

我的精簡配方

塗抹

以 2 滴**綠花白千層**精油稀釋在 7～8 滴聖約翰草浸泡油裡，每 2 小時塗抹 1 次疱疹患部。

完整配方

塗抹

在 2ml 深色滴管瓶裡調合：

- 綠花白千層精油……4 滴
- 茶樹精油……4 滴
- 胡椒薄荷精油……2 滴
- 金盞菊浸泡油……裝滿 2 ml

以此調合油 2 滴，每日塗抹在疱疹患部的黏膜 5 次。

請藥局客製

（若常常復發）

口服

請藥師依照下列配方製作 60 顆膠囊（可重複療程）：

- 桉油醇樟精油……30 mg
- 澳洲尤加利精油……20 mg
- 茶樹精油……10 mg

早、晚服用 1 顆，連續 20 天，停 1 週後再口服 20 天，停 2 週後再繼續每個月服用 10 天。當您有經常性的生殖器疱疹復發的話，這是個定期而深入的治療，其作用主要是激勵免疫力。

孕婦專用

完整配方

塗抹

- 茶樹精油⋯⋯⋯⋯⋯⋯⋯⋯⋯⋯⋯⋯⋯⋯⋯⋯ 1 滴
- 桉油醇樟精油⋯⋯⋯⋯⋯⋯⋯⋯⋯⋯⋯⋯⋯⋯ 1 滴
- 穗花薰衣草精油⋯⋯⋯⋯⋯⋯⋯⋯⋯⋯⋯⋯⋯ 1 滴
- 聖約翰草浸泡油⋯⋯⋯⋯⋯⋯⋯⋯⋯⋯⋯⋯⋯ 10 滴

覺得刺痛時，就可以開始每日局部塗抹 4～5 次。別等到疱疹「冒出來」作亂了再行動。

請藥局客製

陰道栓劑

請藥師依下列配方製作 12 顆陰道栓劑：

- 羅馬洋甘菊精油⋯⋯⋯⋯⋯⋯⋯⋯⋯⋯⋯⋯ 20 mg
- 穗花薰衣草精油⋯⋯⋯⋯⋯⋯⋯⋯⋯⋯⋯⋯ 30 mg
- 側柏醇百里香精油⋯⋯⋯⋯⋯⋯⋯⋯⋯⋯⋯ 30 mg
- 桉油醇樟精油⋯⋯⋯⋯⋯⋯⋯⋯⋯⋯⋯⋯⋯ 50 mg
- 茶樹精油⋯⋯⋯⋯⋯⋯⋯⋯⋯⋯⋯⋯⋯⋯⋯ 50 mg
- 聖約翰草浸泡油⋯⋯⋯⋯⋯⋯⋯⋯⋯⋯⋯⋯ 20 mg

每日施用 2 顆陰道栓劑，連續 10 天。

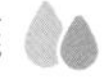

睡前講故事陪伴孩子入眠

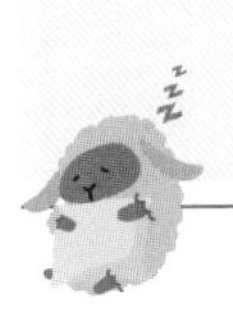
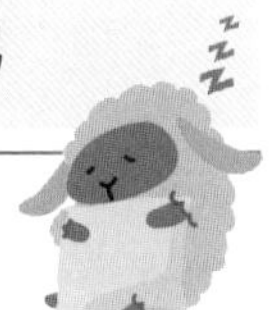

小孩專用

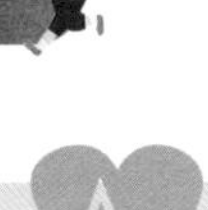

我的精簡配方

擴香

在講故事時，可在臥房裡用**真正薰衣草**精油擴香。

吸聞

睡覺熄燈前，倒 1 滴**羅馬洋甘菊**和 1 滴**甜橙**精油在孩子的枕頭上。

打嗝

我的精簡配方

口服

倒 1 滴**龍艾**純精油（不稀釋）在半顆方糖上服用。若需要則 10 分鐘後可再服用 1 次（加在方糖上、中性錠片上或若您比較喜歡加在 1 小匙橄欖油裡）。

孕婦專用

完整配方

塗抹

- 羅馬洋甘菊精油……………………………………1 滴
- 法國羅勒精油* ……………………………………1 滴
- 榛果油………………………………………………2 滴

以此調合油塗抹腹腔神經叢和脖子。若需要可在 10 分鐘後再塗抹 1 次。

口服（口腔黏膜吸收／含服）（懷孕滿 3 個月後）

- 羅馬洋甘菊精油……………………………………1 滴
- 法國羅勒精油* ……………………………………1 滴

直接倒在半顆方糖上服用。若需要可每半小時服用 1 次，一天最多 2～3 次。

小孩專用

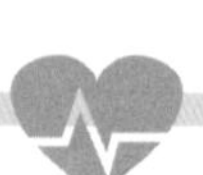

我的精簡配方

口服

加 1 滴**龍艾**精油在半顆方糖上讓孩子吮吸。若需要可在 5 分鐘後再服用 1 次。

* 法國羅勒精油又稱**歐洲羅勒**或**甜羅勒**。

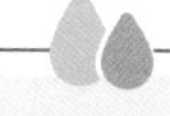

情緒不穩

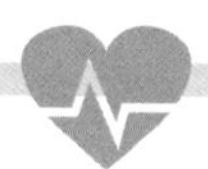

我的精簡配方

吸聞

直接打開**真正薰衣草**的精油瓶蓋，深深緩慢地吸聞。什麼都不要想，就只專注在薰衣草的香氣裡。

完整配方

塗抹

在 2 ml 深色滴管瓶裡調合：

- 真正薰衣草精油……10 滴
- 羅馬洋甘菊精油……5 滴
- 橙花精油……5 滴
- 熱帶羅勒精油……5 滴
- 山雞椒精油……5 滴
- 瓊崖海棠油……裝滿 2 ml

當覺得需要時，就以調合油塗抹腹腔神經叢、手腕內側及腳背。

擴香

在 10 ml 瓶裡均等調合：

- 真正薰衣草精油
- 甜馬鬱蘭精油
- 依蘭精油

早、晚在活動的空間擴香 1 小時。

口服

調合：

- 芳樟精油……1 滴
- 苦橙葉精油……1 滴

將這 2 滴精油倒在方糖上、1 茶匙蜂蜜裡或中性錠片上，再放入嘴裡融化吸收。早、晚 1 次，持續 15 天。

唾液分泌過多

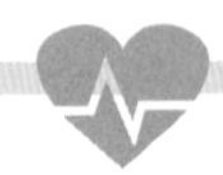

我的精簡配方

「舒服」的漱口

均等倒半杯的**月桂**和**快樂鼠尾草純露**以漱口，若需要可每日漱口 2～3 次。只用純露就好，不要加水。

注意：是純露，不是精油！

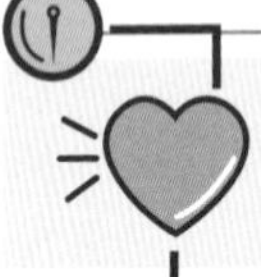

高血壓（及心跳過快／心悸）

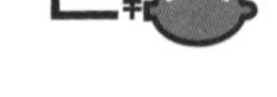

我的精簡配方

口服

加 1 滴**依蘭**精油在 1 小匙蜂蜜裡，再放入嘴裡融化吸收。每日 3 回。

吸聞

點 1 滴**依蘭**精油在手腕內側並深深吸聞。每日 3 次。

以上建議也適用在心跳過快的狀況，也就是除了緊張或運動外，您感覺心臟「跳很快」時。

完整配方

擴香

均等調合：

- 依蘭精油
- 真正薰衣草精油
- 山雞椒精油

早、晚用這個配方在活動的空間擴香 30 分鐘。

塗抹

調合：

- 甜馬鬱蘭精油……1 滴
- 依蘭精油……1 滴
- 真正薰衣草精油……1 滴
- 羅馬洋甘菊精油……1 滴
- 瓊崖海棠油……3 滴

以此調合油按摩腹腔神經叢和肩膀，每日 2 次。

請藥局客製

口服

請藥師依照下列配方製作 30 顆膠囊：

- 超級醒目薰衣草精油……20 mg
- 依蘭精油……15 mg
- 真正薰衣草精油……10 mg
- 甜馬鬱蘭精油……10 mg
- 馬鞭草酮迷迭香精油*……10 mg

早、晚服用 1 或 2 顆，直到恢復正常（您不再感覺心跳太快）。

* 有心悸的情況才需要。

孕婦專用

完整配方

塗抹和吸聞

調合：

- 依蘭精油……………………………………………… 2 滴
- 真正薰衣草精油………………………………………… 1 滴
- 榛果油…………………………………………………… 3 滴

塗抹腹腔神經叢和手腕內側（並深深吸聞），每日 2～3 次。

塗抹（若「情緒暴走」）

調合：

- 羅馬洋甘菊精油………………… 1 滴
- 苦橙葉精油……………………… 1 滴
- 檸檬尤加利精油………………… 1 滴
- 榛果油…………………………… 3 滴

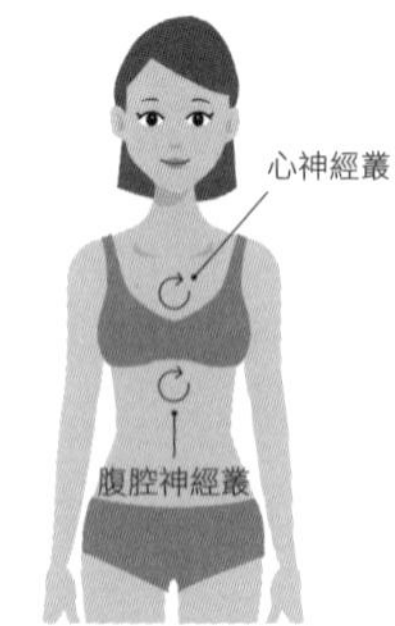

塗抹腹腔神經叢及心神經叢，視需求可以使用很多次。這兩個「塗抹」配方可以輪替使用。

口服（懷孕滿 3 個月後）

- 苦橙葉精油……………………………………………… 1 滴
- 檸檬馬鞭草精油………………………………………… 1 滴

加在中性錠片上或半茶匙橄欖油裡，再放入嘴裡融化吸收。每日 3 回，療程持續 20 天。

擴香

- 真正薰衣草或苦橙葉精油

早、晚用其中一種精油擴香 10 分鐘。

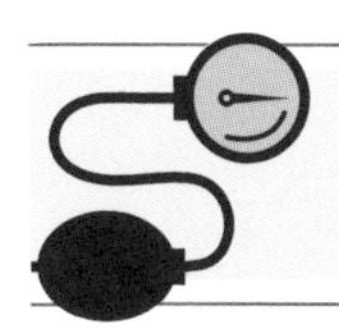

低血壓

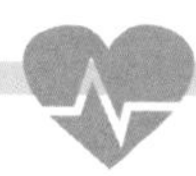

我的精簡配方

口服

加 2 滴**胡椒薄荷**精油在 1 匙蜂蜜裡，再放入嘴裡融化吸收。每日 2 回（最好在早、午餐後服用，請避免在晚上服用）。

吸聞

用 1 滴**胡椒薄荷**精油在手腕內側並深深吸聞。

完整配方

塗抹和吸聞

調合：

- 胡椒薄荷精油……1 滴
- 樟腦迷迭香精油……2 滴
- 歐洲赤松精油……1 滴
- 山金車浸泡油……5 滴

早、晚以此調合油按摩腹腔神經叢和腎臟部位。

也用 1 滴塗抹在手腕內側並深深吸聞。

口服

調合：

- 胡椒薄荷精油……1 滴
- 百里酚百里香精油……1 滴

將這 2 滴精油加在 1 小匙蜂蜜裡，再放入薄荷茶裡攪拌。最後加數滴檸檬汁再慢慢地飲用。

孕婦專用

完整配方

塗抹和吸聞

- 歐洲赤松精油……1 滴
- 側柏醇百里香精油……1 滴
- 榛果油……2 滴

每日塗抹在手腕內側並深深吸聞 2～3 次，加上早、午塗抹在腎臟部位。持續使用到血壓回復正常。

口服（懷孕滿 3 個月後）

- 薑精油……1 滴
- 側柏醇百里香精油……1 滴

加在方糖上、蜂蜜裡或麵包屑上服用，每日 2～3 次，持續 10～20 天（若在第十天已有令人滿意的效果，就可以停止服用了）。

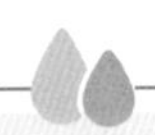

免疫力

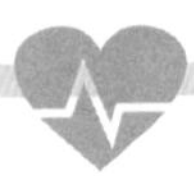

我的精簡配方

塗抹

每日（尤其在秋天）以 1 滴**檸檬**或**桉油醇樟**純精油（不稀釋）塗抹腹腔神經叢。

完整配方

塗抹

調合：

- 桉油醇樟精油……………………………………………… 1 滴
- 沉香醇百里香精油………………………………………… 1 滴
- 月桂精油…………………………………………………… 1 滴
- 檸檬精油…………………………………………………… 1 滴

從九月到二月這段期間，早晨時以此複方精油直接塗抹前胸和上背，每個月使用 10 天。

請藥局客製

口服：

請藥師依照下列配方製作 60 顆膠囊：

- 野馬鬱蘭精油……………………………………… 25 mg
- 錫蘭肉桂精油……………………………………… 25 mg
- 桉油醇樟精油……………………………………… 25 mg
- 茶樹精油…………………………………………… 25 mg

照三餐服用 1 顆，持續 3 週後停 1 週。再重複療程服用 3 週。

孕婦專用

我的精簡配方

塗抹

在病毒入侵期間，每日用 2 滴**桉油醇樟**精油塗抹腹腔神經叢、手腕內側、前胸和後背 3～4 次，持續 20 天。

擴香

在擴香儀裡倒入數滴**桉油醇樟**精油，在家裡、辦公室或車上，早、晚擴香 10 分鐘。

吸聞

白天直接吸聞打開瓶蓋的**桉油醇樟**精油（或倒數滴在乾淨的手帕上吸聞）。

口服（懷孕滿 3 個月後）

加 1 滴**桉油醇樟**精油在方糖上，再放入嘴裡融化吸收。每日 3 回，每個月服用 10 天。

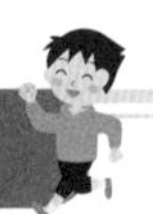

小孩專用

請藥局客製

栓劑（3 歲以上）

請藥師依下列配方製作 21 顆栓劑：

- 綠花白千層精油…… 20 mg
- 芳樟精油…… 20 mg
- 茶樹精油…… 10 mg
- 聖約翰草浸泡油…… 20 mg

每日施用 1 顆，持續 3 週。

塗抹

在 10 ml 瓶裡調合：

- 澳洲尤加利精油…… 1 ml
- 桉油醇樟精油…… 2 ml
- 芳樟精油…… 1 ml
- 甜杏仁油…… 6 ml

從九月到二月這段期間裡，每日塗抹 3 次前胸和上背，每個月使用 10 天。

在 3 週的療程期間可以交替使用栓劑和按摩，停 1 週後再重複療程 3 週。

膿疱瘡

完整配方

塗抹：舒緩露

調合：

- 月桂純露
- 薰衣草純露
- 薄荷純露

⚠ 注意：是純露，不是精油！

早、晚梳洗時，將敷料浸泡在此複方純露裡以清洗膿疱瘡患部。

然後

調合：

- 玫瑰天竺葵精油……1 滴
- 茶樹精油……1 滴

每日用手指頭沾精油塗抹膿疱瘡患部 3 次，直到痊癒。

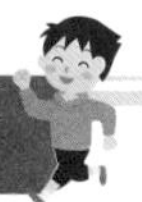

小孩專用

完整配方

塗抹

1. 以純露舒緩

均等調合：

- 真正薰衣草純露
- 月桂純露
- 百里香純露

用紗布或拋棄式紙巾充分地浸泡在複方純露裡再輕拍膿疱瘡患部，每日 3 次。

⚠ 注意，是純露，不是精油！

然後

2. 以精油護理

在 5 ml 瓶裡調合：

- 茶樹精油………………………………………… 1 ml
- 芳樟精油………………………………………… 1 ml
- 聖約翰草浸泡油………………………………… 3 ml

每日取數滴調合油在局部塗抹 3 次，直到膿疱瘡患部消失。這個治療需要持續數日，甚至數週。而且要嚴格執行不能擅自停用。

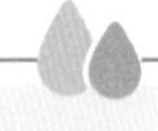

幽門螺旋桿菌感染（胃炎、潰瘍）

請藥局客製

口服：依序服用這兩個配方

請藥師依照下列配方製作 30 顆膠囊：

- 薰陸香精油……………………………………… 25 mg
- 百里酚百里香精油……………………………… 25 mg
- 錫蘭肉桂精油…………………………………… 25 mg
- 希臘野馬鬱蘭精油……………………………… 25 mg
- 沉香醇百里香精油……………………………… 25 mg

早、晚服用 2 顆，連續 7 天。

馬上接著

（所以要請藥師同時製作這兩種膠囊）

請藥師依照下列配方製作 30 顆膠囊：

- 桉油醇樟精油…………………………………… 20 mg

- 綠花白千層精油⋯⋯⋯⋯⋯⋯⋯⋯⋯⋯⋯⋯⋯⋯⋯⋯⋯⋯⋯⋯ 20 mg
- 胡椒薄荷精油⋯⋯⋯⋯⋯⋯⋯⋯⋯⋯⋯⋯⋯⋯⋯⋯⋯⋯⋯⋯⋯ 20 mg
- 穗花薰衣草精油⋯⋯⋯⋯⋯⋯⋯⋯⋯⋯⋯⋯⋯⋯⋯⋯⋯⋯⋯⋯ 20 mg
- 檸檬精油⋯⋯⋯⋯⋯⋯⋯⋯⋯⋯⋯⋯⋯⋯⋯⋯⋯⋯⋯⋯⋯⋯⋯ 10 mg

早、午、晚服用 1 顆，連續 10 天。

這兩種配方對幽門螺旋桿菌非常有效。建議用餐時一起服用，若可能的話甚至可以加一點點橄欖油一起口服。此療程必須停 10 天後再重複 1 或 2 回合的療程。

孕婦專用

我的精簡配方

塗抹

以 1 滴**法國羅勒***和 1 滴**羅馬洋甘菊**精油按摩腹腔神經叢及食道的部位，視需求每日使用 3～5 次。

口服（懷孕滿 3 個月後）

加 1 滴**羅馬洋甘菊**精油在中性錠片上或 1 茶匙蜂蜜裡，再放入嘴裡融化吸收。每日服用 2～3 回，直到不痛為止。

若灼熱感很強烈的話，請替換用 2 滴**法國羅勒***。如上用法，每日服用 2～3 回，但療程不要超過 1 或 2 天。

* 法國羅勒精油又稱**歐洲羅勒**或**甜羅勒**。

孕婦婦科感染

✚ 完整配方

塗抹

調合：

- 茶樹精油……1 滴
- 桉油醇樟精油……1 滴
- 月桂精油……1 滴
- 榛果油……5 滴

每日 3 次塗抹在恥骨上。

沖洗陰道

- 真正薰衣草純露……50 ml
- 玫瑰純露……50 ml
- 羅馬洋甘菊純露……50 ml
- 沉香醇百里香純露……50 ml

均等調合以上純露裝入 200 ml 瓶裡。每日用陰道沖洗器以 20 ml 灌洗陰道，每日使用 2 次持續 4～5 天。

⚠ 注意：是純露，不是精油！

口服（懷孕滿 3 個月後），若感染很嚴重

- 野馬鬱蘭精油……1 滴

加在 1/4 茶匙橄欖油裡服用，每日 3 回連續 5 天。

請藥局客製

請藥師依下列配方製作 12 顆陰道栓劑：

- 薰陸香精油……30 mg
- 檸檬尤加利精油……30 mg

- 穗花薰衣草精油………………………………………………… 30 mg
- 側柏醇百里香精油……………………………………………… 30 mg
- 茶樹精油………………………………………………………… 30 mg
- 金盞菊浸泡油…………………………………………………… 20 mg

早、晚各施用 1 顆，持續 5～6 天。

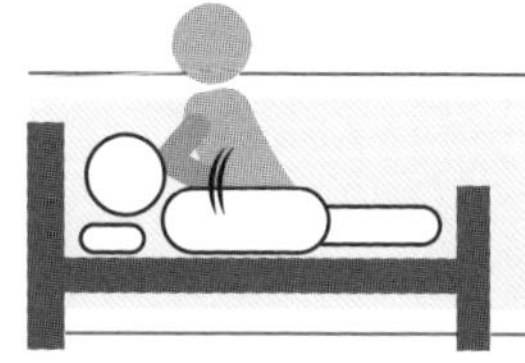

失眠

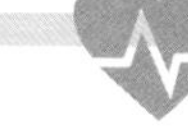

我的精簡配方

吸聞

直接打開**羅馬洋甘菊**精油瓶蓋深深吸聞 4～5 次，睡覺熄燈前就要完成。（趁還沒失眠前，吸聞後蓋上精油瓶馬上放到枕頭下……不然就太遲了！）

完整配方

擴香

在 10 ml 瓶裡均等調合：

- 紅桔精油
- 桉油醇樟精油
- 苦橙葉精油

睡前在臥室擴香 1 小時。

塗抹

在 5 ml 深色滴管瓶裡調合：

- 甜馬鬱蘭精油…………………………………………………… 10 滴
- 格陵蘭喇叭茶精油……………………………………………… 10 滴

- 真正薰衣草精油……………………………… 10 滴
- 桉油醇樟精油………………………………… 10 滴
- 超級醒目薰衣草精油………………………… 10 滴
- 紅桔精油……………………………………… 10 滴
- 山雞椒精油…………………………………… 10 滴
- 瓊崖海棠油…………………………………… 裝滿 5 ml

晚上和睡前各取 3 滴調合油塗抹腹腔神經叢。

泡澡

在已放熱水的浴缸裡，倒入：

- 甜橙精油……………………………………… 4 滴
- 紅桔精油……………………………………… 4 滴
- 佛手柑精油…………………………………… 4 滴
- 熱帶羅勒精油………………………………… 4 滴
- 泡澡的基質…………………………………… 1 湯匙

讓自己泡入浴缸 20 分鐘後直接上床睡覺（無需再沖洗）。連續 2 週每晚睡前泡澡。

請藥局客製

口服

請藥師依照下列配方製作 30 顆膠囊（可重複療程）：

- 甜馬鬱蘭精油………………………………… 15 mg
- 桉油醇樟精油………………………………… 10 mg
- 苦橙葉精油…………………………………… 10 mg
- 熱帶羅勒精油………………………………… 10 mg
- 格陵蘭喇叭茶精油……………………………5 mg

晚餐和睡前各服 1 顆。

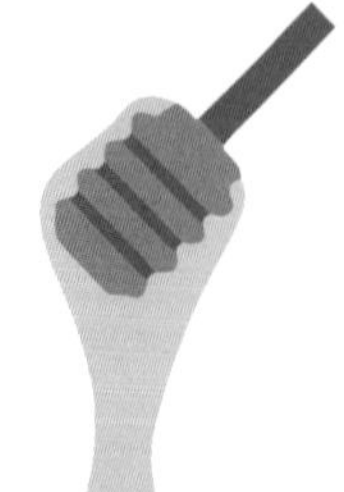

藥草蜂蜜

加 1 滴**山雞椒**精油到 1 茶匙薰衣草蜂蜜裡再吸吮。或稀釋到菩提茶、橙花茶或香蜂草茶裡飲用。

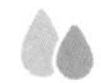

孕婦專用

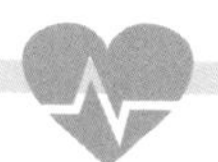

我的精簡配方

擴香和吸聞

睡前在臥室用數滴**真正薰衣草**精油擴香 15 分鐘及倒數滴在枕頭上。若覺得真正薰衣草不夠力的話，熄燈前可以打開**羅馬洋甘菊**精油瓶深深吸聞 4～5 次，及倒 2 滴在枕頭上。

塗抹

睡前以 2 滴**甜馬鬱蘭**精油塗抹腹腔神經叢、手腕內側及足弓。

完整配方

塗抹

調合：

- 甜馬鬱蘭精油…… 1 滴
- 真正薰衣草精油…… 1 滴
- 依蘭精油…… 1 滴
- 榛果油…… 10 滴

睡前請別人幫忙以此調合油沿著脊椎按摩。

泡澡

調合：

- 依蘭精油…… 2 滴
- 真正薰衣草精油…… 5 滴
- 甜馬鬱蘭精油…… 5 滴
- 泡澡的基質…… 1 茶匙

晚上將以上材料倒入已放熱水（38°C）的浴缸裡，至少泡 15 分鐘。泡澡後無需再沖洗，將自己裹入舒服柔軟的浴袍再上床睡覺。

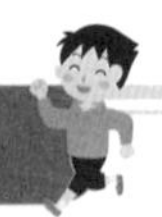

小孩專用

完整配方

泡澡

在已放熱水的浴缸裡倒入：

- 苦橙葉精油…… 5 滴
- 真正薰衣草精油…… 5 滴
- 泡澡的基質…… 1 茶匙

讓孩子泡澡 20 分鐘，泡澡後無需沖洗而直接擦乾後讓他上床睡覺。持續 2 週晚上睡前泡澡。

塗抹

- 真正薰衣草精油…… 1 ml
- 甜馬鬱蘭精油…… 1 ml
- 甜橙精油…… 0.5 ml
- 甜杏仁油…… 裝滿 15 ml

晚上洗澡後，幫孩子按摩全身並加強整條脊椎及前胸。

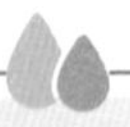

擦爛性濕疹

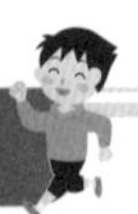

小孩專用

完整配方

塗抹

1. 立即舒緩

在瓶裡均等調合：

- 真正薰衣草純露

✿ 羅馬洋甘菊純露

✿ 大馬士革玫瑰純露

將敷料或化妝棉浸泡在此複方純露裡，再輕拍紅疹處。

⚠ 注意：是純露，不是精油！

然後

請藥局客製

塗抹

2. 長期舒緩

請藥師依下列配方製作 100 g 爽身粉：

- 真正薰衣草精油…… 1 ml
- 芳樟精油…… 1 ml
- 羅馬洋甘菊精油…… 1 ml
- 威尼斯滑石粉…… 裝滿 100 g

先以純露清潔並擦乾皮膚皺摺處後，再以特製的精油爽身粉在過敏發疹處撲粉，每日 3～4 次，持續 1 週。

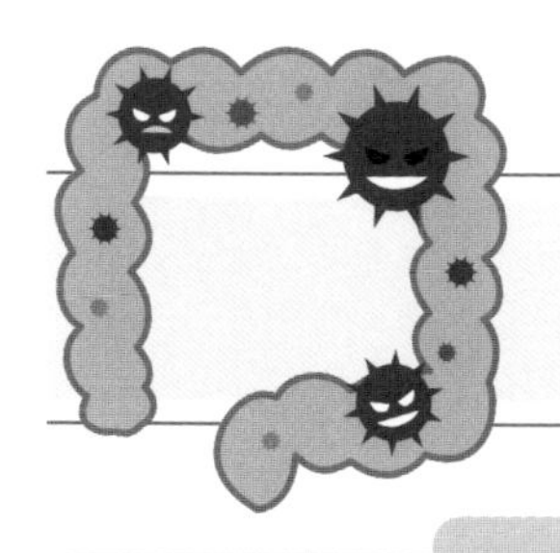

腸躁症

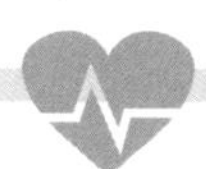

我的精簡配方

口服和塗抹

直接倒 1 滴**龍艾**純精油（不稀釋）在方糖上再放入嘴裡融化吸收。或者用 2 滴塗抹肚子並稍微按摩一下。每日 2～3 次。

完整配方

口服

- 龍艾精油……1滴
- 芫荽籽精油……1滴

早、午、晚用餐後，將這 2 滴精油加在 1 茶匙橄欖油或蜂蜜裡服用，每日 3 回，每個月口服 20 天。

塗抹

調合：

- 龍艾精油……1滴
- 甜馬鬱蘭精油……1滴
- 羅馬洋甘菊精油……1滴
- 榛果油……3滴

每日塗抹肚子 2～3 次，直到改善為止。

易怒

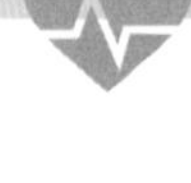

我的精簡配方

塗抹

早上、下午及有衝突時，以 2 滴**甜馬鬱蘭**精油按摩腹腔神經叢及足弓。

泡澡

加 10 滴**甜馬鬱蘭**精油在 1 茶匙的泡澡基質裡，讓自己泡在富含芳香物質的熱水（38°C）裡 20 分鐘。

 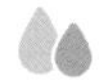

完整配方

口服

倒入：

- 羅馬洋甘菊精油……2 滴
- 格陵蘭喇叭茶精油……2 滴
- 蜂蜜……1 茶匙

平心靜氣地放入嘴裡融化吸收。

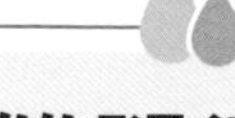

雙腿沉重

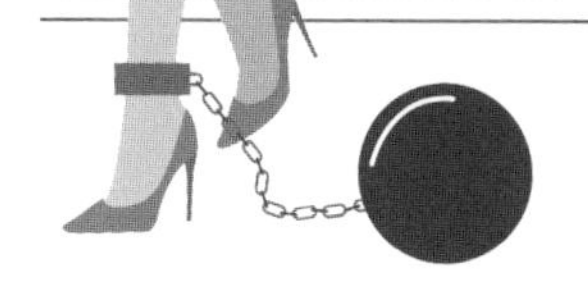

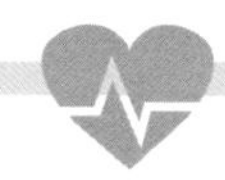

我的精簡配方

塗抹

早、晚以 5 滴**薰陸香**精油稀釋在 10 滴瓊崖海棠油裡，從低處（腳踝）向上（小腿、膝蓋）按摩，持續 20 天的療程。

口服

加 2 滴**快樂鼠尾草**精油在 1 小匙蜂蜜裡，並放入嘴裡融化吸收，每日 2 回。

泡澡

以 10 滴**絲柏**精油調合在 1 湯匙橄欖油裡，或最好是泡澡基質裡，再倒入已放水不太熱的浴缸裡，泡澡 20 分鐘，每週 2 次。若您有勇氣的話，泡澡後稍微用冷水沖沖下肢。

完整配方

塗抹

在 5 ml 深色滴管瓶裡調合：

- 絲柏精油……10 滴
- 胡椒薄荷精油……5 滴
- 綠花白千層精油……10 滴
- 薰陸香精油……10 滴
- 杜松漿果精油……10 滴
- 山金車浸泡油……裝滿 5 ml

早、晚用盡這 5 ml 調合油按摩，從低處（腳踝）向上（小腿、膝蓋），甚至再往上按摩，持續 20 天的療程。

請藥局客製

口服

請藥師依照下列配方製作 60 顆膠囊：

- 絲柏精油……10 mg
- 義大利永久花精油……10 mg
- 薰陸香精油……10 mg
- 檸檬精油……10 mg
- 苦橙精油……10 mg

早、晚服用 1 顆，療程持續 20 天。若要再繼續療程的話，需要休息至少 1 週再重新開始。

完整配方

塗抹

調合：

- 檸檬精油……2 滴
- 薰陸香精油……2 滴
- 側柏醇百里香精油……2 滴

- 瓊崖海棠油……………………………………… 1 茶匙

以此調合油從腳踝向膝蓋按摩，每日 2 次持續 10～20 天。在大熱天裡或有風險的情況（例如長途飛行）可以再使用。塗抹後別將腳暴露在太陽下（可能會產生光敏色斑）。

泡澡

調合：

- 檸檬精油………………………………………… 10 滴
- 側柏醇百里香精油…………………………………… 5 滴
- 泡澡的基質……………………………………… 1 湯匙

晚上將以上材料倒入已放溫水的浴缸裡，大概泡 15 分鐘。泡澡後無需再沖洗，將自己裹入舒服柔軟的浴袍裡。

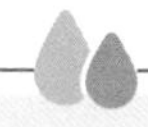

不寧腿症候群（RLS）*

完整配方

塗抹

調合：

- 真正薰衣草精油………………………………………… 1 滴
- 甜馬鬱蘭精油…………………………………………… 2 滴
- 絲柏精油……………………………………………… 3 滴
- 山金車浸泡油…………………………………………… 1 湯匙

每晚睡前從底部向上按摩（從腳踝到臀部），直到症狀消失。

* 編註：不寧腿症候群又稱睡眠腿動症，病患常在晚上想睡覺時產生下肢麻癢、灼熱、痠的症狀，甚至覺得如蟲爬的異常感。

喉炎／咽炎

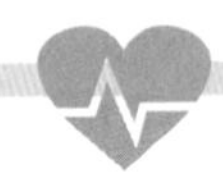

我的精簡配方

口服

加 1 滴**側柏醇百里香**或 1 滴**綠花白千層**精油在半顆方糖上、半茶匙蜂蜜裡或中性錠片上，再放入嘴裡融化吸收，每日服用 4～6 回。

塗抹

以 1 滴**側柏醇百里香**或 1 滴**綠花白千層**精油稀釋在 4～5 滴榛果油裡，再塗抹脖子及疼痛的部位。

完整配方

口服和漱口

在 2 ml 深色滴管瓶裡調合：

- 側柏醇百里香精油⋯⋯⋯⋯ 10 滴
- 綠花白千層精油⋯⋯⋯⋯ 10 滴
- 胡椒薄荷精油⋯⋯⋯⋯ 10 滴
- 冬季香薄荷精油⋯⋯⋯⋯ 10 滴

加 2 滴在半顆方糖上或半茶匙蜂蜜裡，再放入嘴裡融化吸收，每日服用 4～6 回。

取 3 滴加一撮粗鹽稀釋在一杯水裡，並咕嚕咕嚕（漱口）後要吐出來，不要吞下去！每日使用 3～4 次。

塗抹

調合：

- 芳樟精油⋯⋯⋯⋯ 2 滴
- 茶樹精油⋯⋯⋯⋯ 2 滴

- 側柏醇百里香精油……………………………………………2 滴
- 榛果油……………………………………………………半茶匙

每日塗抹 3～4 次脖子並加強扁桃腺部位。

請藥局客製

口服（成人和大孩子）

請藥師依照下列配方製作 30 顆膠囊：

- 野馬鬱蘭精油…………………………………………20 mg
- 茶樹精油………………………………………………20 mg
- 側柏醇百里香精油……………………………………20 mg
- 丁香花苞精油…………………………………………20 mg

照三餐每次服用 2 顆，連續 3 天。第四天則減為每餐 1 顆再繼續 3 天。

栓劑

請藥師依下列配方製作 12 顆栓劑：

- 桉油醇樟精油…………………………………………70 mg
- 側柏醇百里香精油……………………………………50 mg
- 茶樹精油………………………………………………30 mg
- 聖約翰草浸泡油………………………………………20 mg

每日施用 3 顆，連續 2 天。第三天則減為每日 2 顆再繼續 3 天。

小孩專用

完整配方

塗抹

調合：

- 芳樟精油………………………………………………1 滴
- 茶樹精油………………………………………………1 滴
- 側柏醇百里香精油……………………………………1 滴
- 甜杏仁油……………………………………………半茶匙

每日塗抹 3～4 次脖子，並加強扁桃腺部位。

請藥局客製

栓劑

請藥師依下列配方製作 12 顆栓劑：

	嬰兒	小孩
澳洲尤加利精油	5 mg	10 mg
茶樹精油	15 mg	20 mg
側柏醇百里香精油	15 mg	20 mg
金盞菊浸泡油	10 mg	10 mg
栓劑的賦形劑	1 g	1 g

早、晚各施用 1 顆，連續 6 天。

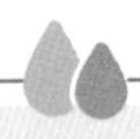

嘴唇乾裂

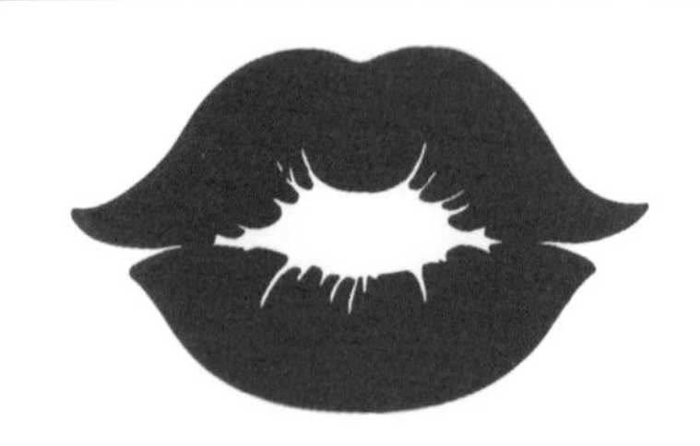

完整配方

塗抹

在 2 ml 瓶裡調合：

- 穗花薰衣草精油…………10 滴
- 玫瑰果油…………裝滿 2 ml

每日以此調合油 1 或 2 滴塗抹嘴唇 2～3 次，直到完全癒合。

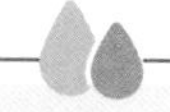

性慾低落（女性）

完整配方

塗抹

在瓶裡調合：

- 依蘭精油……1 ml
- 大馬士革玫瑰精油……0.5 ml
- 橙花精油……0.5 ml
- 杏桃核油……8 ml

每日取數滴此調合油按摩下背 2 次。

擴香

在擴香儀裡倒入：

- 香草精油……3 滴
- 佛手柑精油……3 滴
- 依蘭精油……3 滴

每晚在房間裡擴香至少 10 分鐘。

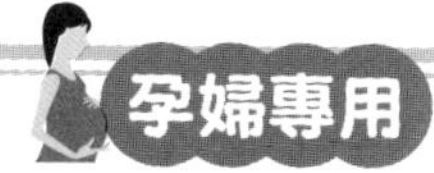

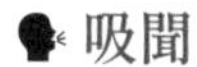

我的精簡配方

吸聞

每日直接吸聞打開瓶蓋的**大馬士革玫瑰**精油 3～4 次。

塗抹

早、晚用 1 滴**大馬士革玫瑰**精油塗抹腹腔神經叢和 1 滴塗抹手腕內側並深深吸聞，直到恢復性慾。

完整配方

塗抹

很理想但很貴

在 5 ml 深色滴管瓶裡調合：

- 大馬士革玫瑰精油⋯⋯⋯⋯⋯⋯⋯⋯⋯⋯⋯⋯⋯ 0.5 ml
- 榛果油⋯⋯⋯⋯⋯⋯⋯⋯⋯⋯⋯⋯⋯⋯⋯⋯⋯⋯ 4.5 ml

晚上請枕邊人取數滴調合油幫您按摩脊椎。

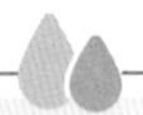

性慾低落（男性）

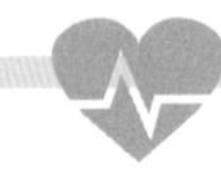

我的精簡配方

塗抹

以 2 滴**依蘭**或**檸檬薄荷**精油塗抹脊椎，每日塗抹 2 次，連續 10 天。

口服

- 檸檬薄荷精油⋯⋯⋯⋯⋯⋯⋯⋯⋯⋯⋯⋯⋯⋯⋯⋯ 1 滴
- 錫蘭肉桂精油⋯⋯⋯⋯⋯⋯⋯⋯⋯⋯⋯⋯⋯⋯⋯⋯ 1 滴

將精油加在方糖上或 1 茶匙蜂蜜裡，再放入嘴裡融化吸收。每日服用 3 回，持續 2～3 週。

完整配方

塗抹

調合：

- 依蘭精油⋯⋯⋯⋯⋯⋯⋯⋯⋯⋯⋯⋯⋯⋯⋯⋯⋯⋯⋯ 1 滴

- 檸檬薄荷精油……………………………… 1 滴
- 黑雲杉精油………………………………… 1 滴
- 瓊崖海棠油………………………………… 6 滴

早、晚按摩下背及薦神經叢，連續 3 週。

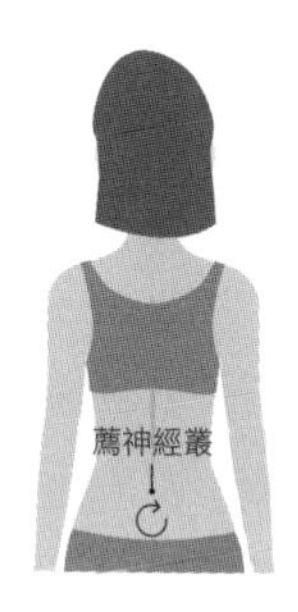

請藥局客製

口服

請藥師依照下列配方製作 60 顆膠囊：

- 薑精油………………………………………………… 20 mg
- 錫蘭肉桂精油……………………………………… 20 mg
- 依蘭精油…………………………………………… 10 mg

傍晚及行房前各服用 1 顆，連續 20 天。

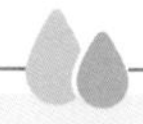

脫臼（關節脫位）

小孩專用

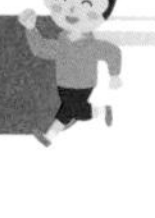

我的精簡配方

以盡速緩和情緒

吸聞

直接讓孩子吸聞打開瓶蓋的**羅馬洋甘菊**精油，可以一口氣大量吸聞 2～3 次，也可以每 15 分鐘吸聞 1 次，重複 2～3 次。

塗抹

以 1 或 2 滴**大馬士革玫瑰**精油塗抹孩子的腹腔神經叢。

完整配方

塗抹

在 2 ml 深色滴管瓶裡調合：

- 沒藥精油……………………………………… 2 滴
- 穗甘松精油……………………………………… 2 滴
- 大馬士革玫瑰精油………………………………… 2 滴
- 山金車浸泡油…………………………………裝滿 2 ml

以此調合油 1 或 2 滴塗抹在孩子的腹腔神經叢。

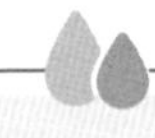

萊姆病

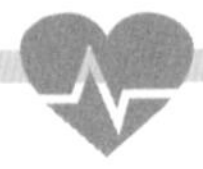

我的精簡配方

塗抹

一發現被叮後，馬上在被叮咬處敷上以數滴**綠花白千層**及**穗花薰衣草**精油浸泡的濕敷料，每日濕敷數次，連續 2 天。

請藥局客製

（若已確診）

口服

請藥師依照下列配方製作 60 顆膠囊（可重複療程）：

1.

- 多苞葉尤加利精油………………………………… 20 mg
- 冬季香薄荷精油………………………………… 20 mg

- 野馬鬱蘭精油 ………………………………………… 20 mg
- 中國肉桂精油 ………………………………………… 20 mg
- 圓葉當歸精油 ………………………………………… 10 mg

2.

- 丁香花苞精油 ………………………………………… 20 mg
- 茶樹精油 ……………………………………………… 20 mg
- 羅馬洋甘菊精油 ……………………………………… 20 mg
- 檸檬精油 ……………………………………………… 10 mg

餐前服用 1 顆，連續 20 天後停 8 天。再開始服用第二種配方，一樣在餐前服用 1 顆，連續 20 天後停 8 天。以此類推，交替使用這兩種配方，持續 3 個月。接下來只服用 10 天再停 8 天，再換另一種配方重新開始 10 天再停 8 天，直到症狀解除。

⚠ 重要：調理 3 個月後要去驗血檢控。

6 歲以上的小孩專用

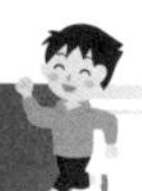

請藥局客製

口服

請藥師依照下列配方製作糖漿：

- 茶樹精油 ……………………………………… 1.5 g
- 希臘野馬鬱蘭精油 …………………………… 1 g
- 丁香花苞精油 ………………………………… 1 g
- 乳化劑 ………………………………………… 15 g
- 草莓糖漿 ……………………………… 裝滿 150 g

加 1 茶匙的特製糖漿在 1 杯水裡，讓孩子每日飲用 2 回，連續 20 天。

熱帶病（預防用）

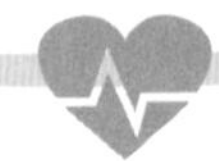

我的精簡配方

口服

加 1 滴**錫蘭肉桂**和 1 滴**野馬鬱蘭**精油在 1 茶匙蜂蜜或橄欖油裡，早、晚服用 1 回。從第一天抵達到旅程的最後一天都要服用。

喉嚨痛

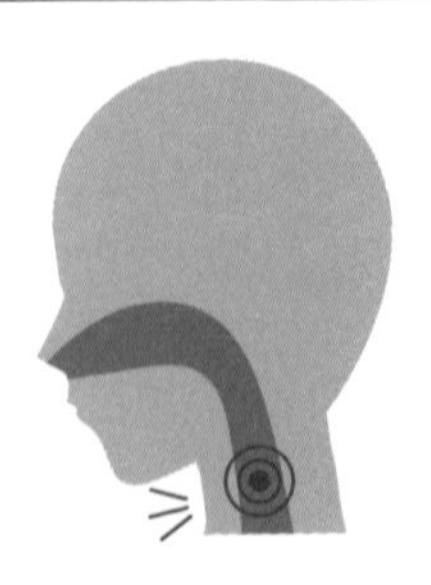

我的精簡配方

口服

加 2 滴**側柏醇百里香**精油在 1 小匙蜂蜜裡，再放入嘴裡融化吸收，每日服用 3～5 回。

完整配方

塗抹

調合：

- 側柏醇百里香精油……1 滴
- 茶樹精油……1 滴
- 綠花白千層精油……1 滴
- 月桂精油……1 滴
- 金盞菊浸泡油……5 滴

輕輕沿著喉嚨按摩，包括上顎及淋巴結，每日 3 次，連續 3 天。

口服

調合：

- 側柏醇百里香精油……1 滴
- 胡椒薄荷精油……1 滴

將這 2 滴精油加入 1 小匙蜂蜜裡，再放入 1 杯百里香茶裡攪拌後慢慢飲盡。

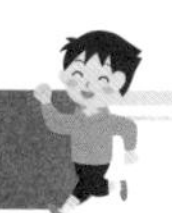

小孩專用

完整配方

塗抹

在 2 ml 深色滴管瓶裡調合：

- 澳洲尤加利精油……1 滴
- 桉油醇樟精油……1 滴
- 側柏醇百里香精油……1 滴
- 金盞菊浸泡油……1 茶匙

取此調合油數滴，輕輕按摩脖子並加強扁桃腺部位。每日使用 3 次，連續 3 天。

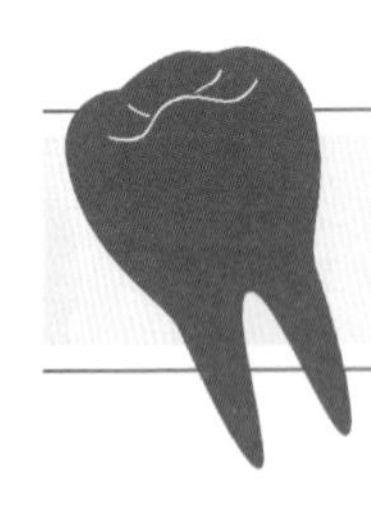

牙痛

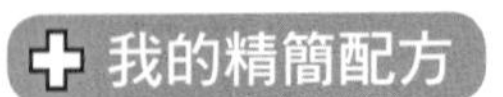

我的精簡配方

塗抹

以棉花棒或手指頭沾 1 滴**丁香花苞**精油塗抹在痛的牙齒或牙齦上，每日 3～4 次，持續 2～3 天。

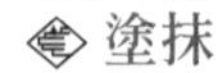

請藥局客製

塗抹

請藥師在 10 ml 瓶裡調合：

- 丁香花苞精油…… 8 ml
- 杜松漿果精油…… 2 ml

取 1 滴塗抹在牙齒上，若需要可以每日塗抹數次。

小孩專用

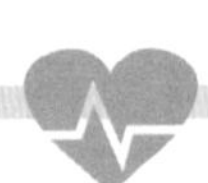

我的精簡配方

塗抹

調合：

- 羅馬洋甘菊精油…… 1 滴
- 月桂精油…… 1 滴
- 甜杏仁油…… 2 滴

將這 4 滴倒在（很乾淨）的手指頭或棉花棒上，再輕輕按摩疼痛的牙齦。

背痛

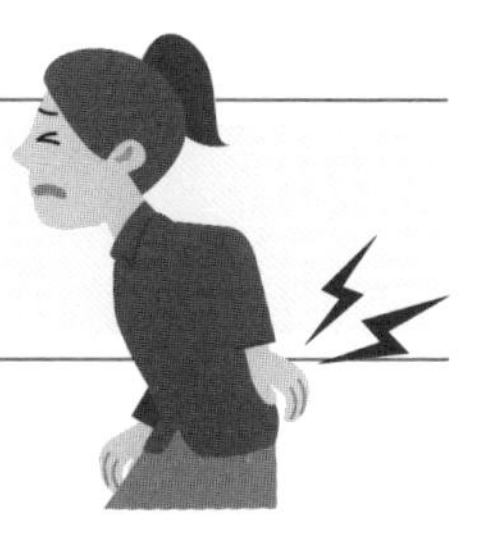

完整配方

塗抹

- 月桂精油……3 滴
- 羅馬洋甘菊精油……3 滴
- 檸檬尤加利精油……3 滴
- 山金車浸泡油……1 茶匙

當有需要時，請伴侶（或好友）在您泡澡或沐浴後以此調合油幫忙按摩後背。您也可以自己按摩腰部，雖然比較麻煩但同樣有效。

坐骨神經痛專用

以上述調合油沿著坐骨神經的痛點及神經按摩，每日 2～3 次直到改善為止。

泡澡

調合：

- 檸檬尤加利精油……10 滴
- 超級醒目薰衣草精油……5 滴
- 泡澡的基質……1 湯匙

晚上將以上材料倒入已放好熱水（熱等於止痛藥）的浴缸裡，泡澡約 20 分鐘。無需沖洗，擦乾身體後將自己裹入舒服柔軟的浴袍裡，趁身體還熱熱的躲入棉被裡入睡。

急性腰痛（腰痛）專用

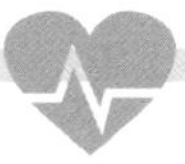

我的精簡配方

塗抹

以 3 滴**冬青白珠／芳香白珠**精油稀釋在 12 滴山金車浸泡油裡，塗抹下背及按摩久一點（輕輕就好不要用力按壓，以免更痛）。

完整配方

塗抹

調合：

- 冬青白珠／芳香白珠精油……2 滴
- 檸檬尤加利精油……2 滴
- 樟腦迷迭香精油……2 滴
- 月桂精油……2 滴
- 超級醒目薰衣草精油……2 滴
- 義大利永久花精油……1 滴
- 山金車浸泡油……10 滴

塗抹下背堵塞的部位並慢慢按摩，千萬別施力把自己弄痛了。手溫有助於皮膚吸收精油。別待在溫度低的空間、涼爽的房間及背後有風的地方。塗抹 4～5 次後會感覺有明顯改善。隔天繼續每日按摩 3 次，直到完全不痛。

孕婦專用

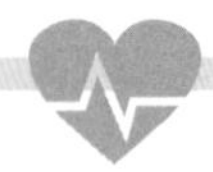

我的精簡配方

吸聞

每日直接吸聞打開瓶蓋的**羅馬洋甘菊**精油 3～4 次，持續 2～3 天，以避免肌肉痙攣引起宮縮。

塗抹

以 5 滴**檸檬尤加利**精油稀釋在半茶匙山金車浸泡油裡，每日塗抹背痛患部 3 次，持續 3～4 天。

完整配方

塗抹

在 5 ml 瓶裡調合：

- 冬青白珠／芳香白珠精油…………………………… 10 滴
- 檸檬尤加利精油……………………………………… 10 滴
- 義大利永久花精油…………………………………… 5 滴
- 山金車浸泡油……………………………………裝滿 5 ml

以此調合油每日塗抹背痛患部 3 次，持續 3～4 天。

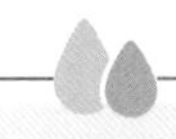

頭痛／偏頭痛

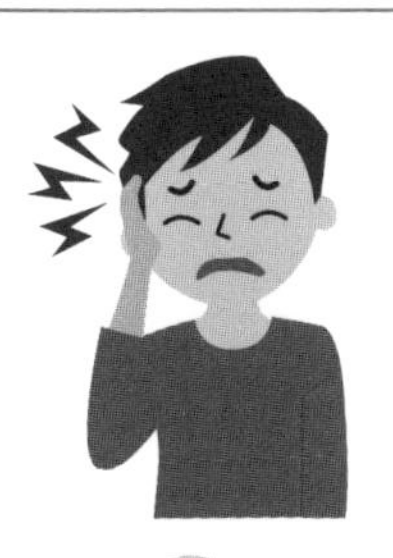

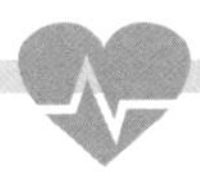

我的精簡配方

塗抹

以 2 滴**胡椒薄荷**純精油（不稀釋）塗抹太陽穴及額頭（注意：要避開眼睛）。

若是在家裡，可以準備濕敷料：先將敷料沖冷水再加 2 滴**胡椒薄荷**精油上去，放敷料在額頭上濕敷幾分鐘。用這個方法更能緩解頭痛。

完整配方

塗抹

在 5 ml 深色滴管瓶裡調合：

- 胡椒薄荷精油……1 ml
- 羅馬洋甘菊精油……0.5 ml
- 熱帶羅勒精油……1 ml
- 超級醒目薰衣草精油……1 ml
- 冬青白珠／芳香白珠精油……1 ml

取此複方精油 2～3 滴，在太陽穴及眉毛以上的額頭部位按摩（注意：要避開眼睛）。視需求則每半小時重複 1 次。

請藥局客製

口服

請藥師依照下列配方製作 30 顆膠囊：

- 羅馬洋甘菊精油……10 mg
- 真正薰衣草精油……20 mg
- 熱帶羅勒精油……20 mg
- 檸檬精油……10 mg
- 甜馬鬱蘭精油……10 mg

每次服用 1 顆，每日 3～4 回。

孕婦專用

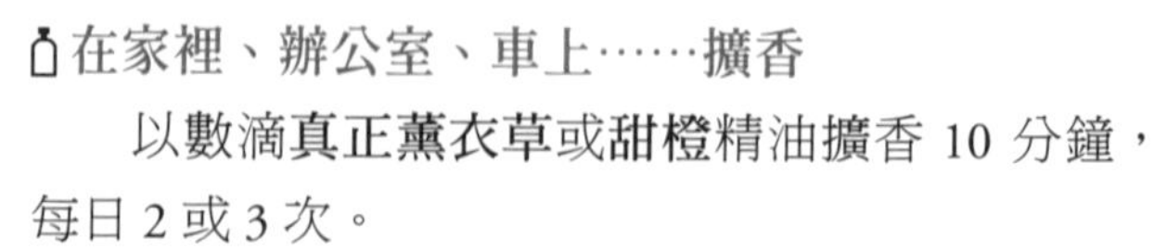

我的精簡配方

在家裡、辦公室、車上……擴香

以數滴**真正薰衣草**或**甜橙**精油擴香 10 分鐘，每日 2 或 3 次。

完整配方

塗抹

- 真正薰衣草精油…………………………………… 1 滴
- 法國羅勒精油* …………………………………… 1 滴
- 月桂精油…………………………………………… 1 滴
- 山金車浸泡油……………………………………… 3 滴

局部塗抹太陽穴、額頭及後頸（「不舒服」的部位），每日使用 1～3 次（視需求而定）。

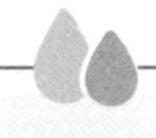

暈車

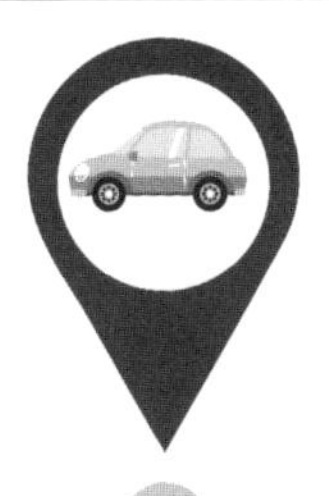

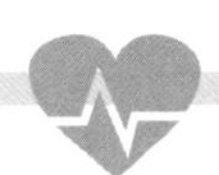

我的精簡配方

口服

加 1 滴**胡椒薄荷**精油在半顆方糖上，再放入嘴裡融化吸收。視需求可服用數回。

吸聞

直接吸聞打開瓶蓋的**胡椒薄荷**精油。

* 法國羅勒精油又稱**歐洲羅勒**或**甜羅勒**。

完整配方

塗抹和吸聞／成人、大孩子

調合：

- 熱帶羅勒精油………………………………………………………… 1 滴
- 胡椒薄荷精油………………………………………………………… 1 滴
- 檸檬精油……………………………………………………………… 1 滴

想吐時，以此複方精油按摩胸部上方。您也可以用吸聞的方式，效果也很好。

孕婦專用

我的精簡配方

塗抹

用 2 滴**薑**精油塗抹手腕內側、腹腔神經叢及脖子。視車程狀況可使用多次。

口服

加 1 滴**檸檬**精油或**薑**在中性錠片或小方糖上，再放入嘴裡融化吸收。視車程狀況可服用數回，但不要超過 4 回。

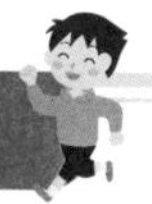

小孩專用

我的精簡配方

塗抹

用 1 滴**薑**或**龍艾**或**甜馬鬱蘭**精油，輕輕按摩腹腔神經叢（不需加植物油，在這種狀況可以用純精油（不稀釋）。

吸聞

讓孩子直接吸聞打開瓶蓋的**薑**精油。

口服

在半顆方糖上倒 1 滴**薑**或**檸檬**精油，出發前讓孩子服用。若有需求旅程中可繼續服用。

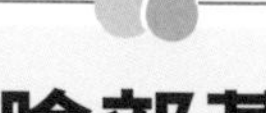

孕婦臉部黃褐斑

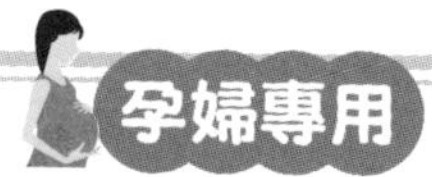

孕婦專用

完整配方

塗抹

調合：

- 芹菜籽精油………………………… 1 滴
- 檸檬精油………………………… 1 滴

- 摩洛哥堅果油……………………………………………… 2 滴

局部塗抹斑點處，只能在晚上使用（千萬別在白天使用，若在太陽底下曝曬可能會加深斑點）。

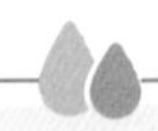

按摩

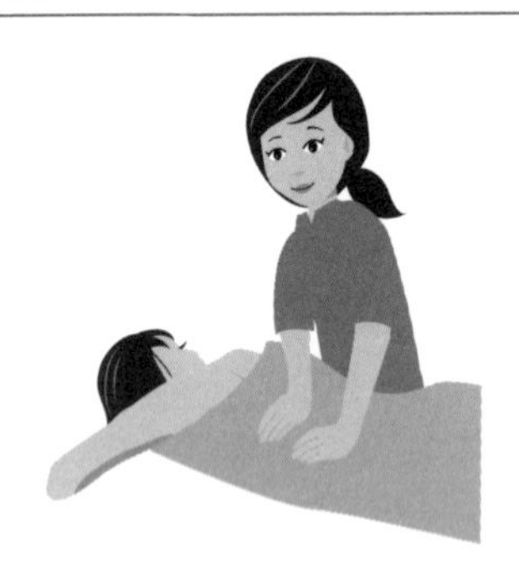

完整配方

塗抹

調合：

1. SOS 助循環、淋巴引流

- 義大利永久花精油…………………………………………… 3 滴
- 薰陸香精油………………………………………………… 3 滴
- 瓊崖海棠油………………………………………………… 1 茶匙

2. SOS 緩解肌肉骨骼系統的疼痛

（扭傷、坐骨神經、急性腰痛、風濕症、落枕……）

- 冬青白珠／芳香白珠精油…………………………………… 3 滴
- 樟腦迷迭香精油…………………………………………… 1 滴
- 月桂精油…………………………………………………… 2 滴
- 山金車浸泡油……………………………………………… 1 茶匙

3. SOS 搔癢

（老年癢、麻疹癢、曬太陽過敏癢……等確知或不明原因）

- 真正薰衣草精油……………………………………………… 3 滴
- 羅馬洋甘菊精油……………………………………………… 1 滴
- 檸檬尤加利精油……………………………………………… 2 滴
- 金盞菊浸泡油………………………………………………… 1 茶匙

4. SOS 不寧腿症候群

- 超級醒目薰衣草精油………………………………………… 2 滴
- 絲柏精油……………………………………………………… 3 滴
- 甜馬鬱蘭精油………………………………………………… 1 滴
- 瓊崖海棠油…………………………………………………… 1 茶匙

5. SOS 肚子痛（胃痛、消化不良、壓力造成的肚子痛、經期痛）

- 龍艾精油……………………………………………………… 3 滴
- 羅馬洋甘菊精油……………………………………………… 2 滴
- 胡椒薄荷精油………………………………………………… 1 滴
- 瓊崖海棠油…………………………………………………… 1 茶匙

6. SOS 壓力症狀（痙攣、神經緊張、躁動）

- 真正薰衣草精油……………………………………………… 3 滴
- 苦橙葉精油…………………………………………………… 2 滴
- 依蘭精油……………………………………………………… 1 滴
- 榛果油………………………………………………………… 1 茶匙

7. SOS 微生物感染（快，提升免疫力！）

- 芳樟精油……………………………………………………… 3 滴
- 茶樹精油……………………………………………………… 3 滴
- 榛果油………………………………………………………… 1 茶匙

任選一種調合油，塗抹在手腕內側微血管上及慢慢打圈塗抹在腹腔神經叢上。若可以的話，也塗抹腳底並緩緩按摩久一點。

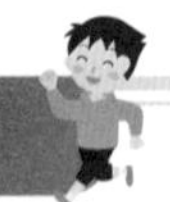

小孩專用

完整配方

塗抹

在 10 ml 深色滴管瓶裡調合：

1. 柑橘調

- 檸檬香茅精油…… 6 滴
- 山雞椒精油…… 6 滴
- 紅桔精油…… 6 滴
- 瓊崖海棠油…… 裝滿 10 ml

2. 花香調

- 真正薰衣草精油…… 8 滴
- 橙花精油…… 4 滴
- 甜馬鬱蘭精油…… 6 滴
- 瓊崖海棠油…… 裝滿 10 ml

3. 異國情調

- 白千層精油…… 6 滴
- 桉油醇樟精油…… 6 滴
- 玫瑰天竺葵精油…… 6 滴
- 瓊崖海棠油…… 裝滿 10 ml

4. 香草調

- 香草精油…… 18 滴
- 玫瑰果油…… 裝滿 10 ml

挑選其中一種調合油數滴，幫孩子做一個完整的身體按摩，這樣對有入眠障礙的小孩很有安撫作用。簡單地在肚子、頭、腳等部位做局部按摩，也很有幫助。重要的與孩子建立連結：短短幾分鐘就像半小時，而精油可以進一步提高這個連結的效益。

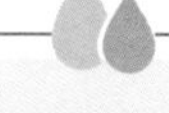

循環不良

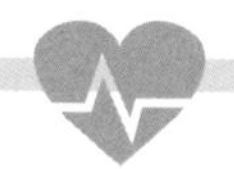

我的精簡配方

塗抹

以 2 滴**薰陸香**精油稀釋在 5 滴瓊崖海棠油裡，每日按摩手、腳 2 次。

口服

加 1 滴**薰陸香**精油在方糖或中性錠片上，再放入嘴裡融化吸收。每日 3 回。

完整配方

塗抹

在 2 ml 深色滴管瓶裡調合：

- 薰陸香精油⋯⋯ 1 滴
- 義大利永久花精油⋯⋯ 1 滴
- 絲柏精油⋯⋯ 1 滴
- 瓊崖海棠油⋯⋯ 10 滴

以此調合油 10 滴，每日按摩腿及手臂 2～3 次。

請藥局客製

口服

此為通用配方，適用於一般的循環問題：寒冷、靜脈曲張、靜脈炎、雷諾氏症等。

請藥師依照下列配方製作 60 顆膠囊（可重複療程）：

- 絲柏精油⋯⋯ 20 mg
- 薰陸香精油⋯⋯ 20 mg
- 檸檬精油⋯⋯ 20 mg
- 丁香花苞精油⋯⋯ 10 mg

每日服用 3 顆，持續 20 天。停 1 週後再繼續 20 天。

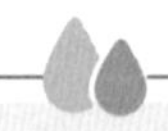

口氣不佳

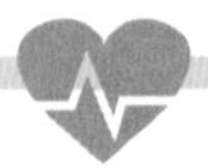

我的精簡配方

口服

緊急狀況：直接倒 1 滴**胡椒薄荷**精油在舌頭上服用*。

漱口

每日數次的護理：加 1 滴胡椒薄荷精油在一小杯水裡。再全部倒入嘴裡漱口（或分 2 次），嘴裡每個角落都要漱到，包括：兩頰、舌頭、舌下、上下顎，再吐掉漱口水。這樣可以讓口氣保持清新持續數小時。用餐後和感覺口氣不佳時都可以這樣漱口。

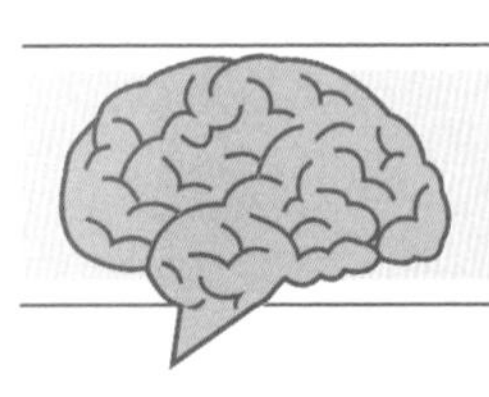

記憶喪失

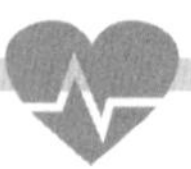

我的精簡配方

口服

加 1 滴**絲柏**或**義大利永久花**精油在中性錠片上（交替使用更好），每日服用 3 回。

* 此為緊急狀況的用法，僅限當日使用，一日不要超過 6 回。長期使用必須諮詢專業芳療師。

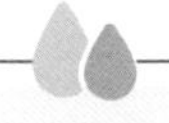

停經

請參考「熱潮紅」（p. 73）和「情緒不穩」（p. 209）。

單核細胞增多症（接吻病）

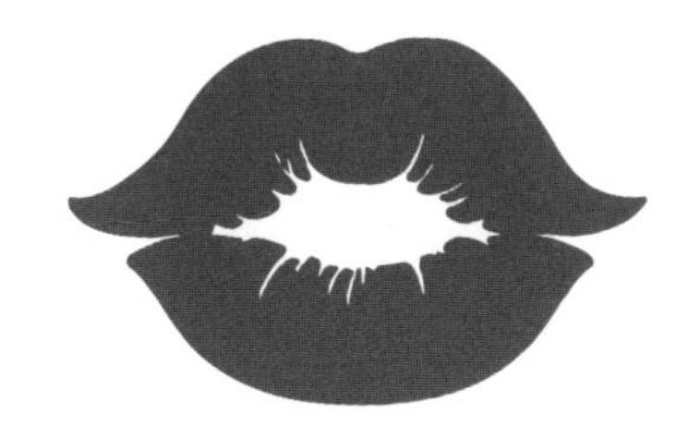

請藥局客製

栓劑

請藥師依照下列配方製作 24 顆栓劑：

	小孩	成人
綠花白千層精油	25 mg	50 mg
桉油醇樟精油	30 mg	50 mg
月桂精油	20 mg	40 mg
金盞菊浸泡油	10 mg	10 mg
栓劑的賦形劑	1 g	3 g

早、晚施用 1 顆，持續 12 天。

被咬傷（狗、蛇等動物）

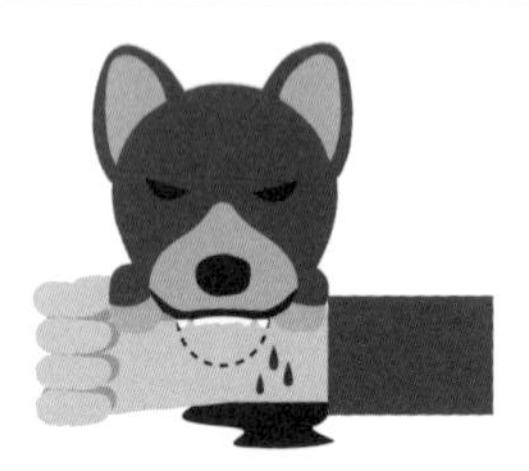

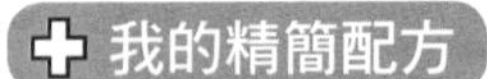

我的精簡配方

塗抹

清理傷口（用水＋肥皂），擦乾後立即用數滴**穗花薰衣草精油**塗抹傷口。當天多塗抹幾次。

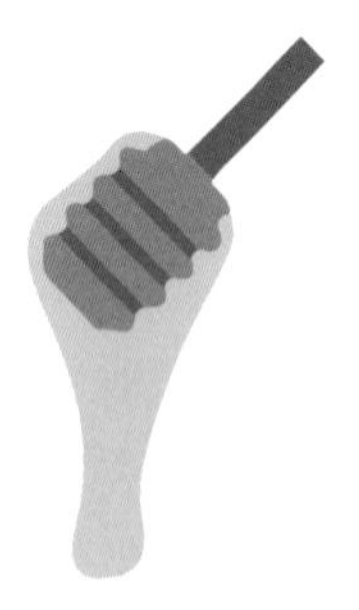

促癒合的蜂蜜

混合：

- 真正薰衣草精油……………………………… 1 滴
- 茶樹精油……………………………………… 1 滴
- ❖ 麥盧卡蜂蜜…………………………… 1 茶匙

早、晚塗抹傷口直到完全復原。

小孩專用

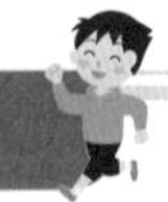

我的精簡配方

塗抹

1. 清理傷口

用水和肥皂徹底清洗傷口。

2. 以精油護理

以 2 滴**穗花薰衣草**和 2 滴**茶樹**純精油（不稀釋），輕輕塗抹傷口。當天每小時塗抹 1 次，隔天開始每日塗抹 3 次，持續 5～6 天，接著早、晚各擦 1 次直到完全癒合。

鵝口瘡（口腔念珠菌病）

小孩及嬰兒專用

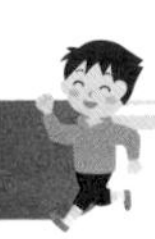

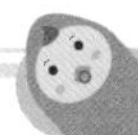

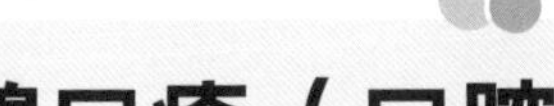

請藥局客製

塗抹

請藥師依照下列配方製作：

- 芳樟精油…… 1 ml
- 月桂精油…… 1 ml
- 玫瑰草精油…… 1 ml
- 金盞菊浸泡油……裝滿 5 ml

用（乾淨的）手指取 2～3 滴，塗抹整個口腔裡的黏膜，每日 3 次，持續 10 天。

若 10 天後鵝口瘡還沒完全消失

請藥師依照下列配方製作（這個配方沒有比較強或比較好，只是換個配方而已）：

- 玫瑰草精油…… 1 ml
- 芳樟精油…… 1 ml
- 茶樹精油…… 1 ml

- 玫瑰天竺葵精油……………………………………………… 1 ml
- 穗花薰衣草精油……………………………………………… 1 ml
- 金盞菊浸泡油…………………………………………裝滿 5 ml

用手指取 2～3 滴，塗抹整個口腔裡的黏膜，每日 6 次，持續 1 週或更久。

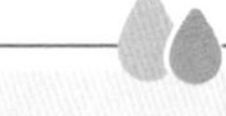

產前憂鬱

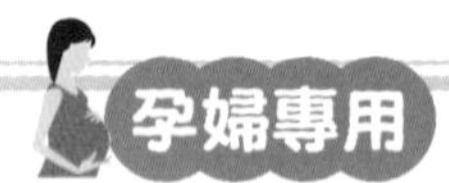

完整配方

擴香

- 依蘭精油
- 橙花精油（和其他精油，如花梨木、紅桔等精油）
- 甜橙精油

每日數次用以上其中一種精油擴香 10 分鐘。

泡澡

調合：

- 橙花精油……………………………………………………… 5 滴
- 檸檬精油…………………………………………………… 10 滴
- 泡澡的基質………………………………………………… 1 湯匙

將以上材料倒入已放好水（溫水）的浴缸裡。早上泡澡 10 分鐘後無需再沖洗。應該說在用「薰衣草」沐浴後，泡個芳香澡。

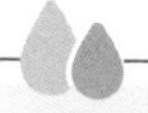

肌肉痛／腰痛、攣縮

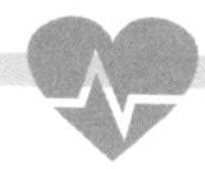

我的精簡配方

塗抹

以 2 滴**冬青白珠／芳香白珠**精油按摩肌肉患部，若需要可以塗抹數次。

完整配方

塗抹

調合：

- 冬青白珠／芳香白珠精油⋯⋯1 滴
- 樟腦迷迭香精油⋯⋯1 滴
- 超級醒目薰衣草精油⋯⋯1 滴
- 義大利永久花精油⋯⋯1 滴
- 檸檬尤加利精油⋯⋯1 滴
- 野地薄荷精油⋯⋯1 滴
- 山金車浸泡油⋯⋯10 滴

依需求做局部按摩，每日 2～3 次，持續 5 天。

若是運動後的抽筋

調合：

- 龍艾精油⋯⋯1 滴
- 超級醒目薰衣草精油⋯⋯1 滴
- 苦橙葉精油⋯⋯1 滴
- 冬青白珠／芳香白珠精油⋯⋯1 滴

- 山金車浸泡油……………………………………………………5 滴

輕輕按摩抽筋的部位。每半小時塗抹 1 次直到完全改善。

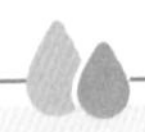

皮膚真菌感染

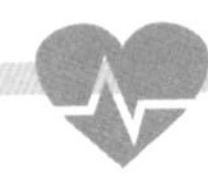

我的精簡配方

塗抹

以 1 滴**茶樹**純精油（不稀釋）塗抹皮膚患部，每日 2～3 次直到痊癒。這需要一點點時間復原，可能需要 3 週或更久的時間。

完整配方

塗抹

調合：

- 茶樹精油……………………………………………………1 滴
- 月桂精油……………………………………………………1 滴
- 沉香醇百里香精油…………………………………………1 滴
- 玫瑰天竺葵精油……………………………………………1 滴
- 玫瑰草精油…………………………………………………1 滴
- 瓊崖海棠油…………………………………………………5 滴

每日塗抹 3 次持續 20 天或更久，直到完全復原。

孕婦專用

完整配方

塗抹

在 5 ml 深色滴管瓶裡調合：

- 花梨木精油……………………………………… 10 滴
- 玫瑰天竺葵精油………………………………… 10 滴
- 茶樹精油………………………………………… 30 滴
- 月桂精油………………………………………… 10 滴
- 荷荷芭油……………………………………裝滿 5 ml

取數滴塗抹患部，每日 2 次，持續 5～6 週，若需要則可以使用更久。

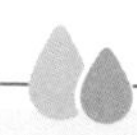

指甲真菌症（灰指甲）

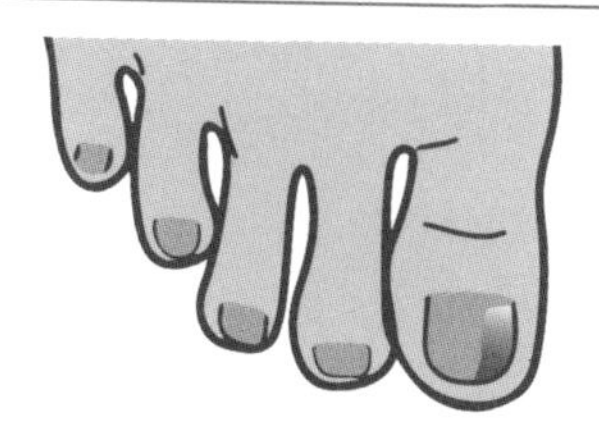

完整配方

塗抹

在 10 ml 深色滴管瓶裡調合：

- 玫瑰天竺葵精油…………………………………… 3 ml
- 茶樹精油…………………………………………… 3 ml
- 月桂精油…………………………………………… 3 ml
- 真正薰衣草精油…………………………………… 1 ml

以手指或棉花棒沾 1 滴複方精油仔細地塗抹灰指甲患部。早、晚各 1 次，持續 5～6 週。

消化道真菌病／口腔念珠菌病

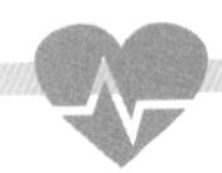

我的精簡配方

口服

加 1 滴**錫蘭肉桂**精油在 1 茶匙橄欖油裡，再放入嘴裡融化吸收，每日 3 回持續 20 天。停 10 天，若需要可再重複 1 次 20 天的療程。

塗抹（口腔念珠菌病）

以手指或棉花棒沾 2 滴**茶樹**純精油（不稀釋）做局部塗抹，每日 3 次直到痊癒。

漱口

加 6 滴**月桂**精油在一杯溫水裡，做一次徹底的漱口，在嘴裡每個角落：上、下、左、右，都要漱到。每日 3 次。

完整配方

口服

調合：

- 茶樹精油 1 滴
- 錫蘭肉桂精油 1 滴

將這 2 滴精油加入 1 茶匙橄欖油裡服用，每日 3 回，持續 20 天。

請藥局客製

口服

請藥師依照下列配方製作 60 顆膠囊：

- 茶樹精油⋯⋯ 20 mg
- 錫蘭肉桂精油⋯⋯ 20 mg
- 玫瑰草精油⋯⋯ 20 mg
- 希臘野馬鬱蘭精油⋯⋯ 20 mg
- 沉香醇百里香精油⋯⋯ 20 mg

每日服用 3 顆（早、午、晚），持續 20 天。

孕婦專用

完整配方

漱口（白天）

- 茶樹精油⋯⋯ 1 滴
- 乳化劑⋯⋯ 8 滴

加入 1 小杯溫水裡漱口，每日 2～3 次。

漱口（晚上）

- 茶樹精油⋯⋯ 1 滴
- 月桂精油⋯⋯ 1 滴
- 乳化劑⋯⋯ 8 滴
- 「念珠菌專用」益生菌⋯⋯ 1 包

加入 1 小杯溫水裡，刷牙後用它來好好地漱口。

口服（懷孕滿 3 個月）

- 茶樹精油⋯⋯ 1 滴
- 月桂精油⋯⋯ 1 滴

加這 2 滴精油在中性錠片上服用，每日 3 回，持續 10 天。

香港腳

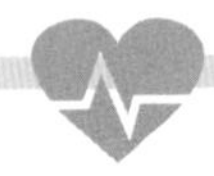

我的精簡配方

塗抹

以 2 滴**茶樹**純精油（不稀釋）塗抹香港腳患部，每日 2～3 次直到痊癒（需要一點時間處理，3 週或更久）。

完整配方

塗抹

調合：

- 茶樹精油……1 滴
- 月桂精油……1 滴
- 玫瑰天竺葵精油……1 滴
- 穗花薰衣草精油……1 滴
- 玫瑰草精油……1 滴
- 瓊崖海棠油……6 滴

每日塗抹 3 次直到痊癒。

泡腳

每晚將您的腳泡入：

- 茶樹精油……4 滴
- 沉香醇百里香精油……1 滴
- 野馬鬱蘭精油……1 滴
- 泡澡的基質……1 茶匙

將以上材料全部倒入已放熱水的大盆子或坐浴盆裡，再將腳放入盆裡泡 15 或 20 分鐘，無需沖洗而直接擦乾。每次洗澡後擦乾身體時，記得趾縫間也要擦乾，最後再用 1 滴**茶樹**純精油（不稀釋）直接塗抹香港腳患部。

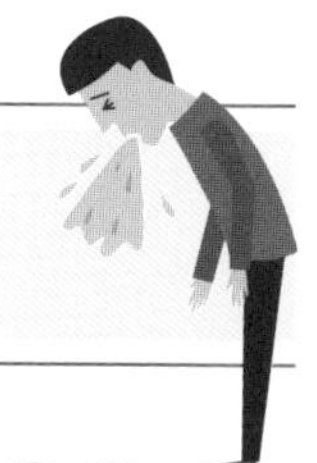

噁心／嘔吐

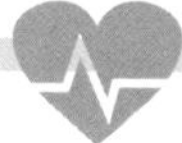

我的精簡配方

口服

加 1 滴**胡椒薄荷**精油在半顆方糖上，再放入嘴裡融化吸收。視需求可服用多回，但一天不要超過 6 回。若您不想吃方糖的話，可以直接倒 1 滴（就 1 滴）在舌頭上服用*。

手術後噁心的專用配方

吸聞

在 2 ml 深色瓶裡調合：

- 薑精油……10 滴
- 檸檬精油……10 滴
- 胡椒薄荷精油……5 滴

直接打開精油瓶並深深吸聞，視需求可以嗅聞數次，但 24 小時內不要超過 5 次。

完整配方

口服

在 2 ml 深色滴管瓶裡調合：

- 檸檬精油……10 滴
- 胡椒薄荷精油……10 滴
- 薑精油……10 滴

---

* 此為緊急狀況的用法，僅限當日使用，一日不要超過 6 次。長期使用必須諮詢專業芳療師。

- 龍艾精油⋯⋯⋯⋯⋯⋯⋯⋯⋯⋯⋯⋯⋯⋯⋯⋯⋯⋯⋯⋯⋯⋯⋯⋯⋯ 10 滴

取此複方精油 2 滴加在紅糖上，再放入嘴裡融化吸收。視需求可服用多回，直到完全改善。

⚠ 注意：此配方不適用於孕婦。若您是孕婦的話，請參考下列孕婦的專用配方。

孕婦專用

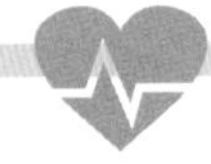

我的精簡配方

口服

以 1 滴**檸檬**或**羅馬洋甘菊**或**薑**精油稀釋在 1 茶匙蜂蜜裡，或加在方糖或中性錠片上，再放入嘴裡融化吸收。第一次服用要在起床前，後續視需求每日可服用 4～5 回。

吸聞

晚上睡前閱讀時，放 2 滴**薑**精油在枕頭套上和床頭燈罩上，以預防隔天早上起床會有噁心感。

完整配方

口服

在 2 ml 深色滴管瓶裡調合：

- 歐洲羅勒精油⋯⋯⋯⋯⋯⋯⋯⋯⋯⋯⋯⋯⋯⋯⋯⋯⋯⋯ 10 滴
- 羅馬洋甘菊精油⋯⋯⋯⋯⋯⋯⋯⋯⋯⋯⋯⋯⋯⋯⋯⋯⋯ 10 滴
- 檸檬精油⋯⋯⋯⋯⋯⋯⋯⋯⋯⋯⋯⋯⋯⋯⋯⋯⋯⋯⋯⋯⋯ 10 滴
- 真正薰衣草精油⋯⋯⋯⋯⋯⋯⋯⋯⋯⋯⋯⋯⋯⋯⋯⋯⋯ 10 滴

取此複方精油 2 滴加在紅糖上，再放入嘴裡融化吸收，視需求可服用數回（但一天不要超過 6 回）。第一次服用要在起床前，後續視需求可再服用數回。

小孩專用

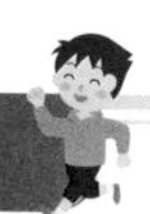

我的精簡配方

口服

加 1 滴**檸檬**精油在 1 茶匙蜂蜜裡，再給小孩服用，每日 2～3 回。

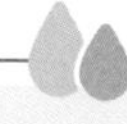

神經痛

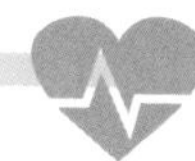

我的精簡配方

塗抹

以 1 滴**穗花薰衣草**和 1 滴**羅馬洋甘菊**精油沿著疼痛的神經塗抹。視需求可重複塗抹。

請藥局客製

塗抹

請藥師依照下列配方製作：

- 義大利永久花精油⋯⋯⋯⋯⋯⋯⋯⋯⋯⋯ 0.5 ml
- 羅馬洋甘菊精油⋯⋯⋯⋯⋯⋯⋯⋯⋯⋯⋯ 1 ml
- 西洋蓍草精油⋯⋯⋯⋯⋯⋯⋯⋯⋯⋯⋯ 0.5 ml

- 山雞椒精油⋯⋯⋯⋯⋯⋯⋯⋯⋯⋯⋯⋯⋯⋯⋯⋯⋯⋯⋯⋯ 0.5 ml
- 穗花薰衣草精油⋯⋯⋯⋯⋯⋯⋯⋯⋯⋯⋯⋯⋯⋯⋯⋯⋯⋯⋯⋯ 1 ml
- 瓊崖海棠油⋯⋯⋯⋯⋯⋯⋯⋯⋯⋯⋯⋯⋯⋯⋯⋯⋯⋯ 裝滿 10 ml

取此調合油 4～6 滴塗抹在神經會痛的部位。視需求可以重複塗抹。

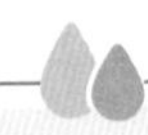

鼻塞／流鼻涕

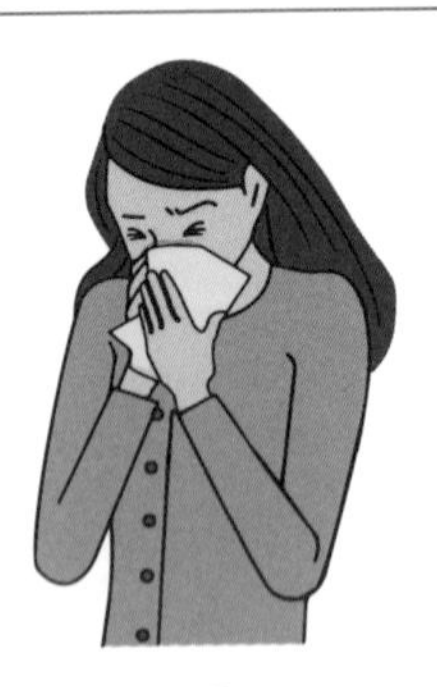

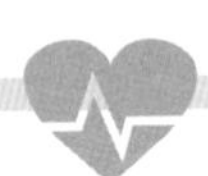

我的精簡配方

吸聞

倒 5 滴**綠花白千層**精油在手帕上吸聞，每日 4～6 次。

完整配方

吸聞

調合：

- 綠花白千層精油⋯⋯⋯⋯⋯⋯⋯⋯⋯⋯⋯⋯⋯⋯⋯⋯⋯⋯⋯⋯ 1 滴
- 桉油醇樟精油⋯⋯⋯⋯⋯⋯⋯⋯⋯⋯⋯⋯⋯⋯⋯⋯⋯⋯⋯⋯ 1 滴
- 澳洲尤加利精油⋯⋯⋯⋯⋯⋯⋯⋯⋯⋯⋯⋯⋯⋯⋯⋯⋯⋯⋯⋯ 1 滴

先擤鼻涕再用海水噴鼻劑清洗鼻腔。

然後

白天乾式吸入：倒 5 滴複方精油在手帕上並深深吸聞，每日 4～6 次。

晚上濕式吸入，睡前：先在一碗熱水裡倒入複方精油。在碗前面舒服地坐好，並將臉放在蒸氣上方，最後用一條大毛巾將頭蓋住以跟外面隔離。

鼻滴

在 30 ml 附圓鼻滴管的瓶裡調合：

- 胡椒薄荷精油…… 0.5 ml
- 真正薰衣草精油…… 1 ml
- 龍艾精油…… 1 ml
- 摩洛哥藍艾菊精油…… 1 ml
- 甜杏仁油…… 裝滿 30 ml

在每個鼻孔裡滴入 2 滴調合油，頭要往後仰才能讓調合油在鼻內到處流動。

小孩專用

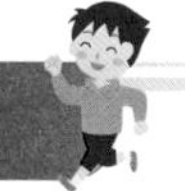

鼻塞

完整配方

擴香

在擴香儀裡倒入：

- 芳樟精油…… 5 ml
- 澳洲尤加利精油…… 5 ml

每小時在孩子活動的空間擴香 10 分鐘。

塗抹

在 2 ml 深色滴管瓶裡調合：

- 澳洲尤加利精油…… 6 滴
- 土木香精油…… 3 滴

- 金盞菊浸泡油……………………………………………裝滿 2 ml

以此調合油 2～3 滴塗抹鼻翼，每日 3～4 次。

流鼻涕

擴香

在擴香儀裡倒入：

- 桉油醇樟精油……………………………………………… 5 滴
- 澳洲尤加利精油…………………………………………… 5 滴
- 桉油醇迷迭香精油………………………………………… 5 滴

每小時在孩子活動的空間擴香 10 分鐘，持續 2～3 天。

塗抹

在 2 ml 深色滴管瓶裡調合：

- 桉油醇樟精油…………………………………………… 10 滴
- 芳樟精油…………………………………………………… 5 滴
- 甜杏仁油……………………………………………裝滿 2 ml

先以海水噴鼻劑清洗鼻腔，後用吸鼻器將鼻涕吸出來，再用調合油 2～3 滴塗抹鼻翼。依這個方法一天可以使用 3 次。

請藥局客製

鼻滴（5 歲以上的小孩）

在 30 ml 附圓鼻滴管的瓶裡調合：

- 桉油醇樟精油……………………………………………… 1 ml
- 芳樟精油…………………………………………………… 1 ml
- 穗花薰衣草精油………………………………………… 0.1 ml
- 膠冷杉精油……………………………………………… 0.1 ml
- 甜杏仁油………………………………………… 裝滿 30 ml

請孩子自己先擤鼻涕，再用海水噴鼻劑清洗鼻腔。接著在每個鼻孔滴入 2 滴調合油，每日 3 次，但不要超過 4～5 天。

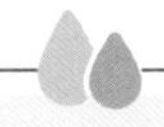

指甲脆弱

完整配方

塗抹

在瓶裡調合：

- 檸檬精油……………………………………………… 10 滴
- 小麥胚芽油或月見草油………………………………… 5 ml

每週以此調合油按摩手和指甲 2～3 次。

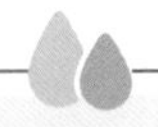

腮腺炎

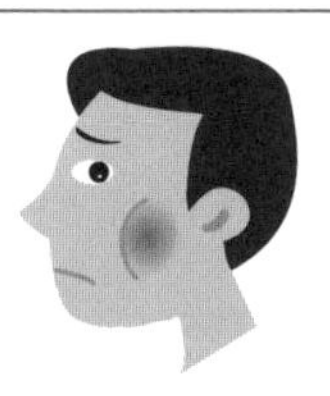

小孩及嬰兒專用

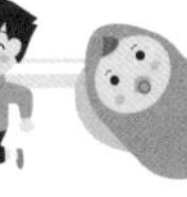

完整配方

塗抹

在 2 ml 深色滴管瓶裡調合：

- 桉油醇樟精油………………………………………… 5 滴
- 澳洲尤加利精油……………………………………… 5 滴
- 羅馬洋甘菊精油……………………………………… 3 滴
- 聖約翰草浸泡油…………………………………裝滿 2 ml

以 3 滴調合油塗抹下巴和脖子，每日 3 次，持續 4～5 天。

請藥局客製

栓劑

請藥師依下列配方製作 12 顆栓劑：

	嬰兒	小孩
桉油醇樟精油	30 mg	40 mg
薰陸香精油	10 mg	15 mg
羅馬洋甘菊精油	10 mg	15 mg
金盞菊浸泡油	10 mg	10 mg
栓劑的賦形劑	1 g	1 g

早、晚各施用 1 顆，持續 4～5 天。

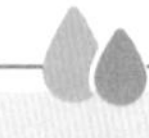

麥粒腫

完整配方

洗眼睛

在 100 ml 瓶裡均等調合：

- 洋甘菊純露
- 矢車菊純露
- 薰衣草純露

慢慢將複方純露直接倒入眼睛（或用敷料浸泡純露敷眼睛，若您無法接受將液體倒入張開的眼睛）裡做「眼浴」。

接著塗抹一般的眼用軟膏：等同於小麥胚芽油，白天塗抹 3 次再加睡前 1 次。

⚠ 注意：是純露，不是精油。絕對不能在眼睛裡倒入精油。

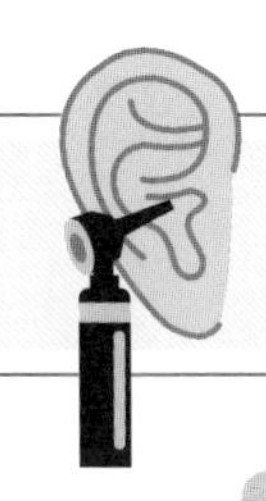

中耳炎

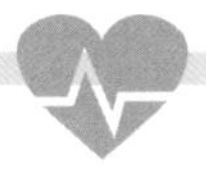

我的精簡配方

塗抹

以 1 滴**澳洲尤加利**或 1 滴**綠花白千層**精油按摩耳朵周圍（或雙耳），每日 3 次，直到改善。

完整配方

塗抹

調合：

- 澳洲尤加利精油……2 滴
- 綠花白千層精油……2 滴
- 茶樹精油……2 滴
- 沉香醇百里香精油……2 滴
- 聖約翰草浸泡油……10 滴

取 2 滴調合油按摩耳朵周圍（或雙耳），每日 3 次直到改善。

請藥局客製

耳滴

請藥師依下列配方製作耳滴，在 10 ml 附圓形滴管的瓶裡調合：

- 馬鞭草酮迷迭香精油……4 滴
- 茶樹精油……4 滴
- 穗花薰衣草精油……4 滴
- 聖約翰草浸泡油……裝滿 10 ml

慢慢滴入 1 滴到耳道裡，每日 4 次。

栓劑

請藥師依下列配方製作 12 顆栓劑：

- 澳洲尤加利精油…… 40 mg
- 綠花白千層精油…… 40 mg
- 義大利永久花精油…… 20 mg
- 摩洛哥藍艾菊精油…… 20 mg
- 聖約翰草浸泡油…… 20 mg

每日施用 3 顆，連續 2 天後，第三天則減為每日 2 顆再繼續用 3 天。

孕婦專用

完整配方

塗抹

- 澳洲尤加利精油…… 1 滴
- 檸檬尤加利精油…… 1 滴
- 榛果油…… 3 滴

每日在耳廓周圍（耳朵周圍）塗抹 4 次，持續 5 天。

或

以棉芯浸泡在調合油裡，再輕輕塞入耳道裡，每日 3 次，直到痊癒。

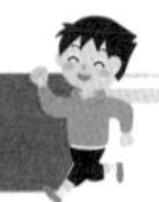

小孩專用

急性中耳炎

完整配方

塗抹

在 2 ml 深色滴管瓶裡調合：

- 綠花白千層精油…… 3 滴

- 檸檬尤加利精油……………………………… 3 滴
- 沉香醇百里香精油……………………………… 3 滴
- 聖約翰草浸泡油……………………………裝滿 2 ml

取調合油 3 滴塗抹耳周並輕輕按摩，每日 3 次，持續 1 週。

口服（6 歲以上的小孩）

在小瓶裡調合：

- 桉油醇樟精油……………………………… 1 ml
- 側柏醇百里香精油……………………………… 1 ml
- 桉油醇迷迭香精油……………………………… 1 ml

加 1 滴複方精油在方糖上或 1 小匙蜂蜜裡，再讓小孩吸吮。每日 3 回連續 3 天。

滴入耳裡（若塗抹外用還不夠的話）

在 5 ml 滴管瓶裡調合：

- 義大利永久花精油……………………………… 2 滴
- 摩洛哥藍艾菊精油……………………………… 2 滴
- 綠花白千層精油……………………………… 2 滴
- 甜杏仁油……………………………………裝滿 5 ml

以棉芯沾 2 滴調合油，再輕輕塞入耳朵裡，每日 3 次，連續 3 天。

栓劑

請藥師依下列配方製作 12 顆栓劑：

	嬰兒	小孩
側柏醇百里香精油	20 mg	30 mg
綠花白千層精油	15 mg	20 mg
義大利永久花精油	5 mg	10 mg
摩洛哥藍艾菊精油	5 mg	10 mg
聖約翰草浸泡油	10 mg	10 mg
栓劑的賦形劑	1 g	1 g

每日施用 3 顆，持續 3 天。

漿液性中耳炎（滿 3 歲的小孩）

完整配方

塗抹

在 5 ml 深色滴管瓶裡調合：

- 義大利永久花精油……………………………… 2 滴
- 桉油醇迷迭香精油……………………………… 2 滴
- 甜杏仁油…………………………………………裝滿 5 ml

取調合油 3～4 滴輕輕按摩耳周，每日 3～4 次，持續 1 週。

滴入耳裡

在 5 ml 滴管瓶裡調合：

- 義大利永久花精油……………………………… 2 滴
- 蓖麻籽油…………………………………………裝滿 5 ml

以棉芯沾 2 滴調合油，再輕輕塞入耳朵裡，每日 2 次，連續 3 天。

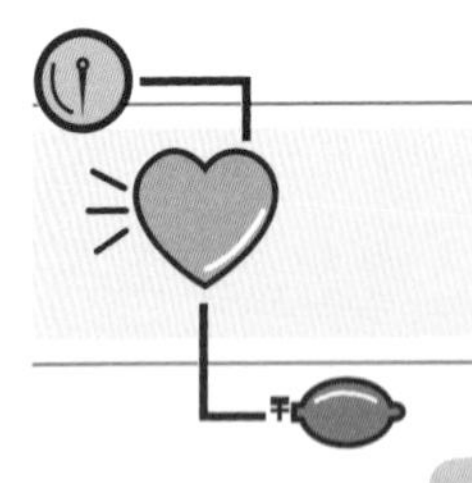
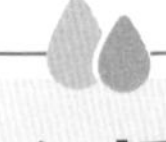

心悸

我的精簡配方

口服

加 1 滴**依蘭**精油在 1 小匙蜂蜜裡，再放入嘴裡融化吸收。每日服用 3 回。

吸聞

以 1 滴**依蘭**精油塗抹在手腕內側並深深吸聞。

完整配方

擴香

均等調合：

- 依蘭精油
- 真正薰衣草精油
- 山雞椒精油

早、晚在活動的空間擴香半小時。

塗抹

調合：

- 甜馬鬱蘭精油……1 滴
- 依蘭精油……1 滴
- 真正薰衣草精油……1 滴
- 羅馬洋甘菊精油……1 滴
- 瓊崖海棠油……2 滴

以調合油按摩腹腔神經叢和脖子，每日 2 次。

請藥局客製

口服

請藥師依照下列配方製作 30 顆膠囊：

- 超級醒目薰衣草精油……20 mg
- 依蘭精油……15 mg
- 真正薰衣草精油……10 mg
- 甜馬鬱蘭精油……10 mg
- 馬鞭草酮迷迭香精油……10 mg

早、晚服用 1 或 2 顆，直到恢復正常（您不再感覺心跳太快）。

孕婦專用

完整配方

塗抹和吸聞

調合：

- 依蘭精油……………………………………………… 2 滴
- 真正薰衣草精油……………………………………… 1 滴
- 榛果油………………………………………………… 3 滴

塗抹在腹腔神經叢和手腕內側（並深深吸聞），每日 2～3 次。

塗抹（若「情緒暴走」）

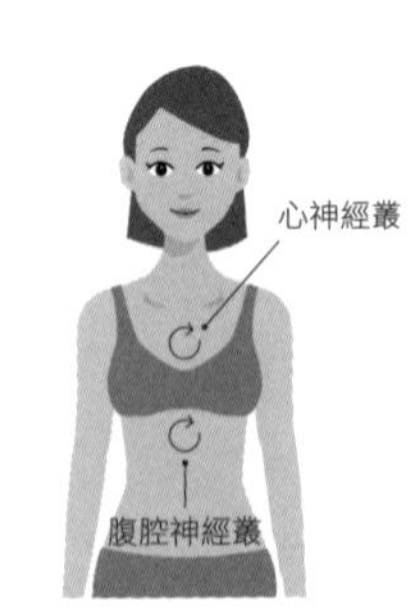

調合：

- 羅馬洋甘菊精油…………………1 滴
- 苦橙葉精油………………………1 滴
- 檸檬尤加利精油…………………1 滴
- 榛果油……………………………3 滴

塗抹在腹腔神經叢和心神經叢上，視需求可以塗抹數次。您可以用「塗抹」的兩個配方交替使用。

口服（懷孕滿 3 個月）

- 苦橙葉精油…………………………………………… 1 滴
- 檸檬馬鞭草精油……………………………………… 1 滴

加在中性錠片上或 1/2 茶匙橄欖油裡，再放入嘴裡融化吸收。每日 3 回，持續 20 天。

擴香

均等調合：

- 真正薰衣草精油
- 苦橙葉精油

早、晚用其中一種精油擴香 10 分鐘。

 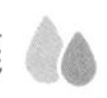

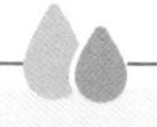

瘧疾

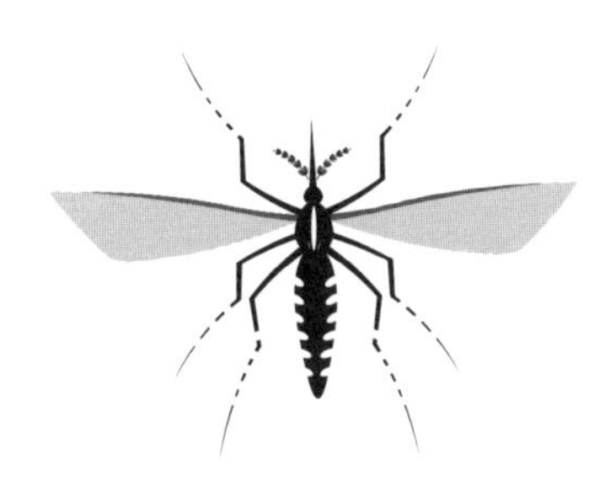

請藥局客製

塗抹

請藥師依下列配方製作（大約可塗抹 100 次）：

- 多苞葉尤加利精油…… 2 ml
- 爪哇香茅精油…… 1 ml
- 丁香花苞精油…… 1 ml
- 助溶劑…… 裝滿 10 ml

預防被叮咬：以此配方 2 滴塗抹在前胸、後背及暴露在衣服外的部位。在外旅行或出門在外時，每日塗抹 2～3 次。

處理已被叮咬處：如上使用方式，但劑量要三倍，也就是每次 2 滴，每日塗抹 6 次。

口服（預防用）

請藥師依照下列配方製作 60 顆膠囊：

- 冬季香薄荷精油…… 20 mg
- 錫蘭肉桂精油…… 20 mg
- 希臘野馬鬱蘭精油…… 20 mg

旅行出門在外期間，每天早上服用 2 顆，旅行結束回家後再繼續服用 3 週。

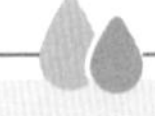

甲溝炎

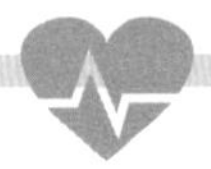

我的精簡配方

塗抹（使成熟軟化）

每 15 分鐘用泡過溫水的敷料並加數滴**真正薰衣草**精油熱敷，直到完全成熟軟化。

完整配方

塗抹（以消毒）

在 100 ml 瓶裡均等調合：

- 岩玫瑰純露
- 月桂純露
- 真正薰衣草純露
- 百里酚百里香純露

每天大量地用以上純露加在無菌敷料，敷在發炎的甲溝炎患部，每日使用 3～4 次。

塗抹（以癒合）

調合：

- 真正薰衣草精油……1 滴
- 月桂精油……1 滴
- 側柏醇百里香精油……1 滴
- 丁香花苞精油……1 滴
- 綠花白千層精油……1 滴
- 60％酒精……1 茶匙

以純露敷料消毒後，直接以此稀釋精油 3～4 滴塗抹在甲溝炎患部。

腸道寄生蟲（阿米巴蟲、蟯蟲、蛔蟲）

針對所有的寄生蟲

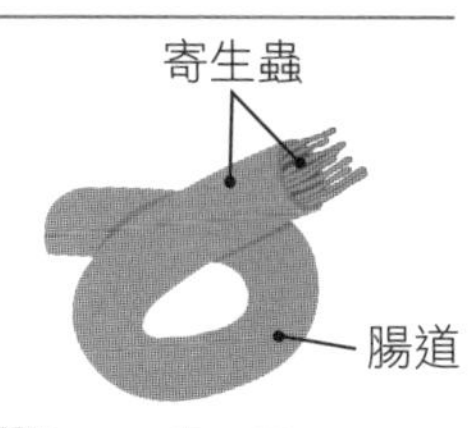

我的精簡配方

口服

加 2 滴**沉香醇百里香**精油在 1 茶匙蜂蜜裡或中性錠片上，再放入嘴裡融化吸收。每日服用 3 回。

阿米巴蟲

請藥局客製

口服

請藥師依照下列配方製作 60 顆膠囊（可重複療程）：

- 冬季香薄荷精油…… 25 mg
- 多苞葉尤加利精油…… 25 mg
- 沉香醇百里香精油…… 25 mg

早、午、晚各服用 1 顆，持續 20 天，停 1 週後再繼續 20 天。

口服（如上述配方沒有根除所有的寄生蟲）

請藥師依照下列配方製作 30 顆膠囊（可重複療程）：

- 茶樹精油…… 30 mg
- 丁香花苞精油…… 30 mg
- 羅馬洋甘菊精油…… 10 mg

每日服用 4 回，持續 1 週，隔 3 週後再重複 2 次療程。

栓劑

請藥師依下列配方製作 6 顆栓劑：

- 太平洋檀香精油⋯⋯ 40 mg
- 沉香醇百里香精油⋯⋯ 40 mg
- 羅馬洋甘菊精油⋯⋯ 20 mg
- 茶樹精油⋯⋯ 30 mg
- 聖約翰草浸泡油⋯⋯ 20 mg

每日施用 1 顆，連續 3 天，停 15 天後再進行 1 次療程，最好是滿月或新月期間施用。

孕婦專用

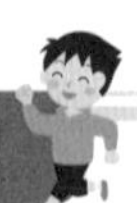

我的精簡配方

口服（懷孕滿 3 個月）

加 1 滴**茶樹**和**沉香醇百里香**精油在中性錠片上服用，每日 3 回，連續 5 天。下次等滿月時再服用。

小孩專用

請藥局客製

梨形鞭毛蟲（滿 3 歲的小孩）

栓劑

請藥師依下列配方製作 30 顆栓劑：

- 多苞葉尤加利精油⋯⋯ 10 mg
- 羅馬洋甘菊精油⋯⋯ 20 mg
- 野馬鬱蘭精油⋯⋯ 10 mg
- 金盞菊浸泡油⋯⋯ 10 mg

每日施用 2 顆，持續 2 週。

蟯蟲（滿 3 歲的小孩）

栓劑

請藥師依下列配方製作 6 顆栓劑（可重複療程）：

- 沉香醇百里香精油…… 20 mg
- 芫荽籽精油…… 10 mg
- 桉油醇迷迭香精油…… 10 mg
- 檸檬精油…… 10 mg
- 聖約翰草浸泡油…… 20 mg

早、晚各施用 1 顆，連續 3 天。15 天後再重複一次，試試在滿月或新月期間施用。

蛔蟲（滿 3 歲的小孩）

栓劑

請藥師依下列配方製作 6 顆栓劑（可重複療程）：

- 茶樹精油…… 20 mg
- 沉香醇百里香精油…… 20 mg
- 羅馬洋甘菊精油…… 20 mg
- 太平洋檀香精油…… 10 mg
- 聖約翰草浸泡油…… 20 mg

每日施用 2 次，連續 3 天。下次是隔 15 天後的新月和滿月再進行 2 輪（總共要有 3 次的療程）。

口服

在 100 ml 瓶裡均等調合：

- 沉香醇百里香純露
- 冬季香薄荷純露
- 羅馬洋甘菊純露

以此複方純露 1 茶匙加入 1 杯飲用水裡，在月相變化時每日喝 2 回，持續數月。若是施用栓劑的那幾天就一起進行（這是補充）。

⚠ 注意：是純露，不是精油！

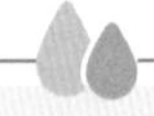

油性肌膚

完整配方

◈ 塗抹

在瓶裡均等調合：

✿ 玫瑰純露

✿ 冬季香薄荷或百里香純露

梳洗後，用化妝棉加複方純露數滴以塗抹臉部。

⚠ 注意，是純露，不是精油！

◈ 早上塗抹

加入：

- 玫瑰天竺葵精油…… 1 滴
- 真正薰衣草精油…… 1 滴

加到您的保濕日霜裡，並跟平日保養一樣塗抹。

臉部桑拿（囊腫型和黑頭粉刺型的青春痘）

在盛有熱水的碗裡，倒入：

- 廣藿香精油…… 1 滴
- 檸檬精油…… 2 滴
- 真正薰衣草精油…… 2 滴
- 綠花白千層精油…… 1 滴

臉置於碗上方，並沐浴在芳香水蒸氣裡 15 分鐘。接著早上以浸泡過玫瑰純露的敷料塗抹臉部。

◈ 晚上塗抹

抗青春痘調理油：

- 真正薰衣草精油…… 1 滴
- 玫瑰天竺葵精油…… 1 滴
- 紅桔精油…… 1 滴
- 檸檬精油…… 1 滴
- 荷荷芭油…… 10 滴

塗抹在完全洗淨的皮膚上。

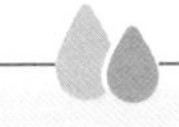

美化皮膚

完整配方

塗抹

在深色瓶裡調合：

- 大馬士革玫瑰精油…… 0.5 ml
- 芳樟精油…… 5 ml
- 小麥胚芽油…… 50 ml

早、晚以此精華油數滴塗抹在完全洗淨的臉上。

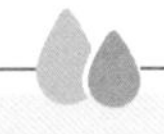

皮膚鬆垮老化

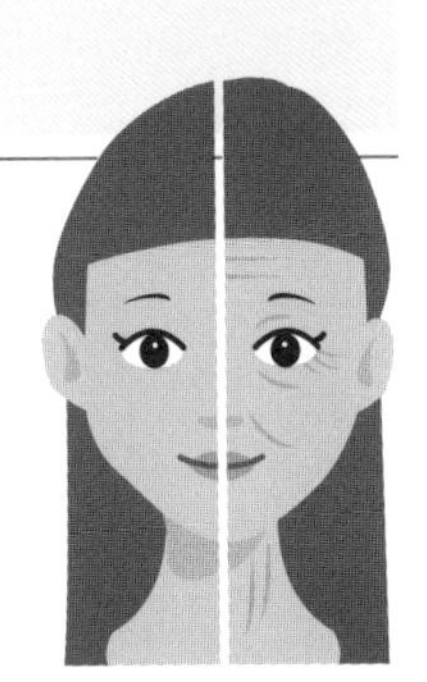

完整配方

塗抹

臉部配方（白天）

在 30 ml 深色瓶裡調合：

- 芳樟精油…… 1 ml
- 玫瑰天竺葵精油…… 1 ml
- 快樂鼠尾草精油…… 0.5 ml
- 超級醒目薰衣草精油…… 0.5 ml
- 岩玫瑰精油…… 1 ml
- 玫瑰果油…… 13 ml
- 摩洛哥堅果油…… 13 ml

梳洗後，以此精華油數滴塗抹在完全洗淨的臉上。並按摩久一點以加強皮膚的吸收。

臉部配方（晚上）
在 30 ml 深色瓶裡調合：
- 玫瑰天竺葵精油……1 ml
- 真正薰衣草精油……1 ml
- 依蘭精油……0.5 ml
- 岩玫瑰精油……1 ml
- 小麥胚芽油……裝滿 30 ml

梳洗後，以此精華油數滴塗抹在完全洗淨的臉上。並配合按摩以加強皮膚的吸收。

身體緊實保養油
在 100 ml 深色瓶裡調合：
- 芳樟精油……15 ml
- 大馬士革玫瑰精油……0.5 ml
- 玫瑰天竺葵精油……5 ml
- 馬鞭草酮迷迭香精油……5 ml
- 岩玫瑰精油……5 ml
- 摩洛哥堅果油……50 ml
- 小麥胚芽油……裝滿 100 ml

沐浴後，以此調合油塗抹按摩全身，再很快地用微涼的水沖一下（若能在皮膚留下一層薄膜，那就更好了）。

乾性肌膚

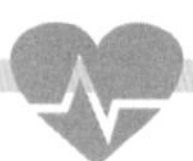

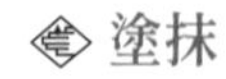
我的精簡配方

塗抹

以 2 滴**芳樟**精油稀釋在 3 滴小麥胚芽油裡，將它當成平常肌膚保養品一樣的使用。按摩後調合油的油脂會被皮膚吸收。

請藥局客製

塗抹

請藥師依下列配方準備：

- 玫瑰草精油⋯⋯ 10 滴
- 鼠尾草精油⋯⋯ 10 滴
- 琉璃苣油⋯⋯ 25 ml
- 小麥胚芽油⋯⋯ 25 ml

早、晚以此精華油數滴塗抹在完全洗淨的臉上，並按摩臉和脖子以加強皮膚的吸收。

敏感肌膚

完整配方

塗抹

在瓶裡均等調合：

- 羅馬洋甘菊純露
- 真正薰衣草純露
- 鼠尾草純露
- 胡椒薄荷純露

早、晚梳洗後，以浸泡過複方純露的化妝棉擦拭臉部，能立即舒緩鎮定皮膚。

⚠ 注意：是純露，不是精油！

然後

在 50 ml 深色滴管瓶裡調合：

- 依蘭精油⋯⋯ 20 滴
- 真正薰衣草精油⋯⋯ 10 滴
- 玫瑰天竺葵精油⋯⋯ 10 滴
- 金盞菊浸泡油⋯⋯ 裝滿 50 ml

以純露擦拭臉部後，再取精華油數滴塗抹保養，如同用護理油呵護皮膚一樣。

頭皮屑

完整配方

塗抹

先將 200 ml 富含高嶺土的有機洗髮精倒出 1 茶匙（為了挪出空間以加入精油，不要浪費，可以加 3 滴**大西洋雪松**精油到這 1 茶匙的洗髮精裡），再加入：

- 茶樹精油……30 滴
- 玫瑰天竺葵精油……20 滴
- 大西洋雪松精油……10 滴
- 杜松漿果精油……10 滴

用您新的「抗頭皮屑」洗髮精，跟平常一樣洗頭髮。並用指腹移動式地按摩頭皮，停留 2 分鐘後再沖洗。

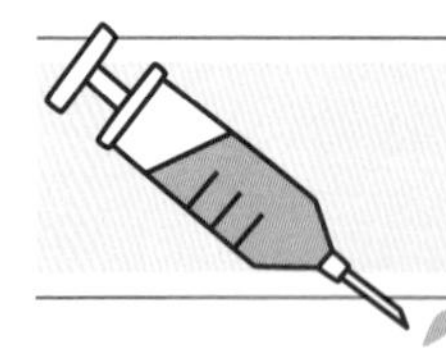

硬脊膜外注射

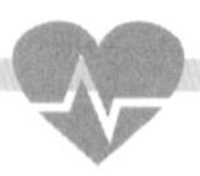

我的精簡配方

吸聞

直接吸聞打開的**羅馬洋甘菊**精油，在注射前嗅聞 2～3 次。

塗抹

注射前半小時以 2 滴**羅馬洋甘菊**精油塗抹腹腔神經叢和即將被注射的部位，注射前再塗抹一次。

以上兩種（吸聞和塗抹）配方應該是足夠讓人感到完全放鬆，以達到「前驅麻醉」的效果。若還是無法放鬆的話，請再加入以下的口服配方。

口服（口腔黏膜吸收／含服）

注射半小時前倒 1 滴**羅馬洋甘菊**精油在 1 茶匙蜂蜜裡服用。

白帶

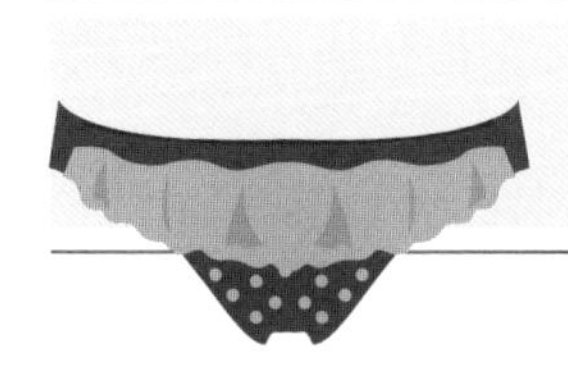

我的精簡配方

口服

加 1 滴**錫蘭肉桂**精油在中性錠片上、小方糖上或 1 茶匙蜂蜜裡，再放入嘴裡融化吸收。每日服用 4 回，連續 3 天。

完整配方

沖洗陰道

在瓶裡均等調合：

- 薰衣草純露
- 月桂純露
- 冬季香薄荷純露
- 洋甘菊純露
- 土木香純露

每天早上以陰道沖洗器將此複方純露 20 ml 灌入陰道裡，持續 10 天。

⚠ 注意：是純露，不是精油！

請藥局客製

口服

請藥師依下列配方製作 60 顆膠囊（可重複療程）：

- 錫蘭肉桂精油……10 mg
- 冬季香薄荷精油……10 mg
- 茶樹精油……10 mg
- 鼠尾草精油……20 mg

每次服用 2 顆，每日 4 回，連續 5 天。第六天則減為每日 3 回，再繼續 10 天。

陰道栓劑

請藥師依下列配方製作 18 顆陰道栓劑：

- 鼠尾草精油……30 mg
- 丁香花苞精油……30 mg
- 月桂精油……40 mg
- 茶樹精油……40 mg
- 聖約翰草浸泡油……100 mg

早、晚各塞入 1 顆入陰道裡，連續 9 天。

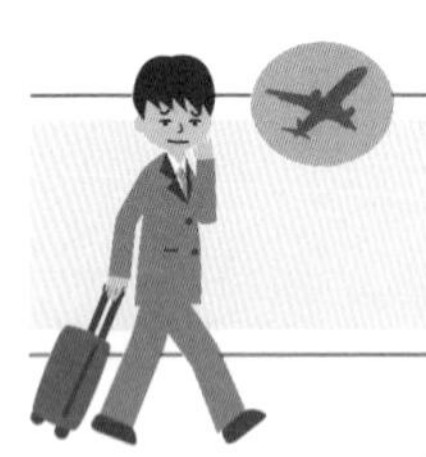

害怕搭飛機

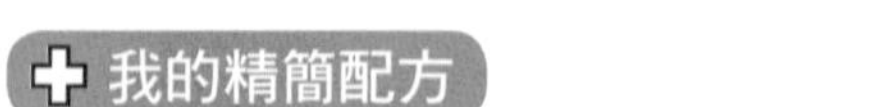

我的精簡配方

塗抹

以 2 滴**羅馬洋甘菊**精油慢慢塗抹在腹腔神經叢上。

吸聞

直接深深吸聞打開的**羅馬洋甘菊**精油，視需求可嗅聞多次。

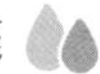

完整配方

塗抹和吸聞

調合：

- 羅馬洋甘菊精油……1 滴
- 苦橙葉精油……1 滴
- 真正薰衣草精油……1 滴
- 甜馬鬱蘭精油……1 滴
- 月桂精油……1 滴
- 瓊崖海棠油……5 滴

輕輕塗抹在腹腔神經叢和手腕上，再將手放在鼻子下方深深吸聞精油的氣味。

靜脈炎

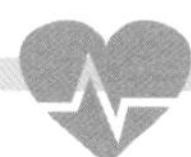

我的精簡配方

塗抹

以數滴**義大利永久花**精油稀釋在一點點的瓊崖海棠油裡，輕輕地做局部按摩。每日按摩數次，直到您的循環改善為止。

完整配方

塗抹

調合：

- 義大利永久花精油……1 滴
- 檸檬精油……1 滴

- 月桂精油……1 滴
- 山雞椒精油……1 滴
- 瓊崖海棠油……5 滴

沿著發炎的部位輕輕按摩，每日 5～6 次，持續 20 天。若需要可以再繼續使用。

請藥局客製

口服

請藥師依下列配方製作 60 顆膠囊（可重複療程）：

- 絲柏精油……25 mg
- 檸檬尤加利精油……25 mg
- 義大利永久花精油……25 mg
- 檸檬精油……10 mg

每次服用 1 顆，每日 3 回，持續 20 天。停 10 天後可再重複療程。

身上穿洞

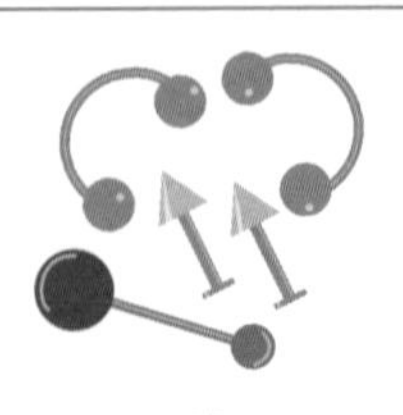

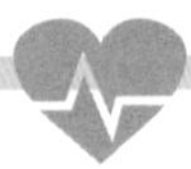

我的精簡配方

塗抹

以數滴**真正薰衣草**純精油（不稀釋）塗抹穿洞的部位。可每天塗抹數次。

完整配方

塗抹

在 2 ml 深色滴管瓶裡調合：

- 茶樹精油…… 10 滴
- 超級醒目薰衣草精油…… 20 滴
- 岩玫瑰精油…… 20 滴

以 1～2 滴塗抹在穿洞部位，靜置和收乾後再重複塗抹 2～3 次。

螫傷、咬傷（蚊子、蜘蛛、黃蜂、海蜇、蠍子）

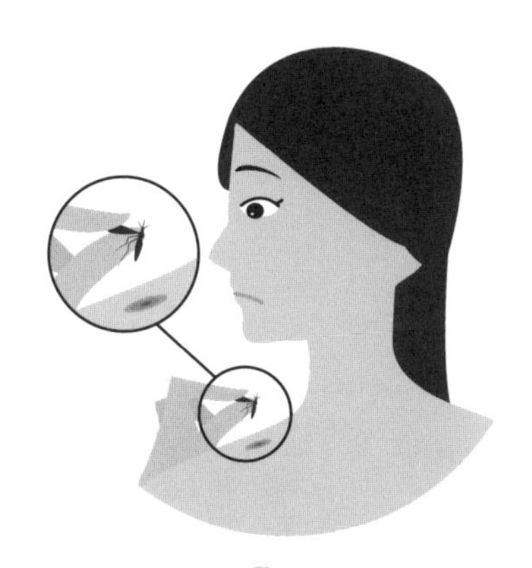

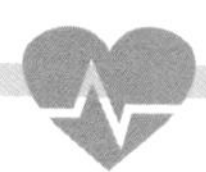

我的精簡配方

塗抹

3 分鐘內每 15 秒用 2 滴**穗花薰衣草**精油塗抹一次，接下來視被哪種小生物叮咬、螫傷的情形及疼痛的狀況，可以在 2 個小時內每 15 分鐘重複塗抹被叮咬的患部。

完整配方

塗抹

調合：

- 穗花薰衣草精油……3 滴
- 胡椒薄荷精油……1 滴
- 檸檬尤加利精油……2 滴
- 玫瑰天竺葵精油……2 滴
- 茶樹精油……2 滴

每 3 分鐘用 1～2 滴複方精油塗抹在被螫傷處，直到完全改善為止。

孕婦專用

完整配方

預防

吸聞和擴香

在 10 ml 瓶裡調合：

- 爪哇香茅精油……2.5 ml
- 檸檬尤加利精油……5 ml
- 玫瑰天竺葵精油……2.5 ml

分別噴在枕頭、浴袍或睡衣上，還有暴露在外面的四肢（手臂、腳等部位）也要噴，以建立像盾牌般的有效防護圈。晚上則用電子擴香儀擴香。

小孩專用

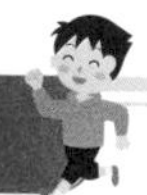

完整配方

塗抹

治療

在 10 ml 瓶裡調合：

- 玫瑰天竺葵精油………… 1 ml
- 穗花薰衣草精油………… 4 ml

被螫傷後請立即以此複方精油數滴塗抹患部，每 15 分鐘一次，重複 2～3 次。

完整配方

針對黃蜂、海蜇、蠍子

塗抹

治療

在 10 ml 瓶裡調合：

- 穗花薰衣草精油………… 3 ml
- 義大利永久花精油………… 0.5 ml
- 胡椒薄荷精油………… 0.5 ml
- 檸檬尤加利精油………… 1 ml
- 金盞菊浸泡油………… 5 ml

被螫傷或咬傷後立即以此調合油數滴塗抹 4～5 次，接著每 10 分鐘 1 次。後續每日塗抹 3～4 次，直到傷口完全消腫不痛。

玫瑰糠疹

完整配方

在大瓶裡均等調合：

- 洋甘菊純露
- 玫瑰純露
- 薰衣草純露

將敷料或化妝棉浸泡在大量的複方純露裡，再濕敷玫瑰糠疹患部，每日可使用多次。

⚠ 注意：是純露，不是精油！

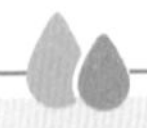

汗斑

完整配方

塗抹

在 5 ml 瓶裡調合：

- 芳樟精油……………………………………………………1 ml
- 茶樹精油……………………………………………………1 ml
- 沉香醇百里香精油…………………………………………1 ml
- 金盞菊浸泡油………………………………………………2 ml

取數滴局部塗抹患部，每日 3 次，直到改善為止。

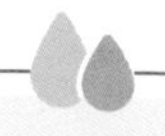

哭泣

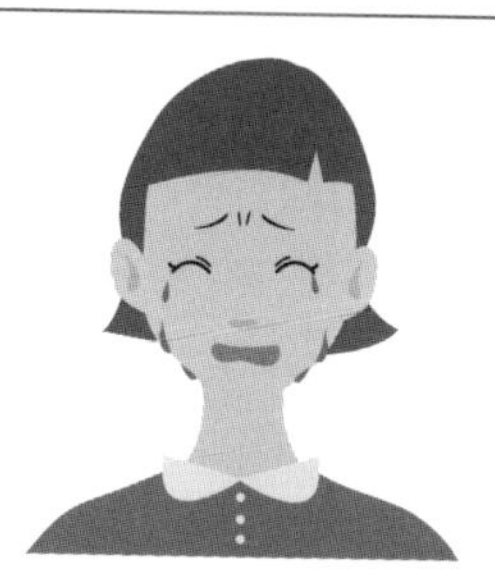

小孩專用

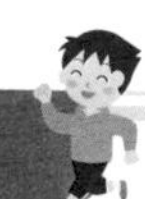

完整配方

塗抹

若肚子痛

在 5 ml 瓶裡調合：

- 甜茴香精油…………………… 0.5 ml
- 羅馬洋甘菊精油…………………… 0.5 ml
- 龍艾精油…………………… 0.5 ml
- 聖約翰草浸泡油……………………裝滿 5 ml

取此調合油 4～5 滴輕輕按摩肚子，若需要則每日使用 3～4 次。

若驚恐

在 5 ml 瓶裡調合：

- 羅馬洋甘菊精油…………………… 10 滴
- 甜馬鬱蘭精油…………………… 40 滴
- 甜杏仁油……………………裝滿 5 ml

取此調合油 3～4 滴塗抹腹腔神經叢和手腕內側，並讓孩子吸聞。

請藥局客製

若發燒和眼睛水汪汪發亮（已被感染）

栓劑

請藥師依下列配方製作 6 顆栓劑：

	嬰兒	小孩
桉油醇樟精油	20 mg	30 mg
芳樟精油	20 mg	30 mg
茶樹精油	10 mg	10 mg
聖約翰草浸泡油	10 mg	10 mg
栓劑的賦形劑	1 g	1 g

24～48 小時內，每日施用 2～3 次。

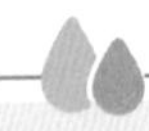

黑頭粉刺

完整配方

塗抹

在 10 ml 瓶裡調合：

- 檸檬精油……0.5 ml
- 玫瑰天竺葵精油……0.5 ml
- 真正薰衣草精油……0.5 ml
- 荷荷芭油……裝滿 10 ml

每日取數滴塗抹在黑頭粉刺上 1～2 次。

面膜

調合：

- 真正薰衣草精油……2 滴
- 檸檬精油……2 滴
- 綠礦泥粉或高嶺土……2 茶匙

♁ 以好品質的水製作泥膜充分攪拌，若泥膜太厚可以再加一點水。接著敷在臉的中軸線上（下巴、鼻子、前額）和有黑頭粉刺的部位。靜置 10 分鐘後再清洗乾淨。

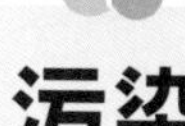

污染

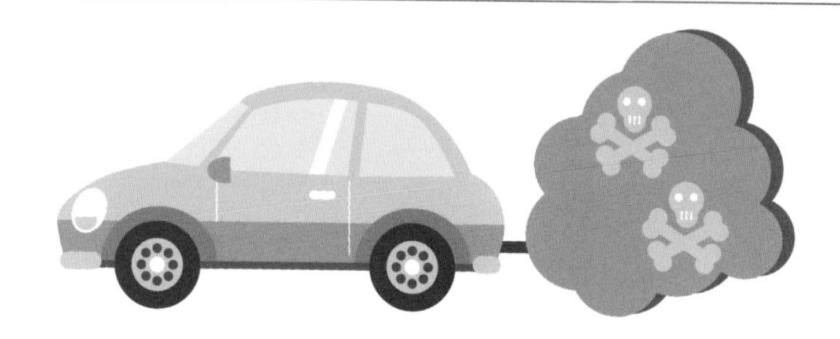

✚ 完整配方

♁ 噴霧

在 200 ml 噴霧瓶裡調合：

- 歐洲赤松精油…………………………… 2 ml
- 百里酚百里香精油…………………………… 2 ml
- 真正薰衣草精油…………………………… 2 ml
- 丁香花苞精油…………………………… 2 ml
- 爪哇香茅精油…………………………… 2 ml
- 茶樹精油…………………………… 2 ml
- 杜松漿果精油…………………………… 2 ml
- 中國肉桂精油…………………………… 2 ml
- 藍膠尤加利精油…………………………… 2 ml
- 檸檬精油…………………………… 2 ml

♁ 70%酒精…………………………… 裝滿 200 ml

每週在生活的空間噴 2 次，甚至超過 2 次。也可以每天用擴香儀加入上述但不加酒精的複方精油，擴香半小時。

跳蚤

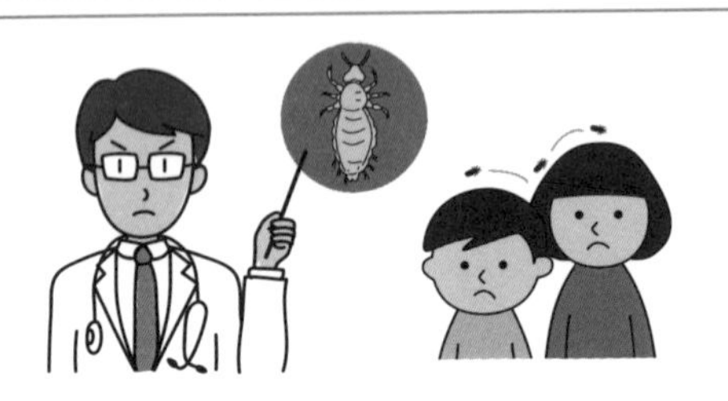

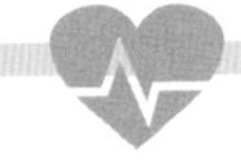

我的精簡配方

塗抹

在有風險的期間，每天早上在頭皮幾個不同的區塊上各用 1 滴**超級醒目薰衣草**純精油（不稀釋）塗抹。

完整配方

驅蟲（預防）

洗髮精

在瓶裡均等調合：

- 真正薰衣草精油
- 桉油醇迷迭香精油
- 樟腦迷迭香精油
- 杜松漿果精油
- 玫瑰天竺葵精油

每天加 3 滴複方精油在洗髮精裡，跟平常一樣洗頭髮。接著用數滴純精油（不稀釋）塗抹太陽穴部位及頭皮，再揉擦。

治療

請藥局客製

（勿用在 3 歲以下的小孩）

塗抹

請藥師依下列配方製作：

- 超級醒目薰衣草精油……………………………… 4 ml
- 茶樹精油………………………………………… 2 ml
- 桉油醇迷迭香精油……………………………… 2 ml
- 大西洋雪松精油………………………………… 1 ml
- 胡薄荷*精油 ……………………………………… 1 ml

連續兩晚以此複方精油數滴塗抹在後頸、耳後和頭皮上。靜置一晚，隔天早上用「驅蟲」的方法洗頭與塗抹精油。使用 8 天後停 15 天再重複療程。也就是要處理解決未孵化的卵，以防止這些卵變成幼蟲。

前更年期

亂經

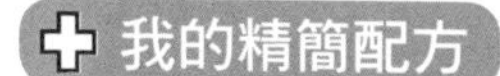

口服

加 1 滴**快樂鼠尾草**精油在中性錠片上或 1 茶匙橄欖油裡服用，每日 3 回，持續 2 個月。

塗抹

以 2 滴**快樂鼠尾草**精油塗抹下腹或下背，每日 3 次，持續 2 個月。

---

* 譯註：胡薄荷英文名 Pennyroyal；學名 *Mentha pulegium*。因為含單萜酮，所以勿用在 3 歲以下的小孩。

情緒障礙

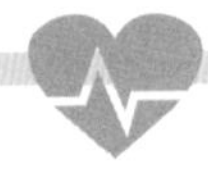

我的精簡配方

口服和塗抹

直接倒 2 滴**甜馬鬱蘭**精油在 1 茶匙蜂蜜裡服用或塗抹在腹腔神經叢上，每日 2～3 次。

口服

每天早上加 1 滴**快樂鼠尾草**精油在中性錠片上服用。

攝護腺腫大／腺瘤

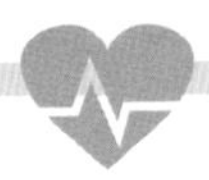

我的精簡配方

口服

倒 1 滴**太平洋檀香**精油在 1 茶匙蜂蜜裡服用，每日 3 回，持續 10 天。

完整配方

塗抹

在 2 ml 深色瓶裡調合：

- 太平洋檀香精油……5 滴
- 綠花白千層精油……5 滴
- 多苞葉尤加利精油……5 滴
- 絲柏精油……5 滴
- 薰陸香精油……5 滴
- 瓊崖海棠油……裝滿 2 ml

早、晚以此調合油按摩下腹和下背，持續 3 週。停 10 天再重複療程。

請藥局客製

口服

請藥師依下列配方製作 60 顆膠囊（可重複療程）：

- 熱帶羅勒精油……20 mg
- 月桂精油……10 mg
- 薰陸香精油……10 mg

預防：每次服用 1 顆，每日 2 回持續 20 天。停 10 天再重複療程。

治療：每次服用 2 顆，每日 3 回持續 20 天。停 10 天後再每週服用 5 天（週末六、日不服用）持續數月。

攝護腺炎

請藥局客製

栓劑

請藥師依下列配方製作 42 顆栓劑（可重複療程）：

- 廣藿香精油…… 10 mg
- 薰陸香精油…… 25 mg
- 絲柏精油…… 20 mg
- 義大利永久花精油…… 20 mg
- 檸檬香茅精油…… 20 mg
- 聖約翰草浸泡油…… 20 mg

早、晚各施用 1 顆持續 20 天，若需要可以停 7 天後再重複療程。

口服

請藥師依照下列配方製作 30 顆膠囊：

- 熱帶羅勒精油…… 20 mg
- 月桂精油…… 10 mg
- 絲柏精油…… 10 mg

預防：每次服用 1 顆，每日 2 回，每個月服用 10 天。

治療：每次服用 2 顆，每日 3 回，持續 20 天。若需要則停 10 天後再重複療程。

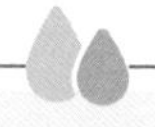

乾癬

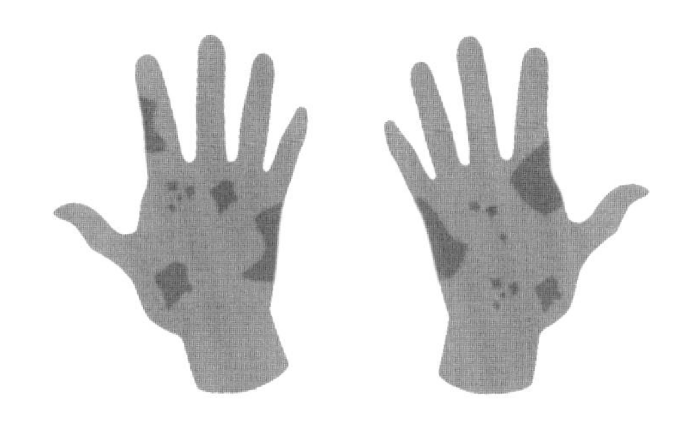

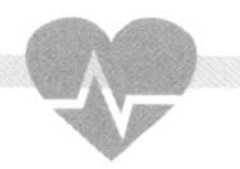

我的精簡配方

塗抹

以 2 滴**馬鞭草酮迷迭香**精油稀釋在榛果油裡，直接塗抹在乾癬患部，每日 2～3 次。

完整配方

塗抹

在 5 ml 深色滴管瓶裡調合：

- 馬鞭草酮迷迭香精油……10 滴
- 義大利永久花精油……10 滴
- 玫瑰草精油……10 滴
- 玫瑰天竺葵精油……10 滴
- 聖約翰草浸泡油……1 ml
- 琉璃苣油……1 ml
- 玫瑰果油……1 ml

每天塗抹在乾癬患部 2～3 次，直到改善為止。

對抗成因之一「神經緊張」

吸聞

調合：

- 沒藥精油…………2 滴
- 大馬士革玫瑰精油…………1 滴

將精油滴在手腕內側並將手靠近鼻孔深深吸聞，每日嗅聞多次。

孕婦專用

完整配方

塗抹

- 真正薰衣草精油…………2 滴
- 羅馬洋甘菊精油…………2 滴
- 穗花薰衣草精油…………2 滴
- 玫瑰果油…………1/2 茶匙

每天塗抹在乾癬患部 2～3 次，直到有顯著的改善為止。

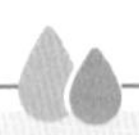

雷諾氏症候群

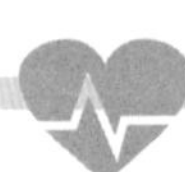

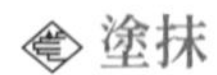

我的精簡配方

塗抹

以 2 滴**絲柏**精油稀釋在 2 滴瓊崖海棠油裡，並按摩手指和腳趾的末端。

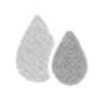

完整配方

塗抹

調合：

- 絲柏精油……………………………………………… 2 滴
- 側柏醇百里香精油…………………………………… 2 滴
- 瓊崖海棠油…………………………………………… 5 滴

每日塗抹四肢末端 2 次。

拒絕上學焦慮

小孩專用

我的精簡配方

塗抹

以 2 滴**甜馬鬱蘭**精油塗抹在腹腔神經叢上，每日 3～5 次。

完整配方

吸聞

在 5 ml 瓶裡調合：

- 羅馬洋甘菊精油…………………………………… 2.5 ml
- 芳樟精油…………………………………………… 2.5 ml

充分搖勻精油瓶後再打開讓孩子深深吸聞，盡量心平氣和地嗅聞 3 或 4 次。若需要可以讓孩子每 10 分鐘嗅聞 1 次，直到焦慮完全平息。

完整配方

◈ 塗抹

在 10 ml 瓶裡調合：

- 真正薰衣草精油⋯⋯⋯⋯⋯⋯⋯⋯⋯⋯⋯⋯⋯⋯⋯⋯ 2 ml
- 芳樟精油⋯⋯⋯⋯⋯⋯⋯⋯⋯⋯⋯⋯⋯⋯⋯⋯⋯⋯⋯ 2 ml
- 龍艾精油⋯⋯⋯⋯⋯⋯⋯⋯⋯⋯⋯⋯⋯⋯⋯⋯⋯⋯⋯ 1 ml
- 橙花精油⋯⋯⋯⋯⋯⋯⋯⋯⋯⋯⋯⋯⋯⋯⋯⋯⋯⋯ 0.5 ml
- 甜杏仁油⋯⋯⋯⋯⋯⋯⋯⋯⋯⋯⋯⋯⋯⋯⋯⋯⋯⋯ 4.5 ml

取此調合油數滴，按摩整條脊椎、脖子、前胸、肚子和足弓，每日 2～3 次。

經痛（經前和生理期）

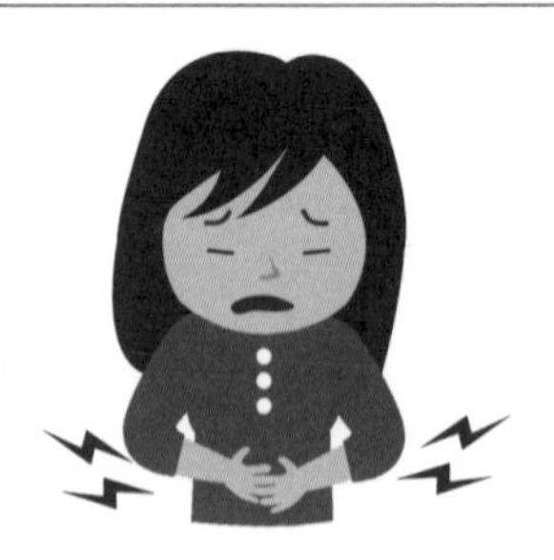

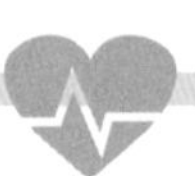

我的精簡配方

◈ 口服和塗抹

倒 1 滴**龍艾**精油在 1 茶匙蜂蜜裡服用，1 滴稀釋在 4～5 滴榛果油裡再塗抹下腹（輕輕按摩）。每小時使用 1 次，直到肚子完全不痛。

 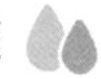

完整配方

塗抹

調合：

- 龍艾精油……………………………………………………5 滴
- 薰陸香精油…………………………………………………5 滴
- 聖約翰草浸泡油…………………………………………1/2 茶匙

經前和來經痛時，以此調合油按摩腹部，每日 2 次，連續 3 天。

請藥局客製

口服

請藥師依下列配方製作 30 顆膠囊：

- 龍艾精油…………………………………………………50 mg
- 洋茴香精油………………………………………………25 mg
- 絲柏精油…………………………………………………25 mg
- 快樂鼠尾草精油…………………………………………10 mg

每次服用 1 顆，每日 3 回。月經前 3 天開始服用到月經來後第 14 天。重複 3 次療程。

月經過多

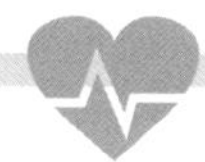

我的精簡配方

口服

加 1 滴**岩玫瑰**或 1 滴**玫瑰天竺葵**精油在中性錠片上服用，每日最多 5 回（視需求），持續 1～2 天。

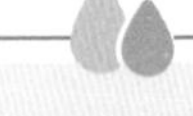

月經過少

完整配方

口服

在 5 ml 深色滴管瓶裡調合：

- 快樂鼠尾草精油…… 2 ml
- 鼠尾草精油…… 1 ml

取此複方精油 1 滴加在中性錠片上或 1 茶匙橄欖油裡服用，從月經來開始每日服用 3 回直到第 14 天，重複 3 次療程。

塗抹

經前和來經中，取此複方精油 2 滴按摩下背，每日 3 次持續數日。

全身放鬆

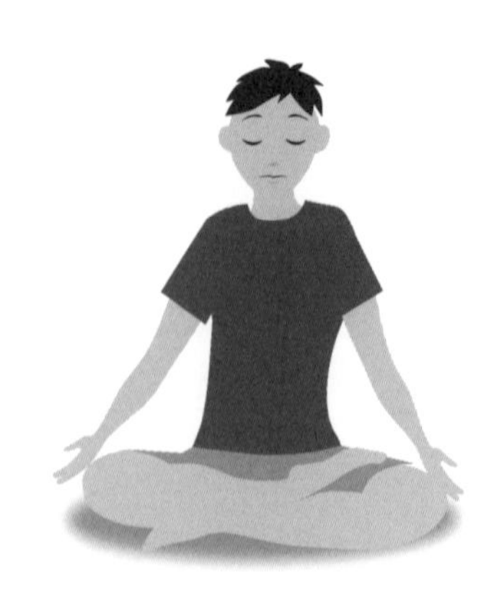

完整配方

塗抹

在 10 ml 瓶裡調合：

- 真正薰衣草精油……1 ml
- 羅馬洋甘菊精油……0.5 ml
- 依蘭精油……0.5 ml
- 榛果油……8 ml

請人用這個超級放鬆的調合油數十滴幫您按摩後背，每日 1～2 次。

擴香（在家裡、辦公室、車上）

在擴香儀裡倒入：

- 真正薰衣草精油……10 滴
- 苦橙葉精油……10 滴

早、晚以此複方精油或輪替擴香 10 分鐘。

泡澡

- 真正薰衣草精油……10 滴
- 苦橙葉精油……5 滴
- 泡澡的基質……1 湯匙

晚上，在放好溫水或熱水的浴缸裡倒入以上原料，泡澡 20 分鐘後無需沖洗，擦乾身體後穿上柔軟的浴袍，上床睡覺。

水腫

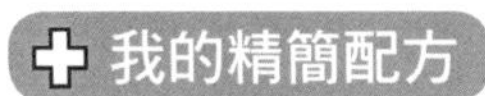

口服

加 1 滴**檸檬**精油在中性錠片上服用，每日 3 回。

請藥局客製

塗抹

請藥師依下列配方製作按摩油：

- 芹菜籽精油……1 ml
- 喜馬拉雅雪松精油……1 ml
- 絲柏精油……1 ml
- 玫瑰天竺葵精油……1 ml
- 鼠尾草精油……1 ml
- 瓊崖海棠油……25 ml

按摩難看的部位：大腿、小腿和手臂，總是從最遠端向心臟的方向按摩（依照您的狀況，例如：從小腿往上到膝蓋，或從膝蓋往上到大腿，或從手肘往上到肩膀等）。

口服

請藥師依下列配方製作 30 顆膠囊（可重複療程）：

- 芹菜籽精油……20 mg
- 檸檬精油……20 mg
- 胡蘿蔔籽精油……20 mg

照三餐各服 1 顆，連續 10 天。若需要可以重複療程再服用 5 天或 10 天。

⚠ **注意**：不適用在孕婦身上。

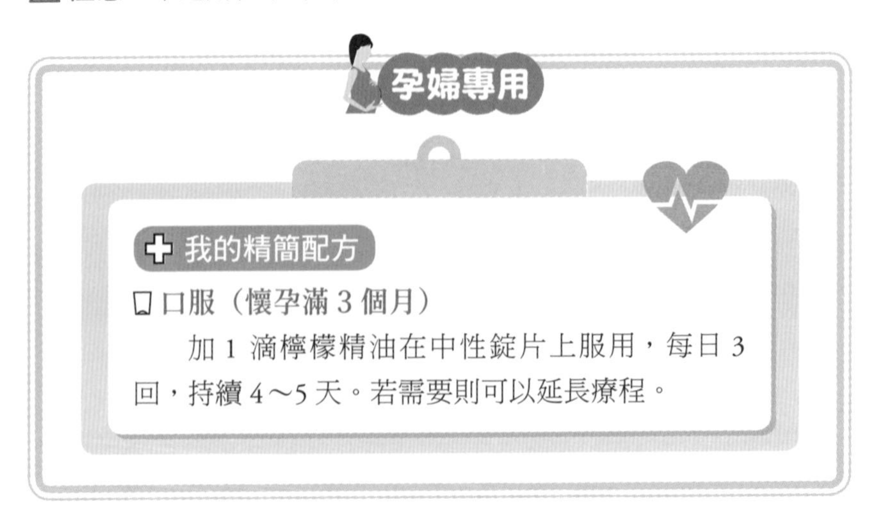

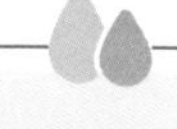

鼻咽炎

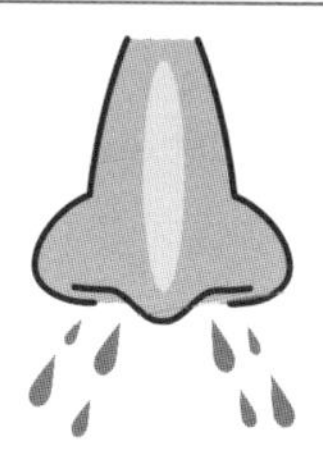

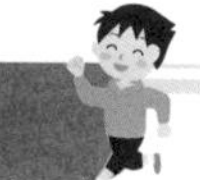

小孩專用

完整配方

塗抹

在 10 ml 瓶裡調合：

- 茶樹精油……………………………………………… 1 ml
- 桉油醇樟精油………………………………………… 1 ml
- 芳樟精油……………………………………………… 1 ml
- 側柏醇百里香精油…………………………………… 1 ml
- 甜杏仁油……………………………………………… 6 ml

用 3～4 滴塗抹脖子、前額和太陽穴，每日 3 次，持續 3～5 天。

口服（6 歲以上的小孩）

在半顆糖上、1 茶匙橄欖油裡或 1 茶匙蜂蜜裡，倒入：

- 桉油醇樟精油………………………………………… 1 滴
- 茶樹精油……………………………………………… 1 滴

讓孩子每日服用 3 回，持續 3～5 天。

請藥局客製

鼻滴（滿 5 歲的小孩）

在 30 ml 附圓鼻滴管的瓶裡調合：

- 茶樹精油……………………………… 0.5 ml
- 澳洲尤加利精油………………………… 0.5 ml
- 桉油醇樟精油…………………………… 0.5 ml
- 甜杏仁油……………………………… 裝滿 30 ml

請孩子自己先擤鼻涕，再用海水噴鼻劑清洗鼻腔，接著在每個鼻孔滴入 1 滴調合油，滴油進鼻孔時，請孩子躺下來或坐著頭往後仰。每日使用 3 次。

栓劑

請藥師依下列配方製作 18 顆栓劑：

	嬰兒	小孩
茶樹精油	20 mg	25 mg
澳洲尤加利精油	10 mg	15 mg
側柏醇百里香精油	10 mg	15 mg
桉油醇樟精油	10 mg	15 mg
聖約翰草浸泡油	10 mg	10 mg
栓劑的賦形劑	1 g	1 g

每日施用 2～3 顆，持續 3～5 天。

風濕

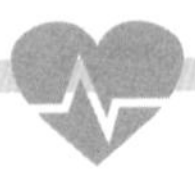

我的精簡配方

塗抹

以數滴**冬青白珠／芳香白珠**精油稀釋在山金車浸泡油裡，塗抹關節、手肘或其他發炎的風濕患部，每日 3～5 次。

✚ 完整配方

塗抹

在 5 ml 深色滴管瓶裡調合：

- 冬青白珠／芳香白珠精油……………………………… 10 滴
- 樟腦迷迭香精油………………………………………… 10 滴
- 檸檬尤加利精油………………………………………… 10 滴
- 月桂精油………………………………………………… 10 滴
- 超級醒目薰衣草精油…………………………………… 10 滴
- 山金車浸泡油………………………………………… 裝滿 5 ml

取數滴或用全部的調合油，按摩四肢不舒服的部位 1 分鐘。每日 3～5 次，直到改善為止。

泡澡

調合：

- 冬青白珠／芳香白珠精油………………………………… 5 滴
- 杜松漿果精油……………………………………………… 5 滴
- 海松精油…………………………………………………… 3 滴
- 超級醒目薰衣草精油……………………………………… 5 滴
- 泡澡的基質……………………………………………… 1 湯匙

將上列所有的材料倒入 38.5°C 的熱水裡，再入浴泡澡 20 分鐘。每天泡澡，直到改善為止。

請藥局客製

口服

請藥師依下列配方製作 60 顆膠囊：

- 杜松漿果精油…………………………………………… 45 mg
- 胡椒薄荷精油…………………………………………… 25 mg
- 檸檬精油………………………………………………… 10 mg

早、午、晚各服 1 顆，持續 3 週。

感冒／鼻炎（病毒型）

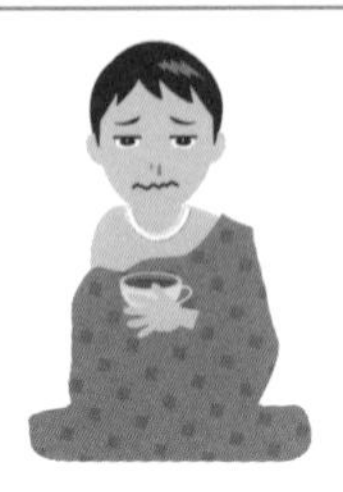

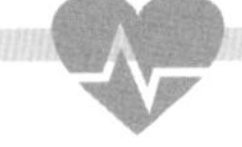

我的精簡配方

口服

加 1 滴**澳洲尤加利**精油在中性錠片上或小方糖上，再放入嘴裡融化吸收，每日 4 回。

塗抹

以 1 滴**澳洲尤加利**精油局部按摩鼻竇的部位。

完整配方

鼻滴

在 30 ml 附圓鼻滴管的瓶裡調合：

- 澳洲尤加利精油 ······ 1 ml
- 龍艾精油 ······ 0.5 ml
- 玫瑰天竺葵精油 ······ 1 ml
- 羅馬洋甘菊精油 ······ 1 ml
- 金盞菊浸泡油 ······ 裝滿 30 ml

請務必去藥局買噴鼻器，而不要用效果較差的古早型的鹽水滴瓶。先以海水噴鼻劑清洗鼻腔，接著在每個鼻孔滴入 1 滴調合油，每日 4 次。

吸聞

在盛有熱水的碗裡倒入：

- 胡椒薄荷精油……2 滴
- 澳洲尤加利精油……2 滴
- 綠花白千層精油……2 滴

在溫暖舒服的家裡，將頭和碗覆蓋在大毛巾裡，徹底地吸聞這個配方持續 10 分鐘。請遵守在第 333 頁裡建議的吸聞使用說明。

口服

在蔗糖上加入：

- 澳洲尤加利精油……1 滴
- 桉油醇樟精油……1 滴

放入嘴裡融化吸收，每日 4 回。

塗抹

調合：

- 月桂精油……2 滴
- 澳洲尤加利精油……2 滴
- 桉油醇樟精油……2 滴
- 瓊崖海棠油……6 滴

以此配方按摩後背和前胸，每日 6 次，連續 3 天。

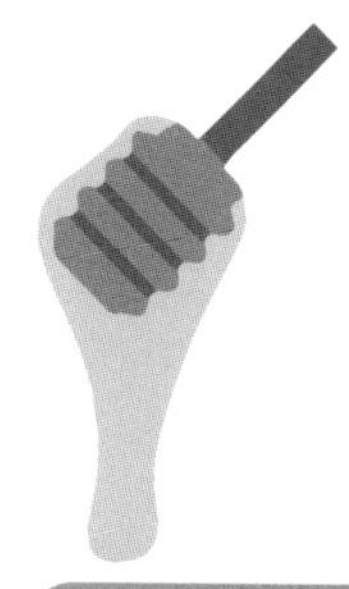

使呼吸道暢通的蜂蜜

在 1 茶匙百里香蜂蜜裡，加入 1 滴**澳洲尤加利精油**，再放入嘴裡融化吸收。或稀釋在蝶豆花茶、迷迭香茶或乾燥花茶裡飲用。

請藥局客製

栓劑（建議的方式）

請藥師依下列配方製作 6 顆栓劑：

- 澳洲尤加利精油……50 mg
- 側柏醇百里香精油……20 mg

- 月桂精油……………………………………………… 10 mg
- 聖約翰草浸泡油………………………………………… 20 mg

每日施用 2 顆，連續 3 天。

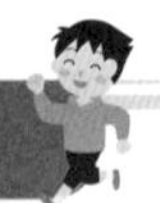

小孩專用

完整配方

塗抹

在 10 ml 深色滴管瓶裡調合：

- 茶樹精油……………………………………………… 1 ml
- 桉油醇樟精油…………………………………………… 2 ml
- 綠花白千層精油………………………………………… 1 ml
- 澳洲尤加利精油………………………………………… 1 ml
- 甜杏仁油……………………………………………… 5 ml

以 5～6 滴調合油塗抹前胸和上背，每日 3～4 次，連續 3 天。

口服（6 歲以上的小孩）

在半顆方糖上、1 茶匙橄欖油或 1 茶匙蜂蜜裡，加入：

- 桉油醇樟精油…………………………………………… 1 滴
- 芳樟精油……………………………………………… 1 滴

每日讓孩子服用 3 回，連續 3 天。

請藥局客製

鼻滴（5 歲以上的小孩）

在 30 ml 附圓鼻滴管的瓶裡調合：

- 桉油醇樟精油………………………………………… 0.5 ml
- 澳洲尤加利精油……………………………………… 0.5 ml
- 芳樟精油……………………………………………… 0.5 ml
- 甜杏仁油………………………………………… 裝滿 30 ml

請孩子自己先擤鼻涕，再用海水噴鼻劑清洗鼻腔，接著在每個鼻孔滴入 1 滴調合油。

栓劑

請藥師依下列配方製作 6 顆栓劑：

	嬰兒	小孩
茶樹精油	20 mg	25 mg
澳洲尤加利精油	10 mg	20 mg
桉油醇樟精油	20 mg	25 mg
聖約翰草浸泡油	10 mg	10 mg
栓劑的賦形劑	1 g	1 g

早、晚各施用 1 顆，連續 3 天。

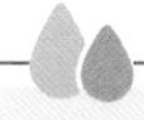

髖關節滑膜炎

小孩專用

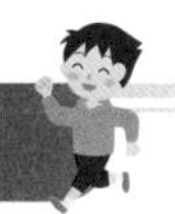

請藥局客製

塗抹

在 10 ml 瓶裡調合：

- 綠香桃木精油……1 ml
- 莎羅白樟精油……2 ml
- 芳樟精油……2 ml
- 冬青白珠／芳香白珠精油……1 ml
- 助溶劑……裝滿 10 ml

取此配方 5～6 滴塗抹在髖關節上，每日 4～5 次，持續 1 週。

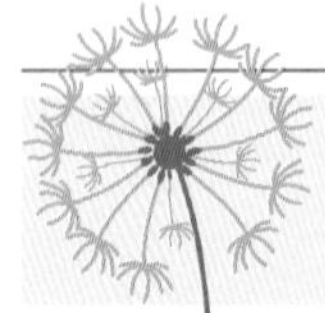

花粉熱

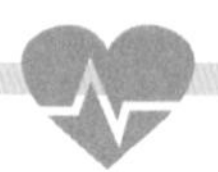

我的精簡配方

口服

加 2 滴**龍艾**精油在中性錠片或小顆糖上，再放入嘴裡融化吸收，每日 2～3 回。

⚠ 注意：此「反射」治療對預防特別有效。若已經過敏了，效果就沒那麼明顯。這時就請跳到以下的完整配方。

完整配方

塗抹和吸聞

在 2 ml 深色滴管瓶裡調合：

- 龍艾精油……………………………………………… 1 ml
- 桉油醇樟精油………………………………………… 1 ml

以 2 滴塗抹鼻竇（鼻子外圍）、前胸和上背，2 滴在面紙上以方便常常嗅聞，每日 2～3 次直到改善為止。輕輕按摩堵塞的部位，但要盡量避免靠近眼睛。

擴香

在 5 ml 瓶裡均等調合：

- 綠花白千層精油
- 澳洲尤加利精油
- 檸檬精油

以此複方精油在生活的空間（家裡、辦公室）擴香，每次 20 分鐘，每日 3 次。

請藥局客製

鼻滴

雖是可選擇的用法之一，但若您呼吸困難的話，就強烈建議這個方法。請藥師依下列配方在 30 ml 附圓鼻滴管的瓶裡製作：

- 澳洲尤加利精油……1 ml
- 龍艾精油……0.5 ml
- 羅馬洋甘菊精油……1 ml
- 玫瑰天竺葵精油……1 ml
- 金盞菊浸泡油……裝滿 30 ml

先擤鼻涕，再用海水噴鼻劑清洗鼻腔，接著在每個鼻孔滴入 1 滴調合油。每日 4 次，連續 5 天，若需要可使用更多天。

口服

請藥師依下列配方製作 30 顆膠囊：

- 龍艾精油……15 mg
- 羅馬洋甘菊精油……15 mg
- 玫瑰天竺葵精油……15 mg
- 真正薰衣草精油……15 mg

在有風險期之前開始每日服用 1 顆，在過敏期間每日 3 回，持續 2～3 週。

孕婦專用

我的精簡配方

塗抹

在關鍵時期，每天 2 次以 2 滴**黑雲杉**精油塗抹腎上腺部位。

口服（懷孕滿 3 個月）

在急性發作期間，加 1 滴**羅馬洋甘菊**和 1 滴**法國羅勒**精油*在 1 小匙的薰衣草或百里香蜂蜜裡，再放入嘴裡融化吸收，每日 3 回。

---

* 法國羅勒精油又稱**歐洲羅勒**或**甜羅勒**。

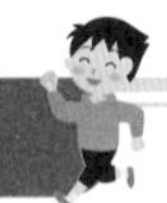

小孩專用

請藥局客製

鼻滴（5 歲以上的小孩）

在 30 ml 附圓鼻滴管的瓶裡調合：

- 龍艾精油……………………………………… 0.1 ml
- 玫瑰天竺葵精油……………………………… 0.5 ml
- 岩玫瑰精油…………………………………… 0.5 ml
- 甜杏仁油…………………………………… 裝滿 30 ml

在每個鼻孔滴入 1 滴調合油，每日 2～3 次，若需要可使用更久。

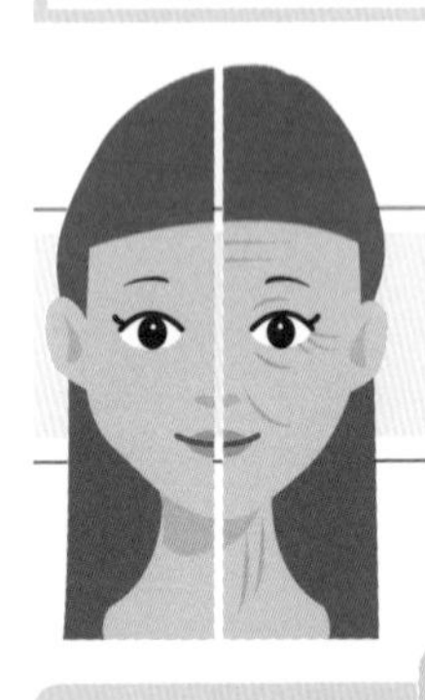

皺紋

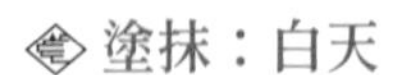

我的精簡配方

塗抹：白天

使用日霜時加入 2 滴**芳樟**精油一起塗抹，如平時保養一般。或在 60 g 日霜裡加入 1 ml **芳樟**精油並充分攪勻，如平時保養程序一樣的使用。

塗抹：晚上

使用夜霜時加入 1 滴**玫瑰天竺葵**和 1 滴**岩玫瑰**精油，充分調合後如平時保養般地使用。

完整配方

塗抹

在 10 ml 深色滴管瓶裡調合：

- 玫瑰天竺葵精油⋯⋯⋯⋯⋯⋯⋯⋯⋯⋯⋯⋯⋯⋯⋯⋯⋯ 8 滴
- 岩玫瑰精油⋯⋯⋯⋯⋯⋯⋯⋯⋯⋯⋯⋯⋯⋯⋯⋯⋯⋯ 6 滴
- 玫瑰草精油⋯⋯⋯⋯⋯⋯⋯⋯⋯⋯⋯⋯⋯⋯⋯⋯⋯ 10 滴
- 芳樟精油⋯⋯⋯⋯⋯⋯⋯⋯⋯⋯⋯⋯⋯⋯⋯⋯⋯⋯⋯ 8 滴
- 小麥胚芽油⋯⋯⋯⋯⋯⋯⋯⋯⋯⋯⋯⋯⋯⋯⋯⋯⋯ 2.5 ml
- 摩洛哥堅果油⋯⋯⋯⋯⋯⋯⋯⋯⋯⋯⋯⋯⋯⋯⋯⋯ 2.5 ml

晚上卸妝洗淨臉後，塗抹在臉、脖子和胸口。

面膜

調合：

- 馬鞭草酮迷迭香精油⋯⋯⋯⋯⋯⋯⋯⋯⋯⋯⋯⋯⋯⋯ 3 滴
- 芳樟精油⋯⋯⋯⋯⋯⋯⋯⋯⋯⋯⋯⋯⋯⋯⋯⋯⋯⋯⋯ 3 滴
- 帚石楠或蕎麥蜂蜜⋯⋯⋯⋯⋯⋯⋯⋯⋯⋯⋯⋯⋯⋯ 2 湯匙

每週敷臉 2 次，敷臉後靜置 5 分鐘再以冷水洗淨。

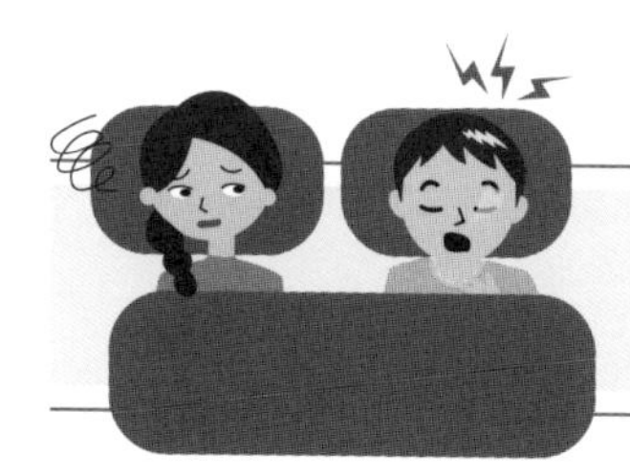
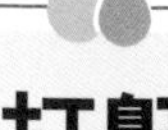

打鼾

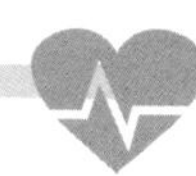

我的精簡配方

鼻滴

晚上睡覺前，以海水噴鼻劑噴一下鼻子和喉嚨以加強咽喉的保濕，再以 1 滴**檸檬**精油與 1 滴甜杏仁油調合後滴入每個鼻孔裡。

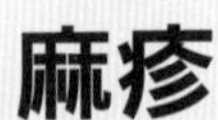

麻疹

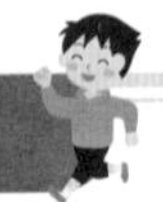

小孩專用

完整配方

塗抹

在 5 ml 深色滴管瓶裡調合：

- 茶樹精油…… 0.5 ml
- 桉油醇樟精油…… 1 ml
- 玫瑰草精油…… 0.5 ml
- 真正薰衣草精油…… 0.5 ml
- 甜杏仁油……裝滿 5 ml

以 6～8 滴調合油塗抹前胸和上背，每日 3～4 次，持續 1 週。

請藥局客製

塗抹

一瓶 100 g 爽身粉：

- 穗花薰衣草精油…… 1 ml
- 芳樟精油…… 1 ml
- 茶樹精油…… 1 ml
- 摩洛哥藍艾菊精油…… 0.5 ml
- 威尼斯滑石粉…… 裝滿 100 g

每天在麻疹患部撲粉 3～4 次，持續 1 週。

栓劑

請藥師依下列配方製作 24 顆栓劑：

	嬰兒	小孩
月桂精油	5 mg	10 mg
桉油醇樟精油	25 mg	40 mg
芳樟精油	20 mg	35 mg
聖約翰草浸泡油	10 mg	10 mg
栓劑的賦形劑	1 g	1 g

每日施用 3 次，持續 1 週。

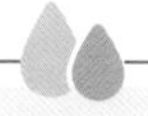

風疹（德國麻疹）

小孩專用

完整配方

塗抹

在 5 ml 深色滴管瓶裡調合：

- 茶樹精油………… 0.5 ml
- 桉油醇樟精油………… 0.5 ml
- 玫瑰草精油………… 0.5 ml
- 真正薰衣草精油………… 0.5 ml
- 甜杏仁油…………裝滿 5 ml

以 6～8 滴調合油塗抹前胸和上背，每日 3～4 次，持續 1 週。

請藥局客製

塗抹

一瓶 100 g 爽身粉：

- 穗花薰衣草精油………… 1 ml
- 芳樟精油………… 1 ml
- 茶樹精油………… 1 ml
- 摩洛哥藍艾菊精油………… 0.5 ml
- 威尼斯滑石粉………… 裝滿 100 g

每天在風疹過敏處撲粉 3～5 次，持續 1 週。

栓劑

請藥師依下列配方製作 24 顆栓劑：

	嬰兒	小孩
月桂精油	5 mg	10 mg
桉油醇樟精油	25 mg	40 mg
芳樟精油	20 mg	35 mg
聖約翰草浸泡油	10 mg	10 mg
栓劑的賦形劑	1 g	1 g

每日施用 3 次，持續 1 週。

流鼻血

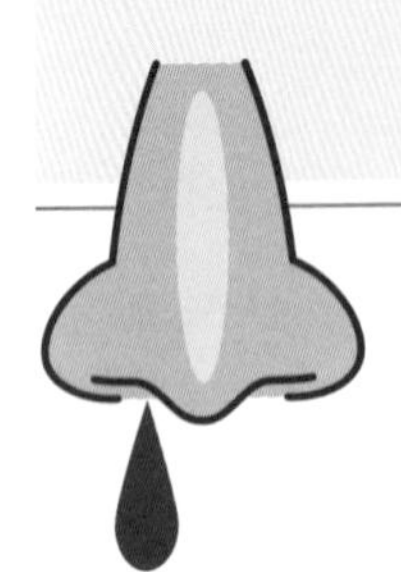

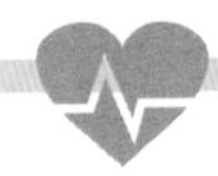

我的精簡配方

塗抹

倒 2 滴**岩玫瑰**精油在一撮棉花球上，再小心翼翼地塞入鼻孔裡，並用手指壓住鼻孔，但不要靜置超過半小時。若超過半小時，取出棉花球時可能會拔除已癒合的結痂而再度流血。

小孩專用

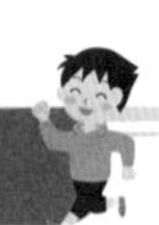

完整配方

塞入鼻孔裡

在 2 ml 瓶裡調合：

- 岩玫瑰精油……………………………… 2 滴
- 玫瑰天竺葵精油………………………… 2 滴
- 瓊崖海棠油…………………………… 裝滿 2 ml

用一撮棉花球沾滿調合油後塞入鼻孔裡，並用手指壓住固定及塞緊 2～3 分鐘。靜置約半小時後再小心翼翼地取出棉花球。

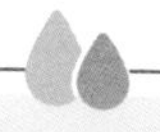

猩紅熱

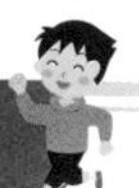

小孩專用

完整配方

塗抹

在 5 ml 深色滴管瓶裡調合：

- 茶樹精油………………………………… 0.5 ml
- 桉油醇樟精油………………………………… 0.5 ml
- 玫瑰草精油………………………………… 0.5 ml
- 真正薰衣草精油………………………………… 0.5 ml
- 甜杏仁油………………………………… 裝滿 5 ml

以 6～8 滴調合油塗抹喉嚨、前胸和上背，每日 3～4 次，持續 1 週。

請藥局客製

塗抹

一瓶 100 g 爽身粉：

- 穗花薰衣草精油………………………………… 1 ml
- 芳樟精油………………………………… 1 ml
- 茶樹精油………………………………… 1 ml
- 摩洛哥藍艾菊精油………………………………… 0.5 ml
- 威尼斯滑石粉………………………………… 裝滿 100 g

每天在會癢的猩紅熱患部撲粉 3～5 次，持續 1 週。

栓劑

請藥師依下列配方製作 24 顆栓劑：

	嬰兒	小孩
月桂精油	5 mg	10 mg
桉油醇樟精油	25 mg	40 mg
芳樟精油	20 mg	35 mg
聖約翰草浸泡油	10 mg	10 mg
栓劑的賦形劑	1 g	1 g

每日施用 3 次，持續 1 週。

坐骨神經痛

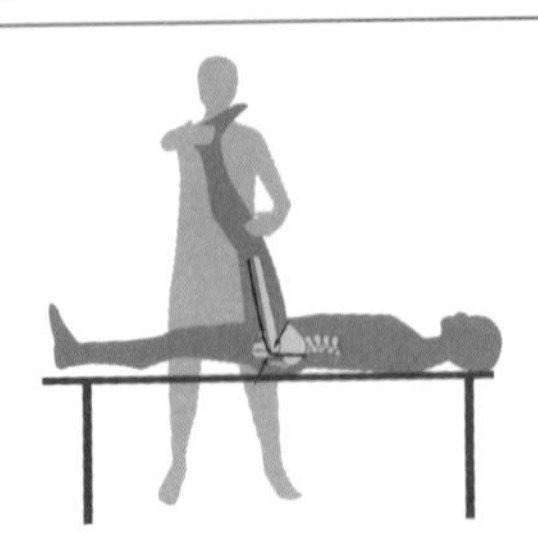

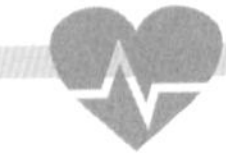

我的精簡配方

塗抹

以 3 滴**冬青白珠／芳香白珠**精油稀釋在 5 滴山金車浸泡油裡，塗抹下背和整個大腿。輕輕按摩久一點，但千萬不要施力而增加疼痛感。

完整配方

塗抹

調合：

- 冬青白珠／芳香白珠精油……2 滴
- 檸檬尤加利精油……2 滴
- 樟腦迷迭香精油……2 滴
- 月桂精油……2 滴
- 超級醒目薰衣草精油……2 滴
- 義大利永久花精油……1 滴
- 山金車浸泡油……10 滴

沿著神經的路線輕輕按摩（用塗抹這個字眼來說更恰當）。慢慢塗抹，千萬不要施力而增加疼痛感。手溫有助於皮膚對精油的吸收。

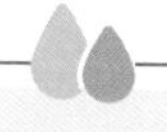

陰道乾澀

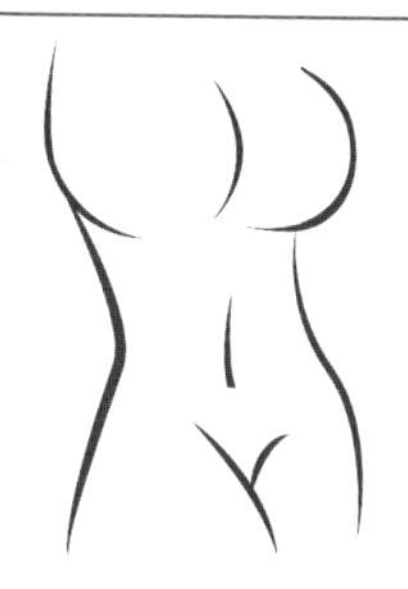

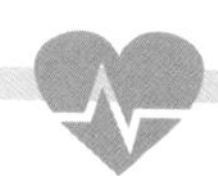

我的精簡配方

塗抹

以 1 滴**快樂鼠尾草**精油稀釋在 2 滴植物油裡，每日按摩 2 次下腹，持續 20 天。

口服

加 1 滴**快樂鼠尾草**精油在中性錠片上服用，每日 2 回，持續 20 天。

請藥局客製

陰道栓劑（懷孕禁用）

請藥師依下列配方製作 18 顆陰道栓劑：

- 快樂鼠尾草精油…… 50 mg
- 鼠尾草精油…… 50 mg
- 馬鞭草酮迷迭香精油…… 50 mg
- 聖約翰草浸泡油……100 mg

每晚施用 1 顆，每週用 5 天，每個月用 3 週，持續 2 個月。若需要可以重複療程。

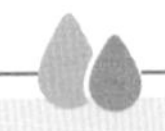

乳房痛

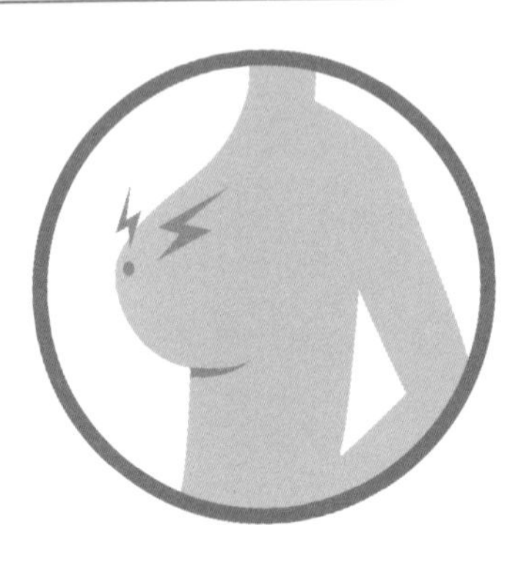

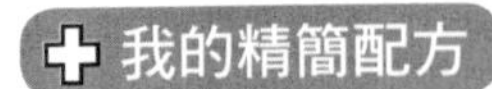

我的精簡配方

塗抹

以浸泡過洋甘菊純露*的敷料（別搞錯！不是精油）濕敷在超級敏感的乳房上，每日 3～4 次直到完全改善。

---

* 編註：可選擇羅馬洋甘菊或德國洋甘菊純露。

性成癮

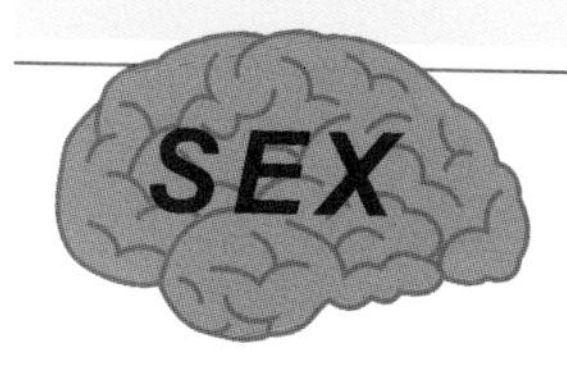

我的精簡配方

口服

加1滴**大馬士革玫瑰**精油在方糖上，再放入嘴裡融化吸收，每日3回。

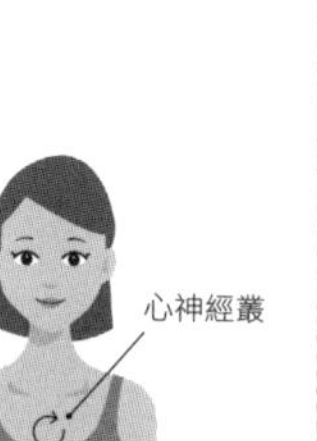

吸聞

倒2滴**大馬士革玫瑰**精油在手腕內側並深深吸聞，或直接吸聞打開的精油瓶。

塗抹

以2滴**大馬士革玫瑰**精油塗抹心神經叢。

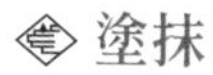

完整配方

吸聞和口服

在5 ml瓶裡調合：

- 絲柏精油……1 ml
- 檸檬馬鞭草精油……1 ml
- 索馬利亞沒藥精油……1 ml
- 羅馬洋甘菊精油……2 ml

倒數滴在手腕內側吸聞，在白天或晚上可以盡量嗅聞（完全沒有時間限制）。若需要可以倒1～2滴複方精油在1茶匙蜂蜜裡直接服用。

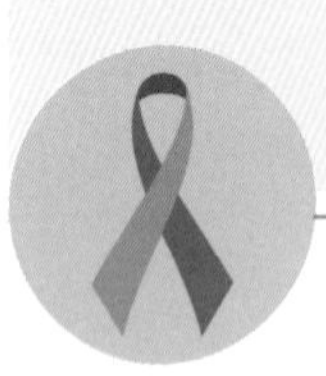

愛滋病（強化免疫力）

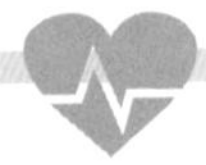

我的精簡配方

塗抹

每天以 1 滴**桉油醇樟**純精油（不稀釋）塗抹心神經叢，特別是秋天。

完整配方

塗抹

調合：

- 桉油醇樟精油……1 滴
- 檸檬精油……1 滴
- 沉香醇百里香精油……1 滴
- 月桂精油……1 滴

每天早上直接將複方精油塗抹在前胸和上背，每個月使用 10 天。

請藥局客製

口服

請藥師依下列配方製作 30 顆膠囊：

- 野馬鬱蘭精油……25 mg
- 澳洲尤加利精油……25 mg
- 綠花白千層精油……25 mg
- 月桂精油……25 mg
- 芫荽籽精油……25 mg

照三餐每次服用 1 顆，每個月服用 1 週。

鼻竇炎

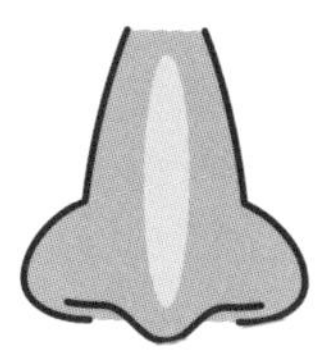

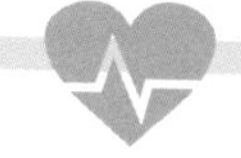

我的精簡配方

吸聞

先以海水噴鼻劑清洗鼻腔後，再倒 2 滴**澳洲尤加利**純精油在手帕上嗅聞，每日 4～5 次。

完整配方

塗抹

在 5 ml 深色瓶裡調合：

- 澳洲尤加利精油……………………………………… 10 滴
- 茶樹精油……………………………………………… 10 滴
- 胡椒薄荷精油………………………………………… 10 滴
- 桉油醇樟精油………………………………………… 10 滴
- 金盞菊浸泡油………………………………………… 裝滿 5 ml

取此調合油 3 滴局部塗抹在上頜竇和額竇部位的皮膚上，每日 4 次。

口服

- 澳洲尤加利精油……………………………………… 1 滴
- 側柏醇百里香精油…………………………………… 1 滴

加這 2 滴精油在中性錠片上或 1 茶匙橄欖油裡，再放入嘴裡融化吸收，每日 4 回，連續 5 天。

吸聞

在 2 ml 深色瓶裡調合：

- 桉油醇樟精油…… 10 滴
- 茶樹精油…… 10 滴
- 芳樟精油…… 10 滴
- 胡椒薄荷精油…… 3 滴

以海水噴鼻劑清洗鼻腔後，再倒 6 滴複方精油在熱水裡吸聞 10 分鐘，每日 2 次。完成後不要出門到空氣污染的地方，當然也不要抽菸。除了這個濕式吸聞外，您也可以在白天的其他時間做乾式吸聞，只要簡單地倒數滴複方精油在手帕上並深深吸聞，每日 4～5 次。

請藥局客製

鼻滴

請藥師依下列配方在 30 ml 深色附圓鼻滴管的瓶裡調合：

- 茶樹精油…… 12 滴
- 土木香精油…… 8 滴
- 胡椒薄荷精油…… 4 滴
- 澳洲尤加利精油…… 8 滴
- 金盞菊浸泡油…… 裝滿 30 ml

在左右鼻孔裡各點 1 滴，每日使用 4～5 次。

孕婦專用

完整配方

塗抹

在 5 ml 深色滴管瓶裡調合：

- 澳洲尤加利精油…… 10 滴
- 桉油醇樟精油…… 10 滴
- 茶樹精油…… 10 滴

以此複方精油 1 滴稀釋在一點植物油裡，塗抹在鼻子和臉部發炎的部位，每日 3 次。

吸聞

濕式吸聞

早、晚倒 10 滴複方精油在盛有熱水的碗裡，將您的臉移放在碗的上方並「關在」大毛巾裡，深深吸聞芳香蒸氣 10 分鐘。做完這個濕式吸聞後不要出門到空氣污染的地方。

乾式吸聞

以海水噴鼻劑清洗鼻腔後，倒 3～4 滴複方精油在手帕上並深深吸聞，每日 3～5 次，持續 3～5 天。

小孩專用

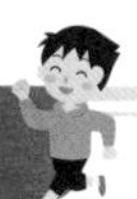

完整配方

塗抹

在 5 ml 深色滴管瓶裡調合：

- 茶樹精油⋯⋯⋯⋯ 8 滴
- 芳樟精油⋯⋯⋯⋯ 8 滴
- 土木香精油⋯⋯⋯⋯ 5 滴
- 金盞菊浸泡油⋯⋯⋯⋯裝滿 5 ml

以 2 滴調合油塗抹前額，每日 3～5 次，持續 5～7 天。請注意眼睛：不要塗抹得太近！

請藥局客製

栓劑

請藥師依下列配方製作 6 顆栓劑：

- 綠花白千層精油⋯⋯⋯⋯ 20 mg
- 澳洲尤加利精油⋯⋯⋯⋯ 20 mg
- 義大利永久花精油⋯⋯⋯⋯5 mg
- 桉油醇樟精油⋯⋯⋯⋯ 20 mg
- 聖約翰草浸泡油⋯⋯⋯⋯ 10 mg
- 栓劑的賦形劑⋯⋯⋯⋯ 1 g

早、晚各施用 1 顆，連續 3 天。

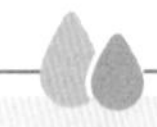

消化道痙攣

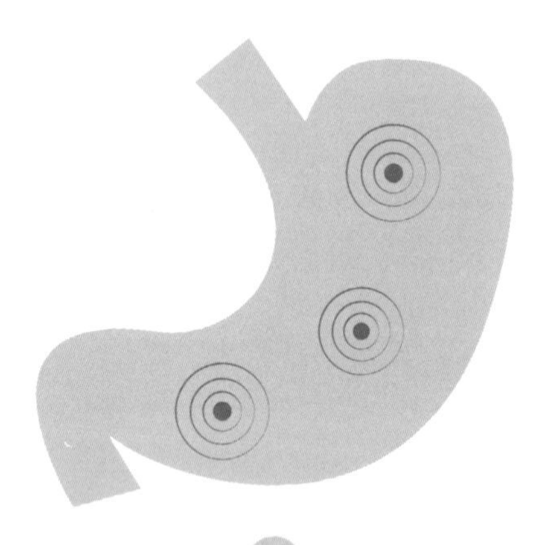

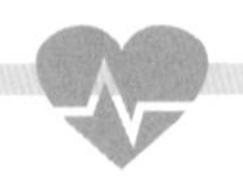

我的精簡配方

吸聞

直接嗅聞打開的**羅馬洋甘菊**精油，每日 1 或 2 次。

完整配方

塗抹

- 羅馬洋甘菊精油…… 2 滴
- 法國羅勒精油* …… 2 滴
- 真正薰衣草精油…… 2 滴
- 榛果油…… 6 滴

以打圈的方式按摩肚子，每日 2～3 次，持續 2～3 天。

* 法國羅勒精油又稱**歐洲羅勒**或**甜羅勒**。

 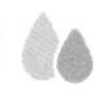

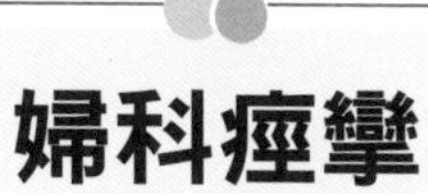

婦科痙攣

完整配方

塗抹

- 龍艾精油……1 滴
- 羅馬洋甘菊精油……1 滴
- 苦橙葉精油……1 滴
- 榛果油……5 滴

24～48 小時內，每日塗抹下腹 2～3 次。

痙攣症

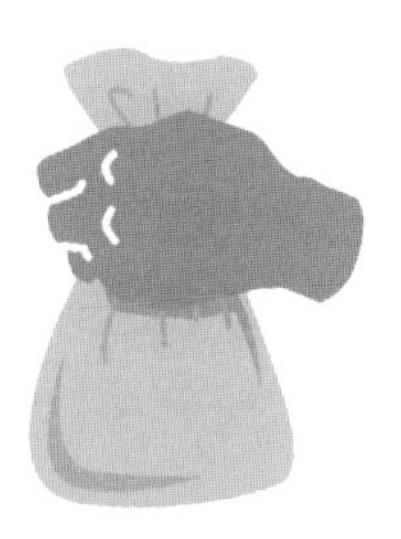

我的精簡配方

口服

直接倒 1 滴**龍艾**精油在 1 茶匙蜂蜜裡服用，視情況可再服用 1 或 2 回。

完整配方

口服和塗抹

在 5 ml 瓶裡調合：

- 龍艾精油…… 1 ml
- 依蘭精油…… 1 ml
- 甜馬鬱蘭精油…… 1 ml
- 香蜂草精油…… 1 ml
- 苦橙葉精油…… 1 ml

加 2 滴複方精油在中性錠片上、1 茶匙蜂蜜或橄欖油裡，再放入嘴裡融化吸收，每日 3 回。以及用 3 滴複方精油塗抹腹腔神經叢和手腕內側，每日 2～3 次。

孕婦專用

我的精簡配方

吸聞

直接打開**羅馬洋甘菊**精油並深深吸聞以「放鬆平息」，視需求每日可以嗅聞數次。

完整配方

塗抹和吸聞

調合：

- 羅馬洋甘菊精油…… 1 滴
- 真正薰衣草精油…… 1 滴
- 苦橙葉精油…… 1 滴
- 榛果油…… 3 滴

塗抹在手腕內側（深深吸聞）和腹腔神經叢上，每日 2～3 次。

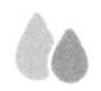

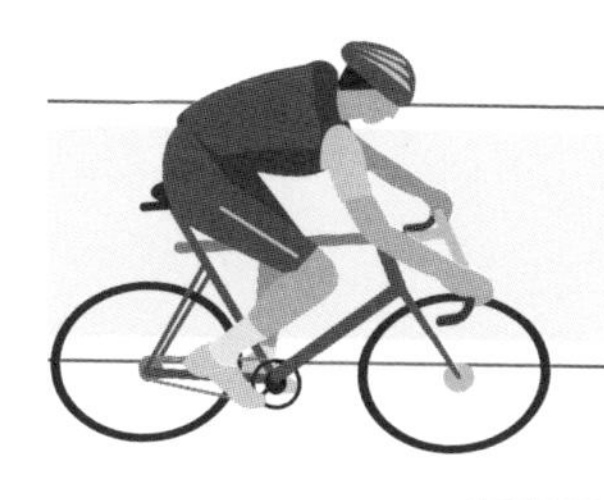

運動痠痛

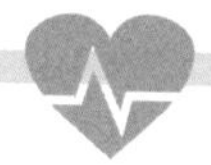

我的精簡配方

塗抹

以 2 滴**冬青白珠／芳香白珠**精油稀釋在數滴山金車浸泡油裡，塗抹在疼痛的部位並輕輕按摩，但別弄痛了自己。

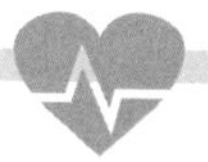

我的精簡配方

口服

以 2 滴**胡椒薄荷**精油稀釋在 1 湯匙刺槐蜜裡，再倒入 500 ml 氣泡水或普通飲用水裡。在運動時喝。

冬天在戶外時，可以多加一點蜂蜜。夏天時，若您流很多汗的話，就多補充水分。開始運動的前 30 分鐘耗能最多，可以每 15 分鐘喝 2 口水。

完整配方

塗抹

運動前的配方

調合：

- 檸檬尤加利精油……1 滴
- 超級醒目薰衣草精油……1 滴
- 依蘭精油……1 滴

- 絲柏精油……………………………………………………1 滴
- 榛果油………………………………………………………1 茶匙

塗抹並配合按摩以放鬆肌肉和關節。

運動後的配方：在疼痛或受傷後有水腫的情況下

調合：

- 檸檬尤加利精油……………………………………………1 滴
- 冬青白珠／芳香白珠精油…………………………………1 滴
- 義大利永久花精油…………………………………………1 滴
- 樟腦迷迭香精油……………………………………………1 滴
- 胡椒薄荷精油………………………………………………1 滴
- 山金車浸泡油………………………………………………1 茶匙

塗抹並配合慢慢按摩受傷或疲勞的部位，每日 2～3 次，持續 2～3 天。

壓力

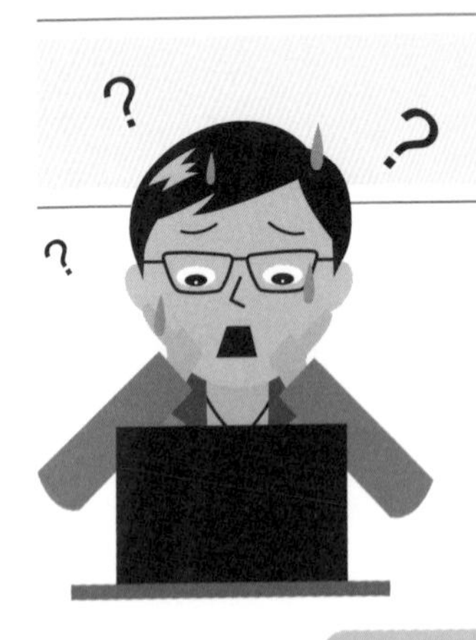

我的精簡配方

吸聞

每天用 1 滴**苦橙葉**精油塗抹在手腕內側 2～3 次，並將手放到臉的前方深深吸聞。

完整配方

擴香

在擴香儀裡倒入下列精油各 10 滴：

- 苦橙葉精油
- 依蘭精油
- 甜橙精油
- 真正薰衣草精油

早、晚在生活的空間擴香半小時，最好以電子擴香儀來擴香。

吸聞和塗抹

調合：

- 苦橙葉精油……1 滴
- 甜馬鬱蘭精油……1 滴
- 紅桔精油……1 滴

塗抹在手腕內側並將手放到鼻子前深深吸聞，每日 3 次。

也要塗抹在腹腔神經叢上。

請藥局客製

口服（若是長期壓力、焦慮性格）

請藥師依下列配方製作 30 顆膠囊：

- 甜馬鬱蘭精油……20 mg
- 真正薰衣草精油……20 mg
- 檸檬馬鞭草精油……10 mg
- 紅桔精油……10 mg

每次服用 1 顆，每日 3 回（早、午、晚上睡前），持續 10 天。晚上睡前服用有助於對抗與壓力有關的輕度睡眠障礙。

孕婦專用

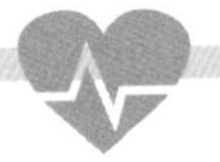

我的精簡配方

塗抹和吸聞

以 2 滴**大馬士革玫瑰**精油塗抹在手腕內側（深深吸聞）和腹腔神經叢上，視需求可以使用多次。

「怯場」專用

每當有怯場的情況發生時，用 2 滴**苦橙葉**精油塗抹在手腕內側（深深吸聞）以及腹腔神經叢上。

擴香

以數滴**真正薰衣草**精油擴香 15 分鐘，每日 2～3 次。

口服（懷孕滿 3 個月）

倒 1 滴**苦橙葉**精油在中性錠片上服用，每日 2～3 回。

完整配方

泡澡

- 真正薰衣草精油……………………………… 5 滴
- 苦橙葉精油……………………………… 5 滴
  （或羅馬洋甘菊精油……………………………… 5 滴）
- 泡澡的基質……………………………… 1 湯匙

晚上睡前，將以上材料倒入已放好水的浴缸裡，泡澡至少 15 分鐘，泡完澡後無需沖洗而擦乾身體後就直接上床就寢。

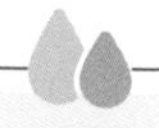

嗜甜

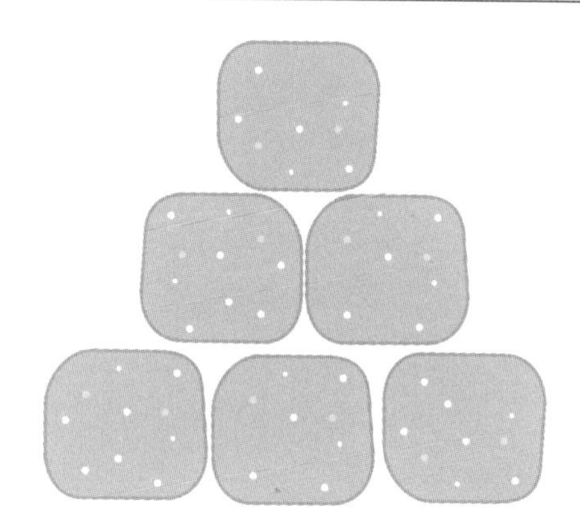

完整配方

主要在調整對糖、酒、菸和所有毒品的黏著程度。

吸聞和口服

在 5 ml 深色滴管瓶裡調合：

- 錫蘭肉桂精油…… 0.5 ml
- 佛手柑精油…… 1 ml
- 玫瑰草精油…… 1 ml
- 羅馬洋甘菊精油…… 0.5 ml

在白天或晚上，以此複方精油數滴塗抹在手腕內側並深深吸聞，視需求可以嗅聞數次（沒有時間限制）。

當有想吃甜食的衝動時，可以倒 1 滴複方精油在 1 茶匙橄欖油裡服用，每日可以服用到 6 回。

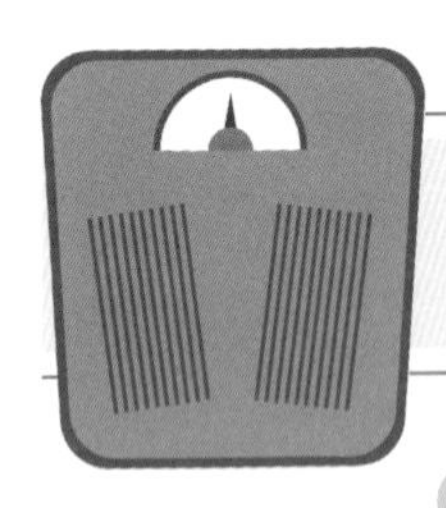

超重（女性）

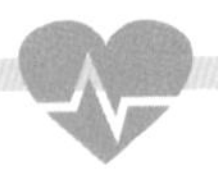

我的精簡配方

口服

三餐飯後，倒 1 滴**檸檬**純精油（不稀釋）在中性錠片上服用，每日 3 回。

請藥局客製

口服

請藥師依下列配方製作 60 顆膠囊：

- 圓葉當歸精油…… 20 mg
- 芹菜籽精油…… 20 mg
- 胡蘿蔔籽精油…… 20 mg
- 熱帶羅勒精油…… 20 mg
- 中國肉桂精油…… 20 mg
- 檸檬精油…… 20 mg

每次服用 1 顆，每日 3 回（早、午、晚），持續 20 天。停 1 週後再重複療程。

塗抹

請藥師依下列配方製作按摩油：

- 絲柏精油…… 1 ml
- 杜松漿果精油…… 1 ml
- 馬鞭草酮迷迭香精油…… 1 ml
- 樟腦迷迭香精油…… 1 ml
- 大西洋雪松精油…… 1 ml
- 瓊崖海棠油…… 5 ml

每日按摩 2 次肚子、下背和大腿。

孕婦專用

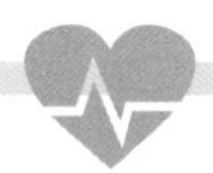

我的精簡配方

吸聞

每當嘴饞時，可直接打開**羅馬洋甘菊**精油瓶以深深吸聞，每日最多2或3次。

口服（懷孕滿3個月）

直接倒1滴**檸檬**精油在1茶匙蜂蜜裡或中性錠片上服用，每日3～4回。

完整配方

塗抹和吸聞

- 羅馬洋甘菊精油……1滴
- 真正薰衣草精油……1滴
- 苦橙葉精油……1滴
- 榛果油……2滴

塗抹在手腕內側（深深吸聞）和腹腔神經叢上，每日2～3次。

泡澡

調合：

- 真正薰衣草精油……5滴
- 苦橙葉精油……5滴
- 泡澡的基質……1湯匙

晚上睡前，將以上材料倒入已放好水的浴缸裡，泡澡至少15分鐘後無需再沖洗，穿上柔軟的睡袍後就直接上床就寢。

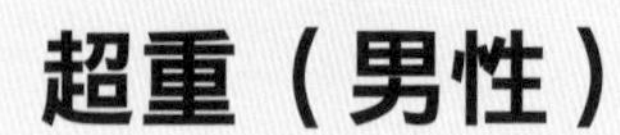

超重（男性）

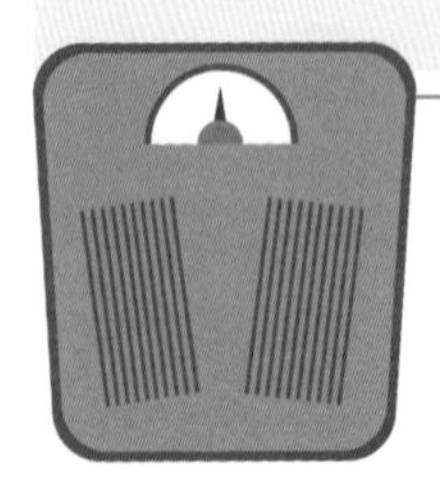

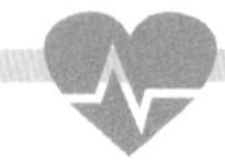

我的精簡配方

口服以調節食慾

在早晚餐之間，當有需要時（感覺肚子餓），就倒 1 滴**葡萄柚**純精油（不稀釋）或 1 滴**杜松漿果**純精油（不稀釋）在中性錠片上服用，每日 3 回。

手足口病

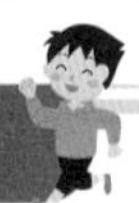

小孩專用

我的精簡配方

塗抹

以（乾淨！）的手指沾 2 滴**月桂純露**直接塗抹在有口腔水泡的部位。

完整配方

（嘴裡有很多水泡）

塗抹

在 10 ml 瓶裡調合：

- 丁香花苞精油………………………………………………… 1 ml
- 月桂精油………………………………………………………… 1 ml
- 白千層精油……………………………………………………… 2 ml
- 聖約翰草浸泡油……………………………………………… 6 ml

取 1 或 2 滴調合油塗抹在長水泡的部位，每日使用 4～6 次直到完全復原為止。

漱口

均等調合：

- 洋甘菊純露
- 月桂純露
- 百里香純露

將 1 湯匙複方純露放入孩子的嘴裡，請孩子讓純露在嘴裡上下左右攪動以讓所有的黏膜都有接觸到純露。10～20 秒後必須將純露吐出來，每天這樣漱口 3～5 次。

⚠ 注意：是純露，不是精油！

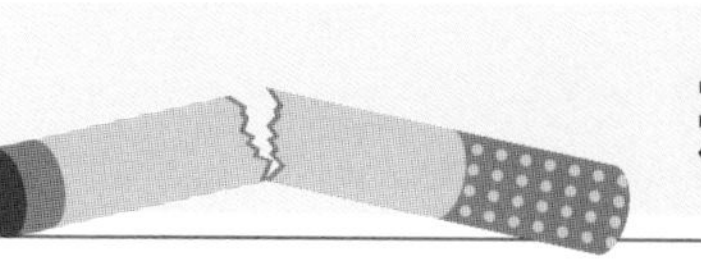

戒菸

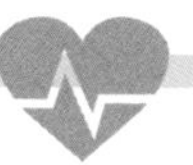

我的精簡配方

擴香

以 10 滴**紅桔**或**甜橙**精油做 10 分鐘的環境擴香，每日 4～5 次。

請藥局客製

吸聞和口服

請藥師依下列配方在 10 ml 瓶裡調合：

- 歐白芷根精油…… 1 ml
- 馬鞭草酮迷迭香精油…… 1 ml
- 太平洋檀香精油…… 1 ml
- 澳洲尤加利精油…… 1 ml
- 絲柏精油…… 1 ml
- 羅馬洋甘菊精油…… 1 ml
- 野地薄荷精油…… 1 ml

以 2 滴複方精油塗抹在前額中間和手腕內側，視需求您可以在白天或晚上（毫無限制）盡量嗅聞。您將漸漸地會發現越來越沒有抽菸的需求，想抽菸的慾望越來越低，甚至有一天就不想抽了。

倒 1 滴複方精油在 1 茶匙蜂蜜裡服用，每日 3～5 回。

孕婦專用

完整配方

泡澡放鬆

- 真正薰衣草精油…… 5 滴
- 羅馬洋甘菊精油…… 5 滴
- 泡澡的基質…… 1 湯匙

早上和晚上（較理想），將以上材料倒入已放好水的浴缸裡，泡澡至少 20 分鐘後無需再沖洗（然而早上只要沖個「薰衣草」澡），直接擦乾身體即可。

吸聞

在小瓶子裡調合：

- 羅馬洋甘菊精油
- 檸檬精油

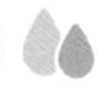

每當想點菸時，直接打開複方精油並深深吸聞，每日可以嗅聞 5 或 10 次（依習慣而定）。

擴香
- 甜橙精油
- 苦橙葉精油
- 真正薰衣草精油

在您的活動空間：家裡、房間、辦公室……輪替使用上列精油，每 2 小時擴香 10 分鐘。

塗抹
調合：
- 真正薰衣草精油……………………………………………… 1 滴
- 羅馬洋甘菊精油……………………………………………… 1 滴

塗抹在手腕內側（深深吸聞）和腹腔神經叢上，視需求可以使用多次。

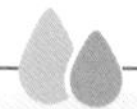

皮膚上的白斑

完整配方

塗抹
調合：
- 丁香花苞精油……………………………………………………… 1 滴
- 玫瑰天竺葵精油…………………………………………………… 1 滴
- 快樂鼠尾草精油…………………………………………………… 1 滴
- 茶樹精油…………………………………………………………… 1 滴
- 小麥胚芽油………………………………………………………… 3 滴

每天局部塗抹白斑患部 2 次，持續 20 天。

老人斑

完整配方

塗抹

調合：

- 芹菜籽精油⋯⋯⋯⋯⋯⋯⋯⋯⋯⋯⋯⋯⋯⋯⋯⋯⋯⋯⋯⋯⋯1 滴
- 胡蘿蔔籽精油⋯⋯⋯⋯⋯⋯⋯⋯⋯⋯⋯⋯⋯⋯⋯⋯⋯⋯⋯⋯1 滴

加入平常使用的日霜和夜霜的劑量裡（即塗抹時各加 1 滴如上的精油，或最好是各加 2.5 ml 的精油到保養品裡，這樣就不會忘記擦了⋯⋯）。取數滴塗抹在有斑點的部位，每日 2 次，至少持續 15 天。勿在太陽下曝曬。

若斑還沒退

在 10 ml 深色滴管瓶裡調合：

- 玫瑰天竺葵精油⋯⋯⋯⋯⋯⋯⋯⋯⋯⋯⋯⋯⋯⋯⋯⋯⋯⋯ 10 滴
- 芹菜籽精油⋯⋯⋯⋯⋯⋯⋯⋯⋯⋯⋯⋯⋯⋯⋯⋯⋯⋯⋯⋯ 10 滴
- 義大利永久花精油⋯⋯⋯⋯⋯⋯⋯⋯⋯⋯⋯⋯⋯⋯⋯⋯⋯ 10 滴
- 玫瑰果油⋯⋯⋯⋯⋯⋯⋯⋯⋯⋯⋯⋯⋯⋯⋯⋯⋯⋯⋯ 裝滿 10 ml

取數滴塗抹在有斑點的部位，每日 2 次，持續 1 個月。勿在太陽下曝曬。

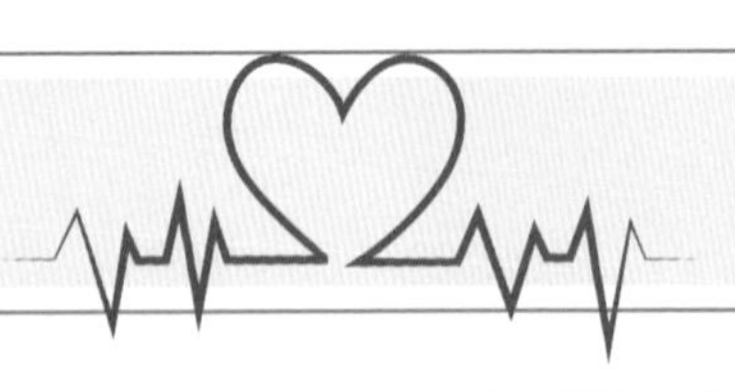

心跳太快

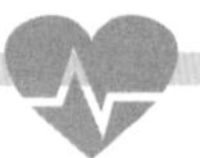

我的精簡配方

口服

加 1 滴**依蘭**精油在 1 小匙蜂蜜裡，再放入嘴裡融化吸收，每日 3 回。

吸聞

用 1 滴**依蘭**精油塗抹在手腕內側並深深吸聞。

完整配方

擴香

均等調合：

- 依蘭精油
- 真正薰衣草精油
- 山雞椒精油

早、晚以此複方精油在您活動的空間擴香半小時。

塗抹

調合：

- 甜馬鬱蘭精油……1 滴
- 依蘭精油……1 滴
- 真正薰衣草精油……1 滴
- 羅馬洋甘菊精油……1 滴
- 瓊崖海棠油……5 滴

每天以此調合油按摩 2 次腹腔神經叢和肩膀。

請藥局客製

口服

請藥師依下列配方製作 30 顆膠囊：

- 超級醒目薰衣草精油……20 mg
- 依蘭精油……15 mg
- 真正薰衣草精油……10 mg
- 甜馬鬱蘭精油……10 mg
- 馬鞭草酮迷迭香精油……10 mg

早、晚服用 1 或 2 顆，直到恢復心跳正常（應該不會感覺心臟再蹦蹦跳了）。

孕婦專用

完整配方

塗抹和吸聞

調合：

- 依蘭精油……2 滴
- 真正薰衣草精油……1 滴
- 榛果油……3 滴

塗抹腹腔神經叢和手腕內側（並深深吸聞），每日 2～3 次。

塗抹（若「情緒暴走」）

調合：

- 羅馬洋甘菊精油……1 滴
- 苦橙葉精油……1 滴
- 檸檬尤加利精油……1 滴
- 榛果油……3 滴

塗抹在腹腔神經叢和心神經叢上，視需求可以塗抹數次。您可以用「塗抹」兩個配方交替使用。

口服（懷孕滿 3 個月）

- 苦橙葉精油……1 滴
- 檸檬馬鞭草精油……1 滴

加在中性錠片上或 1/2 茶匙橄欖油裡，再放入嘴裡融化吸收。每日 3 回，持續 20 天。

擴香

- 真正薰衣草精油
- 苦橙葉精油

早、晚用其中一種精油擴香 10 分鐘。

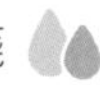

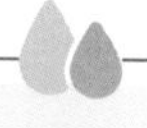

癬

請藥局客製

塗抹

請藥師依下列配方製作調理霜：

- 茶樹精油…………………………………… 3 ml
- 山雞椒精油…………………………………… 3 ml
- 丁香花苞精油…………………………………… 3 ml
- 胡椒薄荷精油…………………………………… 3 ml
- 摩洛哥藍艾菊精油…………………………………… 1 ml
- 濃稠的氧化鋅霜…………………………………… 300 ml

晚上塗抹全身後，用繃帶包起來以確保氧化鋅霜跟皮膚保持接觸 10 小時。連續使用 3 天。請務必遵守劑量和靜置的時間。

口服（成人和大孩子）

請藥師依下列配方製作 60 顆抗黴菌的膠囊：

- 茶樹精油…………………………………… 25 mg
- 玫瑰草精油…………………………………… 25 mg
- 牻牛兒醇百里香精油…………………………………… 25 mg
- 玫瑰天竺葵精油…………………………………… 25 mg

早、午、晚服用 1 顆，每日 3 回，持續 20 天。

暗沉的膚色

完整配方

塗抹

在 5 ml 深色滴管瓶裡調合：

- 檸檬精油………………………… 10 滴
- 玫瑰天竺葵精油………………………… 10 滴
- 摩洛哥堅果油………………………… 裝滿 5 ml

晚上以此調合油數滴塗抹並拍擦臉頰。

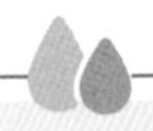

肌腱炎（高爾夫球肘、網球肘、阿基里斯腱）

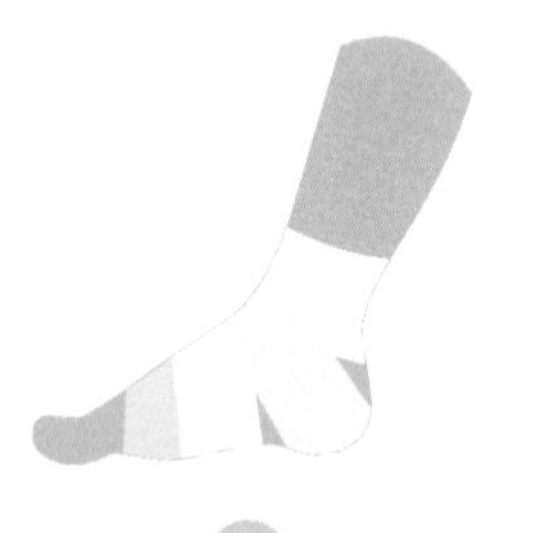

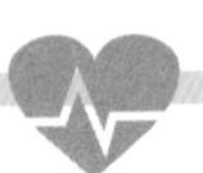

我的精簡配方

塗抹

以 2 滴**冬青白珠／芳香白珠**精油稀釋在數滴山金車浸泡油裡，塗抹在疼痛的肌腱炎部位，塗抹時千萬別施力以免再度引發痛感，每日 3～4 次。

完整配方

塗抹

在 5 ml 深色瓶裡調合：

- 冬青白珠／芳香白珠精油……15 滴
- 檸檬尤加利精油……10 滴
- 樟腦迷迭香精油……10 滴
- 義大利永久花精油……3 滴
- 胡椒薄荷精油……3 滴
- 山金車浸泡油……裝滿 5 ml

塗抹在肌腱炎會痛的部位，每日 4～6 次直到痊癒。

請藥局客製

口服

請藥師依下列配方製作 60 顆膠囊：

- 月桂精油……10 mg
- 苦橙葉精油……10 mg
- 熱帶羅勒精油……30 mg

早、晚服用 1 顆，持續 10 天。

孕婦專用

完整配方

塗抹

在 5 ml 深色滴管瓶裡調合：

- 真正薰衣草精油……1 ml
- 檸檬尤加利精油……2 ml
- 榛果油……2 ml

以 10 滴調合油做局部按摩，每日 2～3 次。

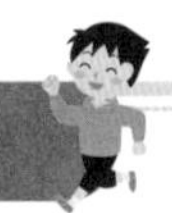

小孩專用

完整配方

塗抹

在 5 ml 瓶裡調合：

- 冬青白珠／芳香白珠精油⋯⋯⋯⋯⋯⋯⋯⋯⋯⋯ 5 滴
- 檸檬尤加利精油⋯⋯⋯⋯⋯⋯⋯⋯⋯⋯⋯⋯⋯ 5 滴
- 月桂精油⋯⋯⋯⋯⋯⋯⋯⋯⋯⋯⋯⋯⋯⋯⋯⋯ 5 滴
- 西部黃松精油⋯⋯⋯⋯⋯⋯⋯⋯⋯⋯⋯⋯⋯⋯ 5 滴
- 山金車浸泡油⋯⋯⋯⋯⋯⋯⋯⋯⋯⋯⋯⋯ 裝滿 5 ml

以此調合油 5～6 滴局部塗抹在肌腱炎患部，每日 3～4 次持續數日，直到改善為止。

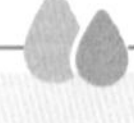

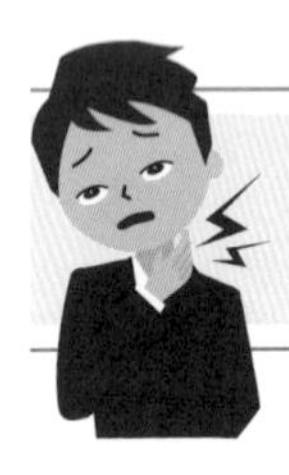

落枕

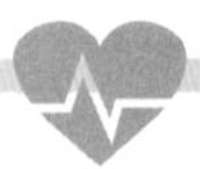

我的精簡配方

塗抹

以 2 滴**樟腦迷迭香**精油塗抹並輕輕按摩會疼痛的部位，每天重複 3～4 次。

完整配方

塗抹

調合：

- 樟腦迷迭香精油⋯⋯⋯⋯⋯⋯⋯⋯⋯⋯⋯⋯⋯⋯⋯ 1 滴
- 義大利永久花精油⋯⋯⋯⋯⋯⋯⋯⋯⋯⋯⋯⋯⋯ 1 滴

- 野地薄荷精油……………………………………………1 滴
- 冬青白珠／芳香白珠精油……………………………1 滴
- 聖約翰草浸泡油…………………………………………3 滴
- 山金車浸泡油……………………………………………3 滴

以此配方做局部按摩，每日 3 次，若需要就持續 2～3 天。

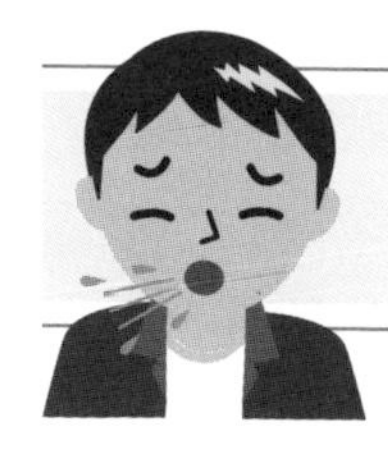

濕咳（有痰咳嗽）

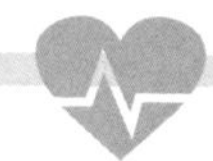

我的精簡配方

口服

加 2 滴**綠香桃木**或**藍膠尤加利**精油在 1 茶匙蜂蜜裡或中性錠片上服用，每日 3～4 回。

完整配方

塗抹和吸聞

調合：

- 綠香桃木精油……………………………………………1 滴
- 土木香精油………………………………………………1 滴
- 藍膠尤加利精油…………………………………………1 滴

以此複方精油塗抹在前胸、後背和喉嚨上，每日 3～5 次。以及直接倒 3 滴精油在乾淨的手帕上嗅聞 5～6 次。

擴香

調合：

- 綠香桃木精油……………………………………………5 ml
- 澳洲尤加利精油…………………………………………5 ml

早、晚各用 10ml 複方精油擴香 1 小時。

請藥局客製

栓劑

請藥師依下列配方製作 6 顆栓劑：

- 土木香精油…… 15 mg
- 高地牛膝草精油…… 15 mg
- 茶樹精油…… 25 mg
- 百里酚百里香精油…… 25 mg
- 藍膠尤加利精油…… 35 mg
- 聖約翰草浸泡油…… 20 mg

每日施用 2～3 顆。

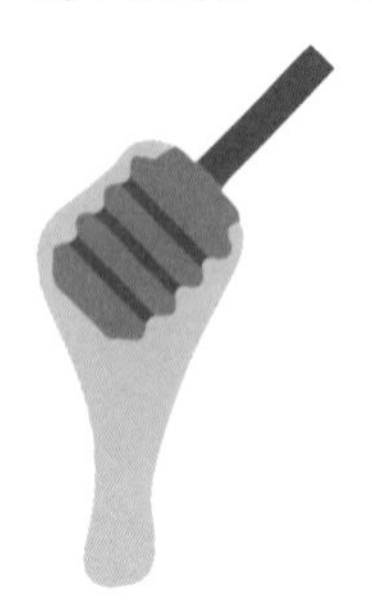

使呼吸道暢通的蜂蜜

在 1 茶匙的百里香蜂蜜裡，加 1 滴**藍膠尤加利**精油，再放入嘴裡融化吸收。或稀釋在蝶豆花茶、迷迭香茶或乾燥花茶裡。

小孩專用

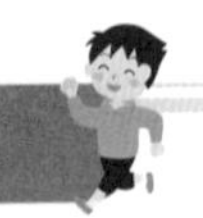

完整配方

塗抹

在 15 ml 瓶裡調合：

- 桉油醇樟精油…… 2 ml
- 綠花白千層精油…… 1 ml
- 甜杏仁油…… 裝滿 15 ml

以此調合油 4～6 滴塗抹前胸、上背，每日 3 次，持續 3～4 天。

請藥局客製

栓劑

請藥師依下列配方製作 12 顆栓劑：

	嬰兒	小孩
土木香精油	5 mg	10 mg
桉油醇樟精油	20 mg	30 mg
側柏醇百里香精油	5 mg	10 mg
綠花白千層精油	10 mg	20 mg
金盞菊浸泡油	10 mg	10 mg
栓劑的賦形劑	1 g	1 g

每日施用 2～3 次，持續 3～4 天。

乾咳（抽菸者的氣管炎）

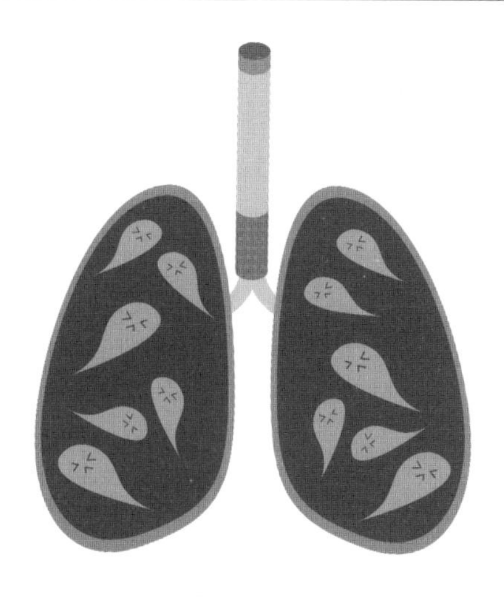

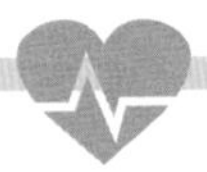

我的精簡配方

口服

加 1 滴**絲柏**精油在 1 茶匙蜂蜜裡或小方糖上，再放入嘴裡融化吸收，每日 4 回。

完整配方

口服

調合：

- 絲柏精油……1 滴
- 沉香醇百里香精油……1 滴

將這 2 滴精油倒入 1 茶匙的百里香蜂蜜裡，再倒入百里香茶裡攪拌均勻。慢慢飲用。

塗抹

調合：

- 絲柏精油……1 滴
- 沉香醇百里香精油……1 滴
- 龍艾精油……1 滴
- 榛果油……3 滴

以此調合油塗抹在前胸、後背和喉嚨上，每日 2～3 次。

擴香

調合：

- 絲柏精油……5 ml
- 澳洲尤加利精油……5 ml

以此 10 ml 複方精油來擴香，早、晚各半小時。

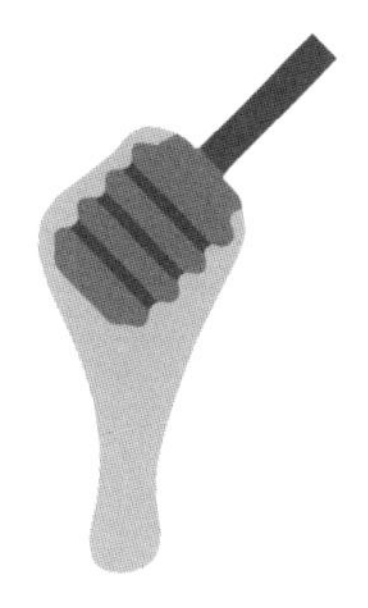

使呼吸道暢通的蜂蜜

在 1 茶匙的百里香蜂蜜裡，加入 1 滴**澳洲尤加利**精油，再放入嘴裡融化吸收。或稀釋在蝶豆花茶、迷迭香茶或乾燥花茶裡。

請藥局客製

栓劑

請藥師依下列配方製作 24 顆栓劑：

- 絲柏精油……25 mg
- 茶樹精油……25 mg
- 桉油醇樟精油……25 mg
- 沉香醇百里香精油……25 mg
- 澳洲尤加利精油……25 mg
- 聖約翰草浸泡油……20 mg

每日施用 2 顆，持續 5～10 天。

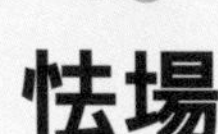

怯場

我的精簡配方

吸聞

倒 1 滴**苦橙葉**精油在手腕內側，再將手放在臉前並深深吸聞，每日 2～3 次。

完整配方

擴香

在擴香儀裡倒入以下精油各 10 滴：

- 苦橙葉精油
- 依蘭精油
- 甜橙精油
- 真正薰衣草精油

早、晚在活動的空間擴香半小時，最好是用電子擴香儀。

吸聞和塗抹

調合：

- 苦橙葉精油……1 滴
- 甜馬鬱蘭精油……1 滴
- 紅桔精油……1 滴

塗抹在手腕並將手放在鼻前深深吸聞。每日 3 次。

也要塗抹在腹腔神經叢上。

請藥局客製

口服

請藥師依下列配方製作 30 顆膠囊：

- 甜馬鬱蘭精油……20 mg
- 真正薰衣草精油……20 mg
- 檸檬馬鞭草精油……10 mg
- 紅桔精油……10 mg

每次服用 1 顆，每日 3 回（早、午、晚上睡前），持續 10 天。晚上睡前服用有助於對抗與壓力有關的輕度睡眠障礙。

孕婦專用

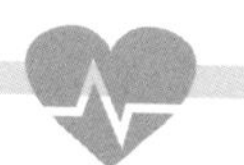

我的精簡配方

塗抹和吸聞

以 2 滴**大馬士革玫瑰**精油塗抹在手腕內側（深深吸聞）和腹腔神經叢上，視需求可以使用多次。

擴香

以數滴**真正薰衣草**精油擴香 15 分鐘，每日 2～3 次。

口服（懷孕滿 3 個月）

倒 1 滴**苦橙葉**精油在中性錠片上服用，每日 2～3 回。

完整配方

泡澡

- 真正薰衣草精油……5 滴
- 苦橙葉精油……5 滴
  （或羅馬洋甘菊精油……5 滴）
- 泡澡的基質……1 湯匙

晚上睡前，將以上材料倒入已放好水的浴缸裡，泡澡至少 15 分鐘後無需再沖洗，擦乾身體後就直接上床就寢。

出汗過多或發臭

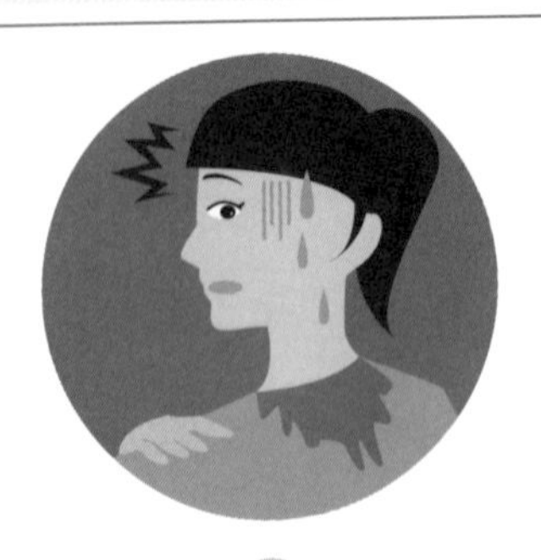

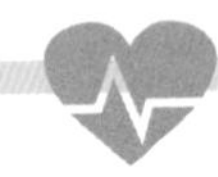

我的精簡配方

塗抹

早上沖澡後，以手指點 1 滴**玫瑰草**純精油（不稀釋）塗抹在乾淨、擦乾及脫毛的腋下。這樣做通常可以讓您相安無事撐到晚上。

請藥局客製

塗抹

請藥師依據下列清單製作凝膠：

- 胡椒薄荷精油⋯⋯1 ml
- 快樂鼠尾草精油⋯⋯1 ml
- 絲柏精油⋯⋯1 ml
- 玫瑰天竺葵精油⋯⋯1 ml
- 岩玫瑰精油⋯⋯1 ml
- 中性凝膠⋯⋯裝滿 50 ml

早、晚梳洗後，約取一顆榛果的劑量塗抹在容易出汗的部位。

這個配方不適用在有乳腺疾病的人。

孕婦專用

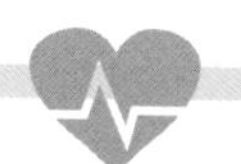

我的精簡配方

塗抹

梳洗後，以 2 滴**苦橙葉**精油稀釋在 2 滴玫瑰果油裡，塗抹腋下和足弓。

出汗（腳）

完整配方

塗抹

在 10 ml 瓶裡調合：

- 絲柏精油…… 1 ml
- 快樂鼠尾草精油…… 1 ml
- 胡椒薄荷精油…… 0.5 ml
- 荷荷芭油…… 裝滿 10 ml

早、晚塗抹在洗淨而擦乾的腳上，並配合按摩直到完全吸收。請記得腳趾間也要塗抹！

灑粉

調合：

- 絲柏精油…… 30 滴
- 快樂鼠尾草精油…… 30 滴
- 胡椒薄荷精油…… 20 滴
- 滑石粉…… 100 g

將以上材料倒入灑粉瓶裡。在穿鞋前灑在鞋內的底部。我們建議請藥師製作這個爽身粉，以便能徹底混合均勻材料。

旅行者腹瀉（水土不服）

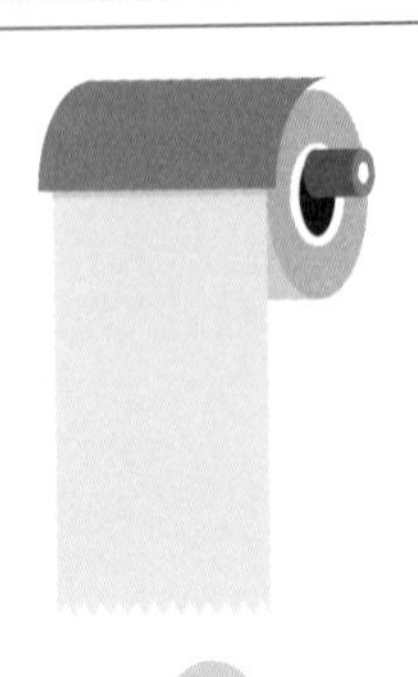

我的精簡配方

口服

加 1 滴**錫蘭肉桂**或**野馬鬱蘭**精油在 1 茶匙橄欖油裡服用，每日 4 回。

請藥局客製

預防用（例如去熱帶國家旅行之前）

口服

請藥師依下列配方製作 30 顆膠囊：

- 野馬鬱蘭精油…… 20 mg
- 錫蘭肉桂精油…… 10 mg
- 馬鞭草酮迷迭香精油…… 20 mg
- 胡椒薄荷精油……5 mg
- 冬季香薄荷精油…… 20 mg

出門前一天開始到旅遊期間，每日早上服用 1 顆。若您患了旅行者腹瀉，每日服用 4 回，每次 2 顆，連續 3 天；第四天則減為每日 3 回，再繼續 3 天；最後回復到剛開始的劑量，每日 1 顆。

蕁麻疹

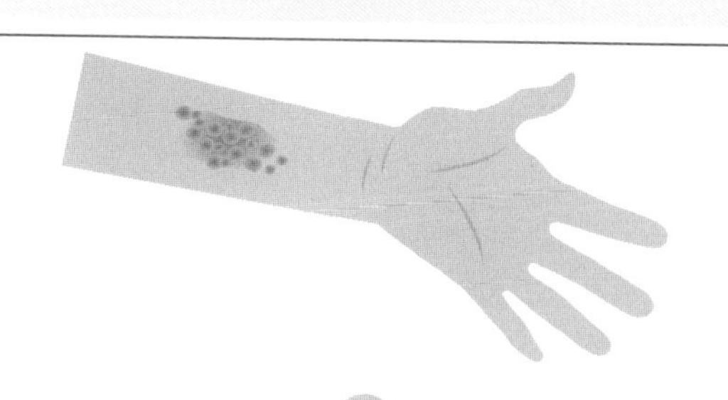

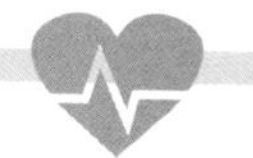

我的精簡配方

塗抹

以 1～2 滴**穗花薰衣草**精油稀釋在數滴甜杏仁油裡，塗抹蕁麻疹患部。每日 3 次直到不癢為止。

完整配方

塗抹

調合：

- 穗花薰衣草精油……………………………………… 1 滴
- 羅馬洋甘菊精油……………………………………… 1 滴
- 胡椒薄荷精油………………………………………… 1 滴
- 金盞菊浸泡油………………………………………… 3 滴

每日塗抹蕁麻疹患部 3～4 次，直到改善為止。

口服

在中性錠片上倒入：

- 圓葉當歸精油………………………………………… 1 滴
- 檸檬精油……………………………………………… 1 滴

每日服用 3 回，持續 1 週。

請藥局客製

(若全身都癢)

塗抹

請藥師依下列配方準備爽身粉：

- 摩洛哥藍艾菊精油…… 2 ml
- 穗花薰衣草精油…… 2 ml
- 羅馬洋甘菊精油…… 1 ml
- 玫瑰天竺葵精油…… 1 ml
- 滑石粉…… 100 g

視需求每天在身上灑粉 2～4 次。

孕婦專用

完整配方

塗抹

1. 以純露舒緩

- 真正薰衣草純露
- 羅馬洋甘菊純露

在白天可以敷料或化妝棉浸泡在大量的純露裡再濕敷。

2. 以精油治療

- 真正薰衣草精油…… 1 滴
- 羅馬洋甘菊精油…… 1 滴
- 玫瑰天竺葵精油…… 1 滴
- 金盞菊浸泡油…… 3 滴

每日局部塗抹 4～6 次，持續 1～2 天後減為每日塗抹 3 次，再繼續 5 天。

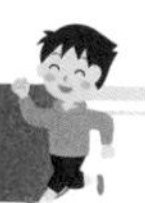

小孩專用

完整配方

塗抹

在 15 ml 瓶裡調合：

- 穗花薰衣草精油…………………………………………… 1 ml
- 摩洛哥藍艾菊精油………………………………………… 1 ml
- 芳樟精油…………………………………………………… 1 ml
- 金盞菊浸泡油……………………………………………… 6 ml
- 甜杏仁油…………………………………………………… 6 ml

以此調合油數滴塗抹在蕁麻疹患部，每半小時塗抹一次，連續 3～5 次。

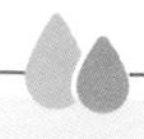

陰道炎

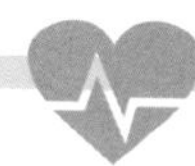

我的精簡配方

塗抹

以 1 滴**側柏醇百里香**精油稀釋在 5 滴金盞菊浸泡油裡。早、晚塗抹陰唇直到改善為止。

完整配方

塗抹

在 2 ml 深色滴管瓶裡調合：

- 側柏醇百里香精油………………………………………… 3 滴

- 真正薰衣草精油……………………………………………………3 滴
- 月桂精油……………………………………………………………3 滴
- 金盞菊浸泡油………………………………………………裝滿 2 ml

早、晚取 4 滴調合油塗抹陰唇，直到改善為止。

請藥局客製

陰道栓劑

請藥師依下列配方製作 18 顆陰道栓劑：

- 綠花白千層精油……………………………………………… 30 mg
- 馬鞭草酮迷迭香精油………………………………………… 20 mg
- 穗花薰衣草精油……………………………………………… 30 mg
- 金盞菊浸泡油………………………………………………… 10 mg

每日施用 2 次，將栓劑塞入陰道裡，持續 9 天。

水痘

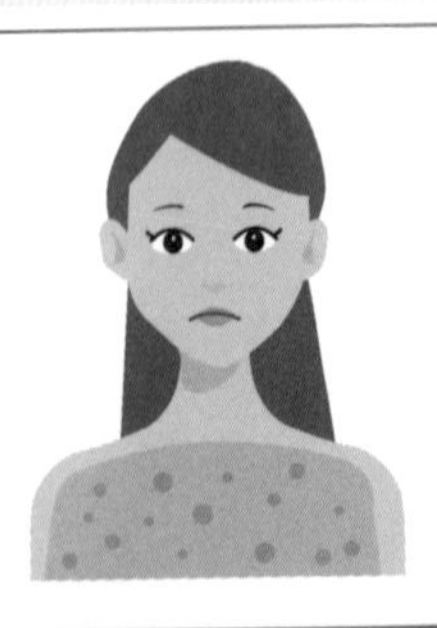

小孩專用

完整配方

塗抹

在 15 ml 瓶裡調合：

- 穗花薰衣草精油…………………………………………… 2 ml

- 摩洛哥藍艾菊精油 ………… 1 ml
- 桉油醇樟精油 ………… 3 ml
- 綠花白千層精油 ………… 1 ml
- 甜杏仁油 ………… 8 ml

以此調合油 6～8 滴塗抹在長水痘的患部，每日 3～4 次，持續 1 週。

請藥局客製

塗抹

依下列配方製作 100 g 爽身粉：

- 穗花薰衣草精油 ………… 1 ml
- 芳樟精油 ………… 1 ml
- 茶樹精油 ………… 1 ml
- 摩洛哥藍艾菊精油 ………… 0.5 ml
- 威尼斯滑石粉 ………… 裝滿 100 g

每天在會癢的部位撲粉 3～5 次，持續 1 週。這個含精油的爽身粉既抗菌防腐又可以舒緩皮膚。這個配方可緩解您可憐小孩的皮膚癢。

＋

栓劑

請藥師依下列配方製作 24 顆栓劑：

	嬰兒	小孩
芳樟精油	5 mg	10 mg
桉油醇樟精油	25 mg	40 mg
摩洛哥藍艾菊精油	5 mg	10 mg
聖約翰草浸泡油	10 mg	10 mg
栓劑的賦形劑	1 g	1 g

每日施用 3 次（非常抗病毒和止癢），持續 1 週。

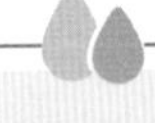

靜脈曲張

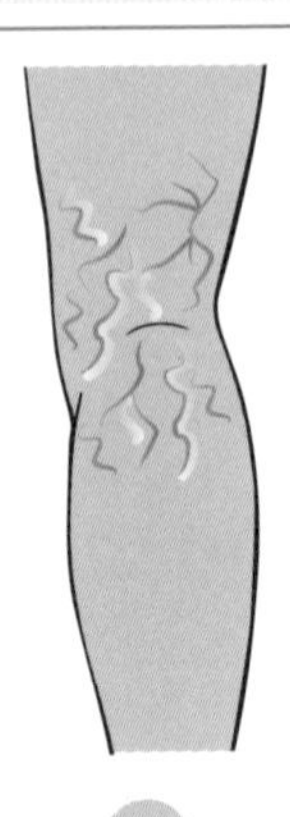

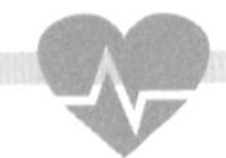

我的精簡配方

塗抹

以 2 滴**薰陸香**純精油（不稀釋）塗抹在靜脈曲張的部位，每日 2～3 次，由下往上塗抹。

完整配方

塗抹

在 10 ml 深色滴管瓶裡調合：

- 薰陸香精油……5 滴
- 絲柏精油……5 滴
- 綠花白千層精油……5 滴
- 胡椒薄荷精油……2 滴
- 杜松漿果精油……5 滴
- 廣藿香精油……5 滴
- 瓊崖海棠油……裝滿 10 ml

早、晚取數十滴調合油按摩腳，由腳踝往上半身塗抹。

請藥局客製

口服

請藥師依下列配方製作 60 顆膠囊：

- 絲柏精油……………………………………………… 25 mg
- 薰陸香精油…………………………………………… 10 mg
- 檸檬精油……………………………………………… 25 mg

早、午、晚（依三餐）服用 20 天。停 8 天後再重複療程。

⚠ 此配方不適用於乳腺疾病患者。

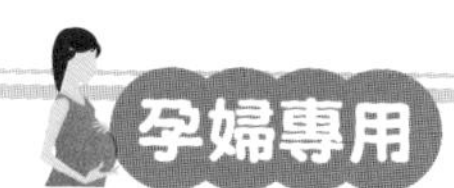

完整配方

塗抹

調合：

- 薰陸香精油……………………………………… 1 滴
- 義大利永久花精油……………………………… 1 滴
- 檸檬精油………………………………………… 1 滴
- 瓊崖海棠油……………………………………… 5 滴

早、晚按摩腳踝、小腿和大腿：由下往上塗抹，並沿著靜脈曲張部位加強塗抹。

⚠ 注意！塗抹後請勿直接曝曬太陽！若是夏天要裸露雙腿的話，只在晚上按摩就好。

妊娠紋（肥胖紋）

請藥局客製

塗抹

預防

請藥師依下列配方準備一瓶 125 ml 調合油：

- 紅桔精油……4 ml
- 馬鞭草酮迷迭香精油……0.5 ml
- 芳樟精油……1 ml
- 玫瑰天竺葵精油……0.5 ml
- 佛手柑精油……0.5 ml
- 依蘭精油……0.5 ml
- 玫瑰果油和小麥胚芽油均等比例……裝滿 125 ml

每天早上梳洗後，塗抹在可能「遭殃」的部位：胸部、肚子、骨盆、臀部、大腿和膝蓋。

⚠ 注意 此配方不適用於孕婦。

治療

我的精簡配方

塗抹

以 2 滴**義大利永久花**精油塗抹在產後有妊娠紋的部位，每日 2 次。

⚠ 注意 此配方不適用於孕婦。若您是孕婦的話，請參考「孕婦專用」配方（P. 374）。

完整配方

塗抹

在 15 ml 深色滴管瓶裡調合：

- 紅香桃木精油……………………………… 10 滴
- 岩玫瑰精油……………………………… 10 滴
- 玫瑰天竺葵精油……………………………… 10 滴
- 義大利永久花精油……………………………… 10 滴
- 綠花白千層精油……………………………… 10 滴
- 薰陸香精油……………………………… 10 滴
- 玫瑰果油……………………………… 裝滿 15 ml

梳洗後，局部塗抹在產後有妊娠紋的部位，並搓揉按摩久一點，每日 2 次。

⚠ 注意 此配方不適用於孕婦。

請藥局客製

塗抹

請藥師依下列配方準備一瓶 125 ml 調合油：

- 義大利永久花精油……………………………… 3 ml
- 馬鞭草酮迷迭香精油……………………………… 3 ml
- 頭狀薰衣草精油……………………………… 3 ml
- 紅香桃木精油……………………………… 5 ml
- 真正薰衣草精油……………………………… 5 ml
- 岩玫瑰精油……………………………… 3 ml
- 鼠尾草精油……………………………… 3 ml
- 玫瑰果油……………………………… 50 ml
- 小麥胚芽油……………………………… 裝滿 125 ml

取 5 滴調合油塗抹在產後有妊娠紋的部位，並按摩久一點。每日 2 次，持續 15 天或更久。

⚠ 注意 此配方不適用於孕婦。

孕婦專用

完整配方

從懷孕初期開始塗抹

預防，從皮膚開始「緊縮」時

調合：

- 月見草油
- 小麥胚芽油
- 玫瑰果油

在懷孕期間每天早上梳洗後，取適量調合油塗抹胸部、大腿、肚子、臀部和膝蓋等，特別加強容易有妊娠紋的部位。此複方植物油可以滋養皮膚並幫助恢復彈性。

懷孕滿 3 個月

在 30 ml 深色滴管瓶裡調合：

- 玫瑰天竺葵精油……4 滴
- 芳樟精油……4 滴
- 玫瑰果油……10 ml
- 摩洛哥堅果油……10 ml
- 琉璃苣油……10 ml

梳洗後取 10 滴調合油塗抹在需要被呵護的部位（臀部和大腿），每日 2 次。

若在分娩和哺乳後出現妊娠紋

在 60 ml 深色滴管瓶裡調合：

- 綠花白千層精油……2 ml
- 岩玫瑰精油……2 ml
- 鼠尾草精油……1 ml
- 義大利永久花精油……1 ml
- 玫瑰或波旁天竺葵精油……2 ml
- 大馬士革玫瑰精油……1 ml
- 玫瑰果油……裝滿 60 ml

早、晚如上述所建議的方式塗抹，但按摩久一點，並配合滾動按摩手法。

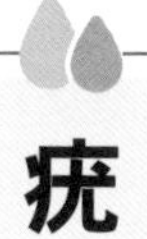

疣

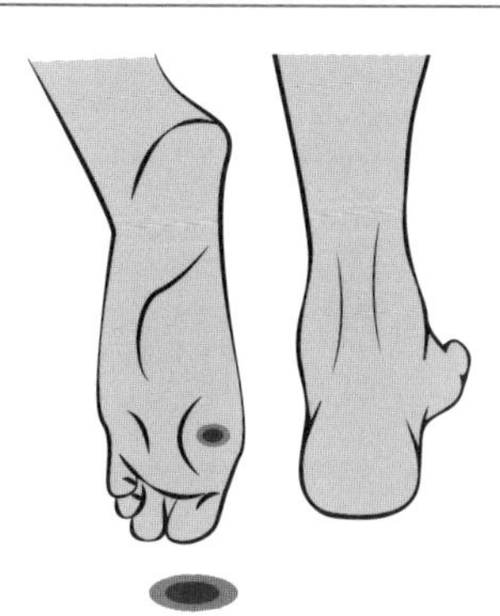

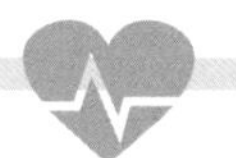

我的精簡配方

塗抹

用 1 滴**檸檬**精油和 1 滴**茶樹**精油局部塗抹在長疣的部位，早、晚各一次，直到疣消失為止。

完整配方

塗抹

在 5 ml 深色滴管瓶裡調合：

- 野馬鬱蘭精油 ···· 1 ml
- 杜松漿果精油 ···· 1 ml
- 中國肉桂精油 ···· 1 ml
- 丁香花苞精油 ···· 1 ml
- 冬季香薄荷精油 ···· 1 ml

梳洗後，沾 1 滴複方精油在棉花棒上再塗抹在長疣的患部，並用敷料覆蓋靜置。每日 2 次，持續 2～3 週，直到疣消失為止。

請藥局客製

口服（若長數個疣）

請藥師依下列配方製作 60 顆膠囊：

- 桉油醇樟精油…… 30 mg
- 丁香花苞精油…… 10 mg
- 茶樹精油…… 20 mg
- 龍腦百里香精油…… 20 mg

早、晚各服用 1 顆，持續 3 週。

小孩專用

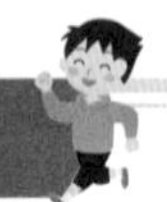

請藥局客製

塗抹

在 5 ml 抗腐蝕的塗藥器裡調合：

- 希臘野馬鬱蘭精油…… 0.5 ml
- 錫蘭肉桂精油…… 0.5 ml
- 冬季香薄荷精油…… 0.5 ml

早、晚使用 1 滴直接塗抹在長疣的患部，持續 1 個月。塗抹後用繃帶覆蓋。請保存精油在小孩拿不到的地方。

沙啞失聲

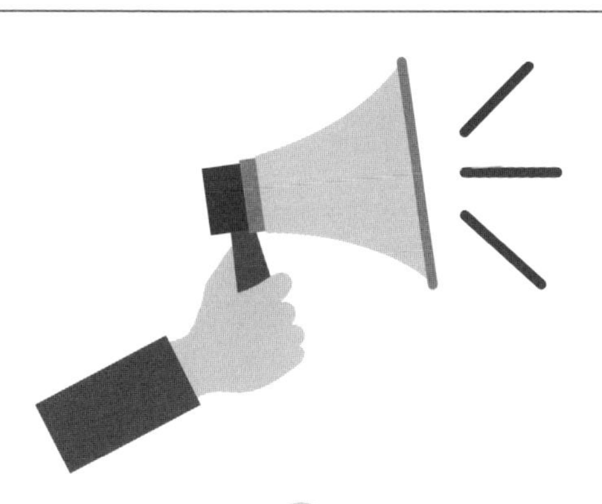

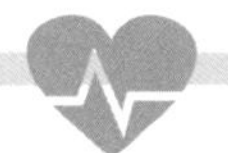

我的精簡配方

口服

倒 2 滴**絲柏**精油在 1 茶匙蜂蜜裡，再攪拌到百里香茶裡飲用。每日 3 回。

完整配方

口服

調合：

- 絲柏精油……………………………………………… 2 滴
- 羅馬洋甘菊精油……………………………………… 1 滴
- 葡萄柚籽萃取液（藥局）…………………………… 20 滴

將以上材料倒入半杯水裡均勻攪拌後飲用，每日 2 回。

漱口

早、午、晚以上列的材料稀釋在一杯水裡後漱口。

帶狀疱疹

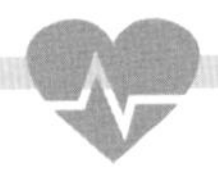

我的精簡配方

塗抹

以 2 滴**綠花白千層**精油稀釋在 5 滴榛果油裡，直接塗抹在會痛的帶狀疱疹患部。每日 4～6 次

⚠ 提醒：一旦帶狀疱疹發生了，只能處理止痛和避免併發症（尤其是續發感染）。白白忍痛是完全沒有用的，您必須不惜一切代價以減輕疼痛。另一方面，不可能阻止結束後再發作的「循環」。

完整配方

塗抹

調合：

- 綠花白千層精油……4 滴
- 桉油醇樟精油……2 滴
- 胡椒薄荷精油……2 滴
- 穗花薰衣草精油……2 滴
- 聖約翰草浸泡油……10 滴

以調合油局部塗抹在帶狀疱疹的神經分布上，48 小時內每日塗抹 6 次，直到改善，再減半為每日 3 次直到完全癒合。請避免搓揉、按摩或過度碰觸皮膚，只要塗抹就好。

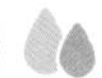

請藥局客製

口服

請藥師依下列配方製作 60 顆膠囊：

- 桉油醇樟精油…… 30 mg
- 澳洲尤加利精油…… 10 mg
- 丁香花苞精油…… 10 mg
- 綠花白千層精油…… 10 mg
- 胡椒薄荷精油…… 10 mg

早、午、晚各服用 1 顆，持續 2～3 週。

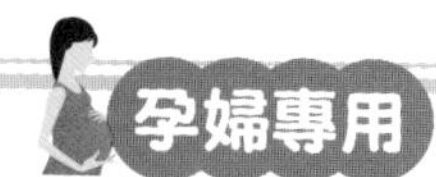

完整配方

塗抹

- 桉油醇樟精油…… 1 滴
- 茶樹精油…… 1 滴
- 穗花薰衣草精油…… 1 滴
- 聖約翰草浸泡油…… 5 滴

若需要可以頻繁地塗抹水泡患部，每日最多 6 次。

精油對照表

精油	中文	法文	英文	拉丁學名
1	月桂	Laurier noble	Bay Laurel	Laurus nobilis
2	土木香	Inule odorante	Elecampane	Inula graveolens
3	薰陸香	Lentisque pistachier	Mastic	Pistacia lentiscus
4	羅馬洋甘菊	Camomille romaine	Roman Chamomile	Chamaemellum nobile
5	德國洋甘菊	Matricaire	German Chamomile	Matricaria recutita
6	真正薰衣草	Lavande officinale	True Lavender	Lavandula angustifolia
7	穗花薰衣草	Lavande aspic	Spike Lavender	Lavandula latifolia
8	超級醒目薰衣草	Lavandin super	Super Lavender	Lavandula burnatii super
9	頭狀薰衣草	Lavande stoechade	Lavender Stoechas / Stoke Lavender	Lavandula stoechas
10	玫瑰天竺葵	Géranium rosat	Geranium	Pelargonium asperum
11	波旁天竺葵	Géranium rosat var. Bourbon	Geranium Bourbon	Pelargonium graveolens
12	岩玫瑰	Ciste ladanifère	Cistus	Cistus ladaniferus

精油	中文	法文	英文	拉丁學名
13	胡蘿蔔籽	Carotte	Carrot Seed	Daucus carota
14	丁香花苞	Girofle	Clove Bud	Syzygium aromaticum
15	胡椒薄荷	Menthe poivrée	Peppermint	Mentha piperita
16	胡薄荷	Menthe pouliot	Mint Pennyroyal	Mentha pulegium
17	綠薄荷	Menthe verte	Spearmint	Mentha spicata
18	檸檬薄荷	Menthe citronnée / Menthe bergamote	Bergamot Mint	Mentha citrata
19	薄荷尤加利	Eucalyptus mentholé	Peppermint Eucalyptus	Eucalyptus dives
20	澳洲尤加利	Eucalyptus radié	Narrow-leaved peppermint	Eucalyptus radiata
21	藍膠尤加利	Eucalyptus globuleux	Blue Gum	Eucalyptus globulus
22	檸檬尤加利	Eucalyptus citronné	Lemon Eucalyptus	Eucalyptus citriodora
23	多苞葉尤加利	Eucalyptus à cryptone	Eucalyptus Polybractea, krypton	Eucalyptus polybractea cryptonifera
24	圓葉當歸	Livèche rac.	Lovage	Levisticum officinale
25	摩洛哥藍艾菊	Tanaisie annuelle	Blue Tansy	Tanacetum annuum
26	龍艾	Estragon	Tarragon	Artemisia dracunculus
27	芳樟	Bois de Hô	Ho Wood	Cinnamomum camphora CT linalol

精油	中文	法文	英文	拉丁學名
28	鼠尾草	Sauge officinale	Sage	Salvia officinalis
29	快樂鼠尾草	Sauge sclarée	Clary sage	Salvia sclarea
30	小茴香	Cumin	Cumin	Cuminum cyminum
31	洋茴香	Anis vert	Anise	Pimpinella anisum
32	甜茴香	Fenouil doux	Sweet Fennel	Foeniculum vulgare
33	八角茴香	Anis étoilé / Badiane	Star Anis	Illicium verum
34	藏茴香	Carvi	Caraway Seed	Carum carvi
35	印度藏茴香	Ajowan	Ajowan	Trachyspermum ammi
36	側柏醇百里香	Thym à thujanol	Thyme, CT Thujanol	Thymus vulgaris (Thymus vulgaris thujanoliferum)
37	沉香醇百里香	Thym à linalol	Thyme, CT Linalool	Thymus vulgaris CT linalol (Thymus linaloliferum)
38	百里酚百里香	Thym à thymol	Thyme, CT Thymol	Thymus vulgaris thymoliferum
39	龍腦百里香	Thym saturéoïde	Thyme Borneol	Thymus satureioides
40	牻牛兒醇百里香	Thym à géraniol	Thyme Geraniol	Thymus vulgaris geranioliferum
41	冬季香薄荷	Sarriette des montagnes	Winter Savory	Satureja montana
42	野馬鬱蘭	Origan compact	Oregano	Origanum vulgare / Origanum compactum

精油	中文	法文	英文	拉丁學名
43	茶樹	Arbre à thé	Tea Tree	Melaleuca alternifolia
44	桉油醇樟（舊名：羅文莎葉）	Ravintsara	Ravintsara	Cinnamomum camphora cineoliferum (Cinnamomum camphor, CT Cineole)
45	義大利永久花	Hélichryse italienne	Immortelle / Helichrysum	Helichrysum italicum
46	依蘭	Ylang-ylang	Ylang Ylang	Cananga odorata
47	乳香	Encens	Frankincense	Boswellia carterii
48	沒藥	Myrrhe amère	Myrrh	Commiphora myrrha
49	熱帶羅勒	Basilic exotique	Tropical Basil	Ocimum basilicum
50	橙花	Néroli	Neroli	Citrus aurantium
51	檸檬馬鞭草	Verveine citronnée	Lemon Verbena	Lippia citriodora
52	歐白芷根	Angélique	Angelica Root	Angelica archangelica
53	苦橙葉	Petit grain bigaradier	Petitgrain Bigarade	Citrus aurantium bigarade
54	甜馬鬱蘭	Marjolaine des jardins	Sweet Marjoram	Origanum majorana
55	爪哇香茅	Citronnelle	Citronella Java Type	Cymbopogon winterianus
56	錫蘭肉桂	Cannelle de Ceylan (écorce)	Cinnamon Bark	Cinnamomum verum / Cinnamomum zeylanicum

精油	中文	法文	英文	拉丁學名
57	喜馬拉雅雪松	Cèdre d'Himalaya	Himalayan Cedar	Cedrus deodara
58	大西洋雪松	Cèdre de l'Atlas	Cedarwood	Cedrus atlantica
59	白千層	Cajeput	Cajeput	Melaleuca leucadendra
60	綠花白千層	Niaouli	Niaouli	Melaleuca quinquenervia
61	薑	Gingembre	Ginger	Zingiber officinale
62	冬青白珠	Gaulthérie couchée	Wintergreen	Gaultheria procumbens
63	杜松漿果	Genévrier commun	Juniper Berry	Juniperus communis
64	海松	Térébenthine	Sea Pine	Pinus pinaster
65	阿密茴	Khella	Khella	Ammi visnaga
66	格陵蘭喇叭茶	Lédon du Groenland	Labrador Tea	Rhododendron groenlandicum / 舊名 Ledum groenlandicum
67	西部黃松	Pin de Patagonie	Western Yellow Pine	Pinus ponderosa
68	高地牛膝草	Hysope couchée	Mountain Hyssop	hyssopus officinalis decumbens
69	紅香桃木	Myrte rouge	Red Myrtle	Myrtus communis CT acétate de myrténylе
70	綠香桃木	Myrte vert	Green Myrtle	Myrtus communis CT cinéole
71	歐洲赤松	Pin sylvestre	Scots Pine	Pinus sylvestris

精油	中文	法文	英文	拉丁學名
72	法國羅勒（又稱歐洲羅勒或甜羅勒）	Basilic francais (basilic européen ou basilic doux)	Sweet Basil	Ocimum basilicum CT linalol
73	黑雲杉	Épinette noire	Black Spruce	Picea mariana
74	山雞椒	Litsée citronnée	Litsea	Litsea cubeba
75	芫荽籽	Coriandre	Coriander	Coriandrum sativum
76	絲柏	Cyprès de Provence	Cypress (France)	Cupressus sempervirens
77	桉油醇迷迭香	Romarin à cinéole	Rosemary Cineol	Rosmarinus officinalis camphoriferum
78	樟腦迷迭香	Romarin à camphre	Rosemary	Rosmarinus officinalis camphoriferum
79	馬鞭草酮迷迭香	Romarin à verbénone	Rosemary Verbenone	Rosmarinus verbenoniferum
80	玫瑰草	Palmarosa	Palmarosa	Cymbopogon martinii
81	花梨木	Bois de rose	Rosewood	Aniba rosaeodora
82	檸檬香茅	Lemongrass	Lemongrass	Cymbopogon flexuosus (cymbopogon citratus)
83	大馬士革玫瑰	Rose de Damas	Damask Rose	Rosa damascena
84	穗甘松	Nard de l'Himalaya	Spikenard	Nardostachys jatamansi
85	太平洋檀香	Santal jaune	Sandalwood Pacific	Santalum austrocaledonicum

精油	中文	法文	英文	拉丁學名
86	檀香（印度白檀）	Santal blanc	Sandalwood	Santalum album
87	佛手柑	Bergamote	Bergamot	Citrus bergamia
88	檸檬	Citron	Lemon	Citrus limonum
89	紅桔	Mandarine	Mandarin Red	Citrus reticulata (mandarine zeste)
90	甜橙	Orange douce	Sweet Orange	Citrus sinensis
91	葡萄柚	Pamplemousse	Grapefruit	Citrus paradisi
92	苦橙	Orange amère	Bitter Orange	Citrus aurantium
93	莎羅白樟	Saro	Saro / Mandravasarotra	Cinnamosma fragrans
94	中國肉桂	Cannelle de Chine	Cassia	Cinnamomum cassia
95	肉豆蔻	Noix de muscade	Nutmeg	Myristica fragrans
96	野地薄荷	Menthe des champs	Field Mint	Mentha arvensis
97	香草	Vanille	Vanilla	Vanilla planifolia
98	希臘野馬鬱蘭	Origan de Grèce	Greek Oregano	Origanum heracleoticum
99	芹菜籽	Céleri	Celery Seed	Apium graveolens
100	膠冷杉	Sapin baumier	Balsam Fir	Abies balsamea
101	廣藿香	Patchouli	Patchouli	Pogostemon cablin
102	香蜂草	Mélisse	Melissa	Melissa officinalis
103	利古蓍草	Achillée de Ligurie	Ligurian Yarrow	Achillea ligustica

疾病索引

A.皮膚
皮膚膿腫 16
痘痘 22
皮膚過敏 34
起水泡 38
曬黑（加速） 85
老繭 90
橘皮 94
曬傷 121
酒糟性皮膚炎 125
皮膚龜裂 128
皮膚脫屑 133
搔癢 136
濕疹（乾性／脂溢性） 159
凍傷、龜裂、水泡 162
褥瘡（壓傷） 169
疔瘡 188
疥瘡 189
生殖器皰疹 205
膿皰瘡 217
擦爛性濕疹 224
皮膚真菌感染 258
萊姆病 236
香港腳 262
麥粒腫 270
甲溝炎 278
油性肌膚 282
美化皮膚 283
皮膚鬆垮老化 283
乾性肌膚 284
敏感肌膚 285
頭皮屑 286
螫傷、咬傷（蚊子、蜘蛛、黃蜂、海蜇、蠍子） 291
玫瑰糠疹 294
汗斑 294
黑頭粉刺 296
乾癬 303
皺紋 320
皮膚上的白斑 347
老人斑 348
癬 351
暗沉的膚色 352
蕁麻疹 365
疣 375
帶狀皰疹 378

B.女性特有／孕期
分娩（準備） 19
哺乳 30
閉經（沒有月經） 37
產後情緒低落（媽媽沒有哺乳） 64
產後情緒低落（媽媽哺乳中） 65
熱潮紅 73
卵巢和子宮充血 114
美體 120
陰道搔癢（非真菌引起的） 140
陰道搔癢（真菌引起的） 141
產後憂鬱症 145
不易受孕 153
會陰側切 167
孕期假宮縮 180
孕婦婦科感染 220
性慾低落（女性） 233
停經 253
產前憂鬱 256
硬脊膜外注射 286
白帶 287
經痛（經前和生理期） 306
月經過多 307
月經過少 308
陰道乾澀 327
乳房痛 328
婦科痙攣 335
孕婦臉部黃褐斑 247
陰道炎 367
妊娠紋（肥胖紋） 372

C.疼痛、口腔
牙齦膿腫 14
口腔潰瘍 52
牙齒（長牙） 142
牙醫（害怕看牙醫） 143
拔牙 175

膝蓋疼痛 190
牙齦發炎 190
口腔疱疹（唇疱疹） 203
唾液分泌過多 210
嘴唇乾裂 232
喉嚨痛 238
牙痛 240
背痛 241
頭痛／偏頭痛 243
肌肉痛／腰痛、攣縮 257
神經痛 265
運動痠痛 337
口氣不佳 252
單核細胞增多症（接吻病） 253
鵝口瘡（口腔念珠菌病） 255
口腔念珠菌病 260

D.呼吸道／耳鼻喉

耳鳴（耳朵裡有嗡嗡聲） 25
呼吸道過敏（蟎蟲、花粉症、蟑螂、灰塵、鼻腔發炎等） 35
扁桃腺炎 39
過敏性氣喘 58
神經性氣喘 61
細支管炎（非細菌性的） 75
急性支氣管炎（乾咳） 77
急性支氣管炎（有痰咳嗽） 80
慢性支氣管炎 83
百日咳 119
自然抵抗力（強化以抗傳染病） 135
病毒流行病（流感、腸胃炎、感冒、單核球增多症） 166
發燒 181
流感 194
喉炎／咽炎 230
鼻塞／流鼻涕 266
腮腺炎 269
中耳炎 271
鼻咽炎 311
感冒／鼻炎（病毒型） 314
打鼾 321
流鼻血 324
鼻竇炎 331
濕咳（有痰咳嗽） 355
乾咳（抽菸者的氣管炎） 357
沙啞失聲 377

E.外傷

受傷 67
瘀青（血腫） 69
燒傷 86
身體受創 103
疤痕 104
割傷 126
手指挫傷 156
扎傷 158
擦傷 168
身上穿洞 290

F.骨頭關節與筋膜

關節炎和骨關節炎 57
腕隧道症候群 91
抽筋 127
閃到腰、腿拉傷 134
扭傷 163
肌肉無力 176
腳踝扭傷 186
雙腿沉重 227
腿不寧症 229
脫臼（關節脫位） 235
髖關節滑膜炎 317
坐骨神經痛 326
痙攣症 335
肌腱炎（高爾夫球肘、網球肘、阿基里斯腱） 352
落枕 354

G.消化道

脹氣 27
食慾不振 55
腹脹 66
貪食症 74
腹絞痛 106
感染性腸胃炎 108
腸胃炎（慢性、潰瘍性結腸炎） 110
便秘 116
抑制食慾 123
感染性腹瀉、腸胃炎和神經性腹瀉 149
消化不良 154
胃病（胃痛、胃酸過多、胃食道逆流） 170
痔瘡 199
幽門螺旋桿菌感染（胃炎、潰瘍） 218
腸躁症 225
消化道真菌病 260
噁心／嘔吐 263
腸道寄生蟲（阿米巴蟲、蟯蟲、蛔蟲） 279
消化道痙攣 334

H.情緒

酗酒 29
焦慮不安 44
焦慮 50
臆球症 74
惡夢 93

手術前後 100
情緒受創 101
沮喪 143
興奮、緊張、躁動 171
心理疲勞 178
情緒不穩 209
易怒 226
害怕搭飛機 288
哭泣 295
壓力 338
怯場 359

I.頭髮、指甲
掉髮 96
油性髮質 97
乾性髮質 97
頭髮沒有光澤 98
指甲真菌症（灰指甲） 259
指甲脆弱 269

J.嬰幼兒特有
嬰兒玫瑰疹 105
注意力缺乏／過動兒 112
乳痂 130
兒童生長痛 156
夜尿（尿床） 165
嬰兒尿布疹（紅屁屁） 168
發燒 181
睡前講故事陪伴孩子入眠 207
拒絕上學焦慮 305
痲疹 322
風疹（德國痲疹） 323
手足口病 344
水痘 368

K.重大疾病、慢性病
膽結石 89
腎結石 90
癌症（伴隨化療） 91
癌症（伴隨放射治療） 92
膽固醇 103
康復期 118
膀胱痛（間質性膀胱炎） 130
膀胱炎（和其他尿道感染） 131
肝排毒 147
糖尿病（補充療法） 148
藥物（戒斷輔助） 157
肝臟疲勞 184
痛風 193
肝炎 201
高血壓（及心跳過快／心悸） 210
低血壓 213
記憶喪失 252
心悸 274
靜脈炎 289
攝護腺腫大／腺瘤 300
攝護腺炎 302
雷諾氏症候群 304
風濕 312
猩紅熱 325
愛滋病（強化免疫力） 330

L.日常生活、清潔
塵蟎 18
驅蚊 48
動物驅蚤 50
屈公病 99
時差 133
肛門搔癢（寄生蟲） 139
消脂 146
持續性疲勞（過勞） 176
性疲勞（性無能） 179
肛裂 183
畏寒 186
宿醉 198
打嗝 207
免疫力 214
失眠 221
性慾低落（男性） 234
熱帶病（預防用） 238
暈車 245
按摩 248
循環不良 251
被咬傷（狗、蛇等動物） 254
瘧疾 277
污染 297
跳蚤 298
全身放鬆 308
水腫 309
嗜甜 341
超重（女性） 342
超重（男性） 344
戒菸 345
出汗過多或發臭 362
旅行者腹瀉（水土不服） 364
靜脈曲張 370

M.其他
血管瘤 44
結膜炎 114
神經問題 129
障礙（閱讀障礙、運動障礙） 158
花粉熱 318
性成癮 329
心跳太快 348

懷孕時禁用的精油

請勿在懷孕期間使用含有神經毒性和導致流產的單萜酮類的精油，尤其是用口服的方式。這類精油可能也含有芹菜腦、驅蛔萜、異硫氰酸烯丙酯、黃樟素、反式洋茴香腦，可能會影響懷孕。

含單萜酮的精油

- *Achillea ligustica* 利古蓍草
- *Achillea millefolium* 西洋蓍草
- *Achillea moschata* 麝香蓍草
- *Acorus calamus* 菖蒲
- *Anethum sowa* 印度蒔蘿
- *Anethum graveolens* 蒔蘿
- *Artemisia vulgaris*, et toutes artemisia sauf *dracunculus* (estragon) 除了龍艾以外，艾蒿和所有的艾屬。
- *Inula helenium* 土木香
- *Chrysanthemum balsamita* 脂香菊
- *Ocimum canum camphoriferum* 樟腦羅勒
- *Agathosma betulina* 圓葉布枯
- *Calamintha nepeta* et *sylvatica* 假荊芥新風輪菜
- *Cinnamomum camphora* 樟樹
- *Carum carvi* 藏茴香
- *Cedrus atlantica* 大西洋雪松
- *Cedrus deodara* 喜馬拉雅雪松
- *Chenopodium anbrosioïdes anthelminticum* 驅蟲藜麥
- *Curcuma longa* et *Curcuma zedoaria Roscoe* (zédoaire) 薑黃
- *Cupressus arizonica* 澳洲藍絲柏
- *Eucalyptus polybractea cryptonifera* 多苞葉尤加利
- *Eucalyptus dives Schau. piperitoniferum* 薄荷尤加利
- *Teucrium marum* 貓百里香

電子回函

活動內容

NEW！新企畫【成為新書試讀員】

大樹林出版社將邀請讀者試閱新書，撰寫書評。

填妥線上回函完整資料，你也有機會收到新書公關書。

EMAIL 贈品

請用手機掃描電子回函 Qrcode，並填妥線上回函完整資料，

即可獲得〈最新的科學研究發表〉的原文電子檔。

出版社服務

如果你需要本公司的服務，歡迎使用以下方式

【作者投稿】

主題：健康書、心理書、芳療書、命理書…等非文學類書籍

標題：【投稿—大樹林出版社】作者／暫定書名

請將書籍目錄、部分或全部書稿、作者簡介、出版優勢……等資料準備齊全，

以 Email 寄至信箱：notime.chung@msa.hinet.net

※十個工作日內，會回覆您審核結果。

※自費出版者，請寄全稿，並於信中註明「單色／全彩，純文字／是否需配圖，需要印刷本數，預算」，將為您規劃報價。

【媒體合作】

請洽編輯部，來信請標註合作的書名，會由責任編輯為您服務。

以 Email 寄至信箱：service@guidebook.com.tw

【廠商合作】&【團購優惠】（30 本以上）

請洽業務部承辦人：邱小姐

信箱：educationbook.ting@gmail.com

電話：02-2222-7270#12

【芳療個案諮詢】

請洽大樹林學院：加入以下大樹林的帳號，以便購買商品&諮詢

LINE

微信

- *Helichrysum italicum* 義大利永久花
  提醒：此精油含有「溫和的」單萜酮，可小面積、少量用於皮膚。
- *Hyssopus officinalis* 牛膝草
- *Lantana camara* 馬纓丹
- *Lavandula stoechas* 頭狀薰衣草
- *Mentha piperita* 胡椒薄荷
- *Mentha pulegium* 胡薄荷
- *Mentha suaveolens dihydrocarvoniferum* 蘋果薄荷
- *Mentha longifolia* ou *Mentha sylvestris* 馬薄荷
- *Mentha spicata* 綠薄荷
- *Brassica nigra* 黑芥
- *Myrica gale* 香楊梅
- *Petroselinum crispum* et *sativum apioliferum* 皺葉歐芹和平葉歐芹
- *Rosmarinus officinalis camphoriferum* 樟腦迷迭香
- *Rosmarinus officinalis verbenoniferum* 馬鞭草酮迷迭香
- *Ruta graveolens* 芸香
- *Santolina chamaecyparissus* 棉杉菊
- *Ocotea pretiosa* 巴西黃樟
- *Salvia fruticosa* 三葉鼠尾草
- *Cyperus* 莎草
- *Tagetes glandulifera* 萬壽菊
- *Tanacetum vulgare* 艾菊
- *Geranium macrorrhizum* 大根老鸛草
- *Curcuma zedoaria Roscoe* 莪朮

含類雌激素精油
（請勿在懷孕期間使用，但可以在懷孕末期使用以促進分娩，或在生產後使用以促進或停止哺乳。）

- *Pimpinella anisum* 洋茴香
- *Illicium verum* 八角茴香
- *Melaleuca cajeputii* 白千層
- *Foeniculum vulgare var dulce* 甜茴香
- *Melaleuca quinquenervia* 綠花白千層
- *Ravensara anisata* 洋茴香羅文莎葉
- *Salvia officinalis* 鼠尾草
- *Salvia sclarea* 快樂鼠尾草

不含單萜酮但會導致流產的精油

- *Juniperus sabina* 叉子圓柏